图书在版编目（CIP）数据

赤诚：彭士禄图传 / 杨新英，熊继祖编著. — 广州：广州出版社，2019.9（2021.6 重印）

ISBN 978-7-5462-2960-7

Ⅰ. ①赤… Ⅱ. ①杨… ②熊… Ⅲ. ①彭士禄－传记－图集 Ⅳ. ①K826.11-64

中国版本图书馆 CIP 数据核字（2019）第 208335 号

赤诚——彭士禄图传

编　　著　杨新英　熊继祖
出版总监　沈育明
执行总监　杨　斌　柳宗慧
发行总监　毛朝晖
责任编辑　刘宗贵　杨朋云　王莉莎
责任校对　蚁燕娟　李　珊
责任技编　刘雁明
装帧设计　南牧文化
出版发行　广州出版社
（广州市天河区天润路 87 号广建大厦 9 楼、10 楼
邮编：510635）
印　　刷　广州市快美印务有限公司
（地址：广州市白云区广从五路 410 号
邮政编码：510545　电话：020-23336155）
规　　格　787 毫米 ×1092 毫米
印　　张　18　插页 1
字　　数　407 千
版　　次　2019 年 9 月第 1 版
印　　次　2021 年 6 月第 2 次
书　　号　ISBN 978-7-5462-2960-7
定　　价　88.00 元

赤诚

CHI CHENG
PENG SHILU TU ZHUAN

彭士禄图传

杨新英　熊继祖／编著

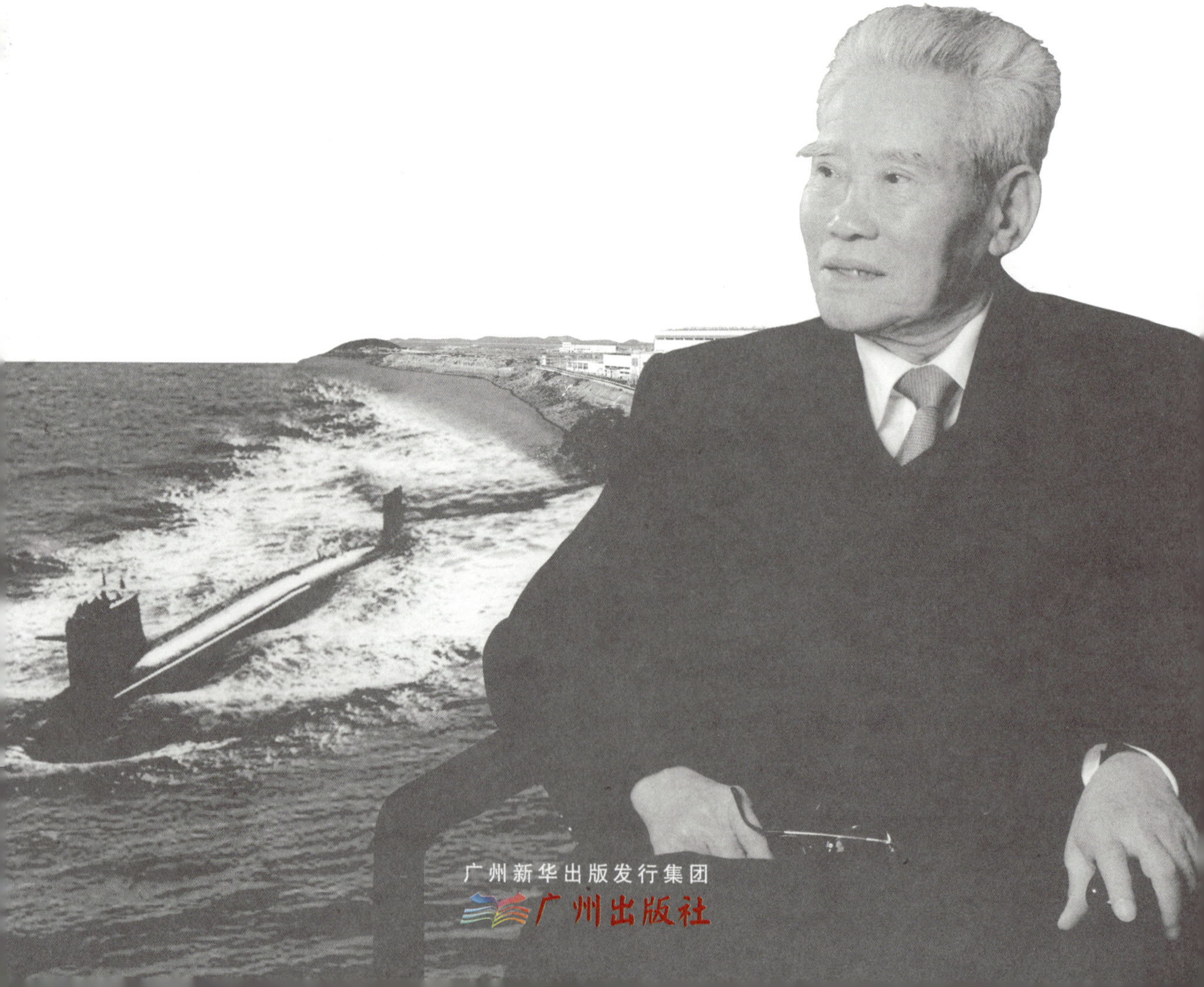

广州新华出版发行集团
广州出版社

图书在版编目（CIP）数据

赤诚：彭士禄图传 / 杨新英，熊继祖编著. — 广州：广州出版社，2019.9（2021.6 重印）

ISBN 978-7-5462-2960-7

Ⅰ. ①赤… Ⅱ. ①杨… ②熊… Ⅲ. ①彭士禄－传记－图集 Ⅳ. ① K826.11-64

中国版本图书馆 CIP 数据核字（2019）第 208335 号

赤诚——彭士禄图传

编　　著　杨新英　熊继祖
出版总监　沈育明
执行总监　杨　斌　柳宗慧
发行总监　毛朝晖
责任编辑　刘宗贵　杨朋云　王莉莎
责任校对　蚁燕娟　李　珊
责任技编　刘雁明
装帧设计　南牧文化
出版发行　广州出版社
（广州市天河区天润路 87 号广建大厦 9 楼、10 楼
邮编：510635）
印　　刷　广州市快美印务有限公司
（地址：广州市白云区广从五路 410 号
邮政编码：510545　电话：020-23336155）
规　　格　787 毫米 ×1092 毫米
印　　张　18　插页 1
字　　数　407 千
版　　次　2019 年 9 月第 1 版
印　　次　2021 年 6 月第 2 次
书　　号　ISBN 978-7-5462-2960-7
定　　价　88.00 元

如发现印装质量问题，请与印厂联系调换。

赤诚

CHI CHENG
PENG SHILU TU ZHUAN

彭士禄图传

杨新英　熊继祖／编著

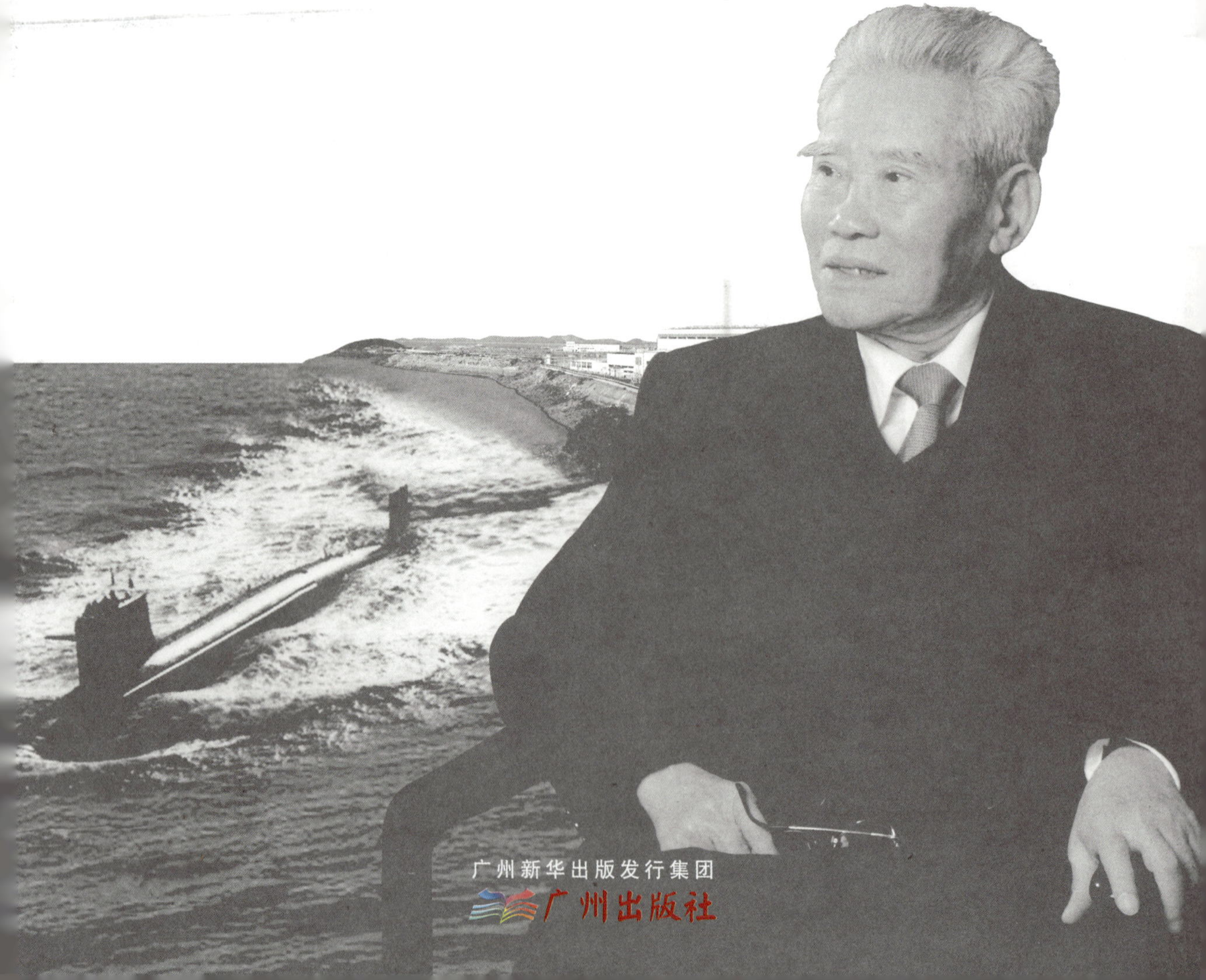

广州新华出版发行集团
广州出版社

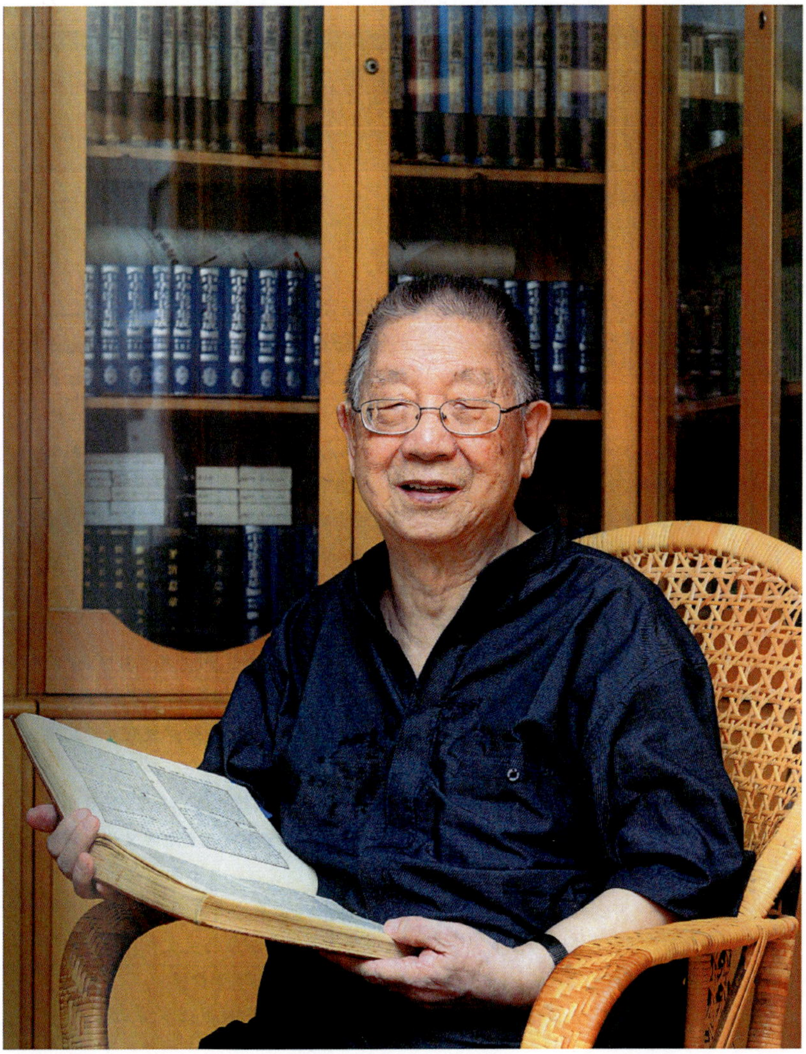

国医大师李今庸教授

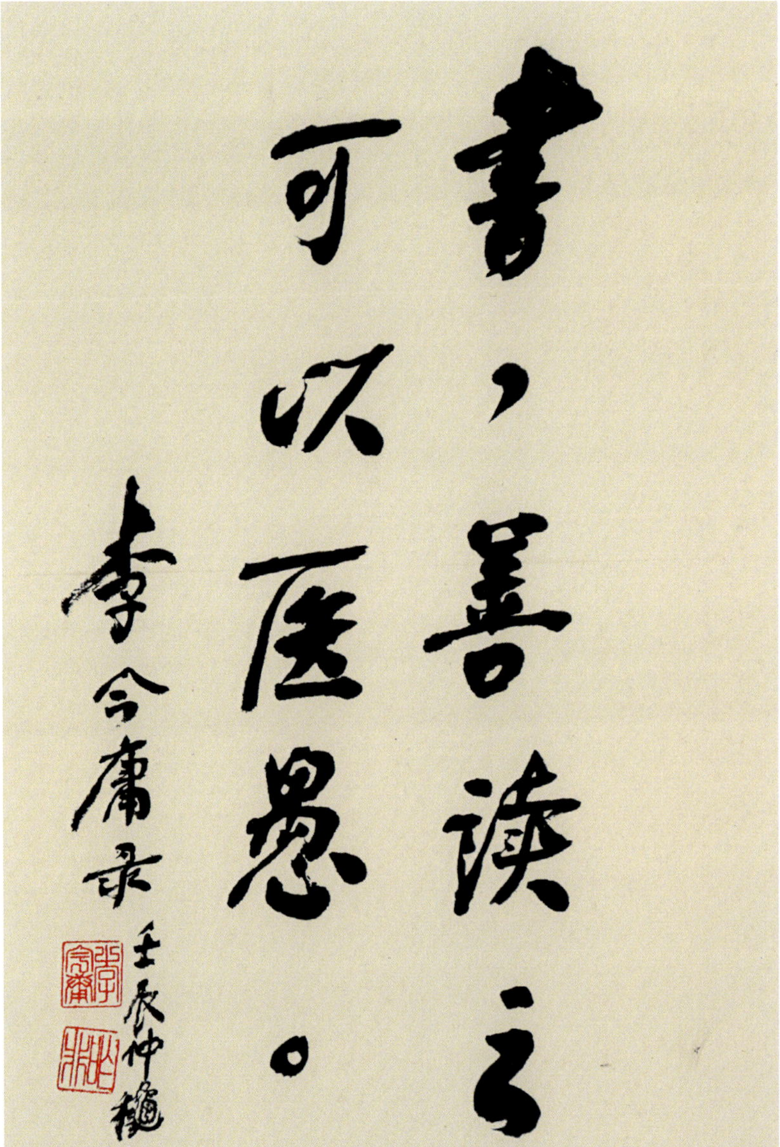

李今庸教授题字

国家出版基金项目
NATIONAL PUBLICATION FOUNDATION

"十二五"国家重点图书出版规划项目

国医大师临床研究

李今庸医惑辨识与经典讲析

李今庸 著

科学出版社
北京

内 容 简 介

本书为“十二五”国家重点图书出版规划项目《国医大师临床研究》分册之一，获得国家出版基金项目资助。全书分两部分：第一部分是国医大师李今庸教授针对有关中医学术问题的解释和对国内发表的某些医学文献的质疑与辨识，以商榷的语气对原著作的观点提出了自己的看法或建议；第二部分是对古医籍经典进行解析。

本书可供中医科研、临床及教学者参考使用。

图书在版编目(CIP)数据

李今庸医惑辨识与经典讲析／李今庸著．—北京：科学出版社，2015.12

（国医大师临床研究）

国家出版基金项目·“十二五”国家重点图书出版规划项目

ISBN 978-7-03-046580-1

Ⅰ.①李…　Ⅱ.①李…　Ⅲ.①中医学-临床医学-经验-中国-现代
Ⅳ.①R249.7

中国版本图书馆 CIP 数据核字（2015）第 288494 号

责任编辑：郭海燕／责任校对：桂伟利
责任印制：赵　博／封面设计：黄华斌　陈　敬

科学出版社出版
北京东黄城根北街 16 号
邮政编码：100717
http://www.sciencep.com

三河市春园印刷有限公司印刷
科学出版社发行　各地新华书店经销
*
2016 年 1 月第　一　版　开本：787×1092　1/16
2025 年 1 月第三次印刷　印张：13 3/4　插页：1
字数：370 000

定价：68.00 元

（如有印装质量问题，我社负责调换）

前　言

李今庸，字昨非，1925年生于湖北省枣阳县（今枣阳市）。当代著名中医学家，国医大师。在中医药各领域均有重要建树，尤以在古典医籍上的研究成就卓著，被誉为“经典王”、“内经王”、“活字典”。

7岁入私塾，攻读《论语》、《孟子》等儒家经典著作，博闻强识，日记千言，常过目成诵。1939年随父学医，并广阅历代各家论著和各科专著。1942～1946年继续习医并侍父临诊。1947年枣阳解放后参加医疗卫生战线工作，1950年独立行医。

1954年到湖北省中医进修学校学习西医课程。1955年调至湖北省卫生厅中医科工作。1957年春，调至湖北省中医进修学校担任教师。湖北省中医进修学校改为湖北中医学院后，继续任教。

1958年，筹建湖北中医学院《金匮》教研组，担任组长，独立编写《金匮讲义》。1963年代理主编全国中医学院第二版试用教材《金匮要略讲义》，将金匮要略学科推向全国。1974年协编全国中医学院教材《中医学基础》。1978年，主编《内经选读》，参与编著高等中医药院校教学参考丛书《内经》。1987年为光明中医函授大学编写《金匮要略讲解》，2008年该书更名为《金匮要略讲稿》再版发行。

1981年，在教研室提出了“知识非博不能返约，非深不能至精”的思想。要求教师养成读书和写作习惯。在教研室创建了图书资料库，随时对教师的学习情况进行督促检查。1986年，组织教研室教师编写《新编黄帝内经纲目》和《黄帝内经索引》，培养出一批较高素质的中医药教师队伍。

李老在大半个世纪的中医药教学生涯中，形成了适应中医药特点的教育观，主张择人而教、因材施教，注重传授真知和问答教学。要求学生学习中医时必须树立辩证唯物主义和历史唯物主义思维方式，将不同时代形成的医学著作和理论体系置于特定历史时代背景中研究。重视经典著作教学和学生临床实践。主编有《中医学辩证法简论》。1962年，辅导高级西医离职学习中医班集体写作“从藏府学说看祖国医学的理论体系”一文，全文刊登于《光明日报》，并被《人民日报》摘要登载、《中医杂志》全文收载，在全国产生很大影响。

治学方法受近代学者、已故湖北中医学院原副院长蒋笠庵影响甚深。从1961年开始，先后阅读了《说文解字》、《说文解字注》、《说文通训定声》、《说文解字义证》、《说文解字注笺》等，又广泛涉猎了雅学、韵书等小学类书籍。博极群书之时，不为古人所囿，常有新解。强调一言之取舍必有于据，一说之弃留必合于理。认为学习古代书籍应以马克思主义哲学思想为指导，用辩证唯物主义与历史唯物主义立场、观点和方法，研究其学术思想和科学价值。

首创以治经学方法研究古典医籍。运用校勘学、训诂学、音韵学、古文字学基本原理，融合方言学、历史学、文献学和历代避讳规律知识，对中医古籍中一些悬而未决的问题进行了深入研究。发表了析疑、揭疑、考释、考义类文章数百篇。其说发前人所未发，澄清了许多历代有争议的疑难问题。其中，《黄帝内经》和《金匮要略》的研究成果已被全国高等中医药院校多版《内经》教材和《金匮要略》教材引用，并被国家组织编写的中医古籍校释本采纳。

发掘并完善了中医经典理论体系，使散见于历代中医药古籍中的医学理论系统化。研究范围含《素问》、《灵枢》、《难经》、《甲乙经》、《太素》、《伤寒论》、《金匮要略》、《神农本草经》、《肘后方》、《新修本草》、《千金要方》、《千金翼方》、《马王堆汉墓帛书》及周秦两汉典籍中医学部分，对《黄帝内经》、《金匮要略》和《难经》的钻研尤深。将每一专题内容分门别类，多者刈之、脱者补之、隐者彰之、错者正之、难者考之、疑者存之，并提出个人新解。

1978～1980年，作为特邀专家，先后在济南、南京、泰安、福州等地参加了卫生部重点科研项目《黄帝内经素问校释》、《灵枢经校释》、《针灸甲乙经校释》、《脉经校释》、《诸病源候论校释》、《针灸大成校释》等七部古医书的集体审稿定稿工作。著有《读医心得》、《读古医书随笔》、《古医书研究》、《黄帝内经考义》、《舌耕馀话》等数十部学术专著。

在78余年的医疗实践中，形成了完整的医学思想，积累了丰富的临床经验。通晓中医内、外、妇、儿及五官各科，擅治疑难疾病，尤长于治疗内科和妇科疾患。在内伤杂病的补泻运用上形成了独特风格，即泻重痰瘀、补主脾肾。善用经方，用药精良，常出奇兵以制胜，强调方不在大，对证则效；药不在贵，中病即灵。著有《李今庸临床经验辑要》、《中国百年百名中医临床家·李今庸》、《李今庸医案医论精华》等临床专著。

形成了个人全面的中医药学术观和临床诊疗观。强调辨证施治是中医药学的独有特征和灵魂，临床上的施治必须以辨证为基础。认为中医药学术具有浓郁的东方特色，含有博大精深的辨证法科学。以整体观、变动观、疾病观等为学理基础，在中医界首先提出了“中医药学应以东方文化的面貌走向现代化”的具有开拓性的学术观点。

从1976年起，应邀赴北京、上海、南京、南宁、福州、香港、澳门、韩国大田等地讲学，传授临床经验，深入开展中外学术交流。

毕生关注中医发展，为中医药事业振臂呼吁、鞠躬尽力。

1982年、1984年，两次同全国十余名中医药专家联名上书党中央国务院，建议成立国家中医药管理总局，加强党对中医药事业的领导，受到中央领导重视和采纳。1986年，国家中医药管理局成立。其后，又积极支持组建中医药专业出版社。1989年，中国中医药出版社成立。2003年，向中央领导写信陈述中医药学优越性和东方医学特色，建议制定保护和发展中医药的法规。同年，国务院颁布《中华人民共和国中医药条例》。

在担任湖北省政协常委及教科文卫体委员会副主任期间，深入基层考察调研，写了大量提案及信函建议。在湖北省第五届政协会议上，提出“请求省委、省政府批准和积极筹建‘湖北省中医管理局’，以振兴我省中医药事业”等提案。2006年，湖北省中医药管理局成立。

1986年当选为湖北省中医药学会理事长。此后，主持湖北省中医药学会工作长达二十余年。组织举行“鄂港澳台国际学术交流大会”、“国际传统医学大会”等各种大型中医药学术研讨会和国际学术交流会议。其间，向省委、省政府致信建议召开李时珍学术会议，成立李时珍研究会，开展相关研究，为全国范围内形成纪念李时珍学术活动氛围奠定根基。主编《湖北中医药信息》、《中医药文化有关资料选编》等。

近年来，对中医药学术发展方向继续进行深入思考与研究。认为中西医学不能互相取代，只能在发展的基础上取长补短。必须努力促使西医中国化、中医现代化。先后撰写和发表了《论中医药学的理论体系的构成和意义》、《发扬中医药学特色和优势，提高民族自信心和自豪感》、《试论我国“天人合一”思想的产生及中医药文化的思想特征》、《中医药学应以东方文化的面貌走向现代化》、《关于中西医结合与中医药现代化的思考》、《略论中医学史和发展前景》等文章。

1978年以来，先后参加了全国科学大会、中国科学技术协会全国代表大会等全国重要会议，多次受到党和国家领导人亲切接见。

1991年被确定为首批全国老中医药专家学术经验继承工作指导老师，同年获国务院首批政府特殊津贴；1999年获全国十大“国医楷模”称号；2002年获中医药学术最高成就奖；2004年担任国家优秀中医临床人才研修项目专家指导委员会委员；2006年获中医药传承特别贡献奖；2011年被确认为全国名老中医药专家传承工作室建设项目专家；2013年被确认为全国首批中医药传承博士后合作导师；2014年获中医药学术终身成就奖；2015年确定为李今庸国医大师中医药传承工作室建设项目专家。

历任湖北省政治协商会议第四届委员，第五届、第六届、第七届常务委员及教科文卫体委员会副主任；湖北省科学技术协会第二届委员，第三届、第四届常务委员；湖北省中医药学会第一届副理事长，第二届、第三届理事长；湖北省老科技工作者协会第二届、第三届副理事长。

兼任原卫生部、国家中医药管理局重大中医药科学技术成果评审委员会委员、《中华本草》编辑委员会委员、《中国大百科全书·传统医学卷》编辑委员会顾问，高等医药院校中医专业教材编审委员会委员，全国中医学会中医理论整理研究委员会委员，人民卫生出版社中医图书编辑委员会委员，文化部、国家中医药管理局《中华医藏》专家委员会委员，中国中医科学院客座教授、荣誉首席研究员，中华中医药学会终身理事，《中医杂志》编委，全国李时珍学术研究会名誉主委等职。

此书是收集了李今庸教授对有关中医学术问题的辨识解疑和经典讲解分析。其中“医惑辨识”部分，是李老针对来自全国各地提出的中医学术问题而作的答疑解惑及对国内刊载发行的某些医学文献的质疑与辨识，以商榷的语气对原作的观点提出自己的看法或建议；“经典讲析”部分是经典课的讲解与分析，源自于1979年前后为中国中医科学院（原中国中医研究院）研究生班《金匮要略》授课的原始录音和原始讲稿。书中所涉及的中医学术问题的考证、辨识、解惑和答疑，反映出作者研究中医科学的细致和严谨，也反映了作者高深的中医学术思想。读者亦可从中体会到作者对中医学的热爱与所作的努力。全部内容写作始自于1957年至今，时间跨越大半个世纪。

北京中医药大学李今庸古籍临床研究室　李　琳

2015年12月28日

目　录

第一部分　医惑辨识

第二部分　经典讲析

第一部分 医惑辨识

我对《伤寒论中消化器证候》一文的几点意见

去年（1956）春天，我读了陈方云先生大作《伤寒论中消化器证候》一文后，觉得里面有不妥之处，值得提出。当即我撰写本文，拟与陈先生商榷，但终因我长时间被疾病纠缠，一直未能纂写。现值党号召我们学术界开展百家争鸣，加之一些同志敦促我将本文发表，故特现在将原稿略加修改，予以发表，来和陈先生商讨，并就正于海内同道。

一

《伤寒论》是祖国医学的一部伟大的经典著作。它总结了汉代及其以前的医疗经验，发现了热性病在发病过程中证候变化的规律，确立了“辨证论治”的治疗法则。因此，它成为了中医治病所遵循的规矩准绳，成为了每个修习祖国医学者的必读之书。

《伤寒论》根据热性病在发病过程中证候变化的规律，把它划分为太阳病、阳明病、少阳病、太阴病、少阴病、厥阴病六个阶段（实际上是六经为病）。此六者又是相互连贯着而保持整体观念。其中每个证候，我们不应该也不可能把它孤立对待。陈先生把《伤寒论》中病候，机械地分为发热证候、疼痛证候、呼吸器证候、消化器证候、泌尿器证候、神经性证候等独立证候，是有些不适当的。

陈先生的分类方法，把《伤寒论》中凡是具有“发黄”、“呕吐”、“便秘”、“下利”、“胸满”及“结胸”等字样的条文，不分其在各该条中所占的地位轻重或主次，概罗列在这篇“伤寒论中消化器证候”里。不知陈先生亦写伤寒论中其他证候的大作时，对这些具有发黄、呕吐、便秘、下利、胸满及结胸等字样而又有其他症状的各条，亦作如何处理？

再说，陈先生对证候搜罗工作，做得也不够好。《伤寒论》三百九十七条共113方，实包括六经八篇及“霍乱”和“阴阳易瘥后劳复”两篇在内。然陈先生对“霍乱”和“阴阳易瘥后劳复”两篇的所谓消化器证候，只字未提。六经各篇中消化器证候所附的法治也遗漏得不少，尤其是针灸疗法，则陈先生更没有提一句。

众所周知，《伤寒论》是在“辨证”的基础上进行“论治”，其运用方药是非常灵活而微妙的。例如，《太阳病篇》第22节“桂枝去芍药加附子汤”与第174节“桂枝附子汤”二方，仅药物分量上的相差，而治疗的病候迥然有异；《霍乱病篇》第386节中仅病候上“用水”与“不用水”的不同，而采取“五苓散”、“理中丸”的处方，则显然区别。

然而，陈先生根据自己的机械分类方法，来归纳方药功效，罗列若干药方所适应治疗的证候条文，然后在各条中找出相同的药物，再找出相同的证状来进行分析。这样，十分明显，是与《伤寒论》辨证论治的精神不相合。它只能不适当地夸大某些单味药物的作用，而忽视中医用药的复杂性与灵活性。另外，还能使对某些药物的功效得不出结论，或者得出错误的结论。这里且举一个例子，如《太阳病篇》第51节与第92节，仅只“脉浮”、“脉反沉”之不同，则前者即用汗法的麻黄汤，而后者即用温法的四逆汤，这真所谓“差之毫厘，失之千里”。若照陈先生的方法，那么，这两条中相同症状主要为头痛发热，两方中相同药物即甘草，其结论就是甘草有治疗头痛发热的作用。试问甘草能治疗头痛发热的症状吗，显然是不可能。

二

陈先生在“伤寒论中消化器证候”一文“便秘”项下说：“……综合以上十三条条文，有潮热、谵语二证，与便秘合并者为多数。很明显的，作者认为阳明病之潮热、谵语，其因在于胃中有燥屎，必用泻药以泻之可愈，所以全部用泻药。然而恰巧肠窒扶斯的后期便秘，也可能有潮热谵语，若用泻药，即可促进其肠出血；又胆道发炎时，也往往潮热、谵语、便秘等三证合并，若用泻药，即可促进其胆道化脓。所以这几条条文，认为不包括肠窒扶斯及胆道病在内，方为合理。”这种看法，是片面的。肠窒扶斯及胆道炎症，固不可以西医学上的泻下药物纯粹通便，但采取中医学上“攻下疗法”在通便的同时，消除患者的一切病痛，使之恢复健康，似乎未尝不可。如阑尾炎症在西医学上一向认为禁用泻下，但中医学上具有泻下作用的“大黄牡丹皮汤”，曾经湘雅医院医学博士杨海钟氏临床证实对阑尾炎症的治疗，起到迅速的效果(1)。陈先生把西医教科书的单纯通便作用与中医学上的攻下治疗方法混而为一，是值得商量的。

余云岫根据太阳病篇第140节“太阳病重发汗而复下之，不大便五六日，舌上燥而渴，日晡所小有潮热，从心下至少腹，硬满而痛。不可近者，大陷胸汤主之”的条文，认定结胸证为肠窒扶斯的肠穿孔以后腹膜炎。陈先生对这种看法，前面说“这个解说，是很有理由的”，后面说“不过我以为肠穿孔以后腹膜炎，乃是必死证，而仲景对此，曾用大陷胸汤等峻泻药，见于134、137、138、139、110等五条，难道这样重证，仲景都不云觉察，而贸然用峻泻药以速其死么？我个人是不赞成这样见解的。”当然，结胸证是否包括有肠窒扶斯的肠穿孔以后的腹膜炎，现在无法判定。然陈先生硬以为肠穿孔的后腹膜炎是必死证，来完全否定结胸证是指肠窒扶斯的肠穿孔以后腹膜炎，的确尚未免武断。赵国哲的“再生障碍性贫血症”，就有许多西医大夫认为是不治之证，而结果是被中医治愈了的(2)。因此，我觉得陈先生对结胸证是否为肠穿孔以后腹膜炎的结论，下得有些嫌太早。

三

陈先生在“伤寒论中消化器证候”一文里引徐灵胎序尤氏《金匮要略心典》说：“伤寒论中113方，皆自金匮治杂病方中检入，故伤寒之方，又无不可以治杂病。”故张仲景原著为“伤寒杂病论”合十六卷(3)，后世把它分为《伤寒论》和《金匮要略》两书(4)。考《伤寒论》中113方，皆自金匮治杂病方中检入，是不妥当的。

诚然，伤寒之方，无不可以治杂病。但纯说这是一种对症疗法，我个人是不能同意的。谁都知道，《伤寒论》的治疗特点是随着证候的变化，而采取各种不同方式的治疗，所谓“辨证论治”。它是一种综合全身病候而施治的“整体性”证候疗法，与西医教科书上的温巾之热敷、冰袋之冷罨、醋柳酸之解热、吗啡之镇痛等的纯粹性对症疗法，有着天壤之别。陈先生把中医学上的整体性证候疗法与西医学上的单纯性对症疗法混之不分，殊觉太不恰当。

陈先生对待伤寒论中的方剂名称，也表现得嫌粗率。“《伤寒论》中消化器证候”一文的呕吐项下，把《太阳病篇》第33节葛根加半夏汤写成葛根半夏汤；第175节黄芩加半夏生姜汤写成黄芩半夏姜汤；下利项下，把《太阳病篇》第34节葛根芩连汤写成葛根加芩连汤。这样，只能给读者一个影响。使读者把葛根加半夏汤误为葛根和半夏二药，或者误为葛根汤与（小或大）半夏汤合剂的复方；把黄芩加半夏生姜汤误为黄芩、半夏、生姜三药；把葛根芩连汤误为葛根汤再加芩、连。尤其在便秘项下，把《太阳病篇》第177节桂枝附子汤或去桂加白术汤，写成桂枝附子或白术汤，更易令人摸不清头脑。至若下利项下，把《少阴病篇》第38节四逆散写成四逆汤，不知为陈先生粗心，抑或排版之误？

《素问·生气通天论》曰“阴平阳秘，精神乃治；阴阳离决，精气乃绝”[5]，说人体是一个“统一整体的机体”。其机体各部活动经常“互相联系、互相依存、互相制约”的保持平衡状态，则即健康无病；反之，这种平衡状态被破坏，则机体就要发生改变——疾病或死亡。张仲景在这种思想指导下，根据有机体在疾病的发病过程中所处的各种不同状态，分别采用当时所流行的汗、吐、下、和、温、清、补、消等治疗方法，调协阴阳使之归于和平，即所谓调整机体功能，恢复其平衡状态。

因为如此，汗、吐、下、和、温、清、补、消等法，直到现在，依然为中医方药治病的主要方法。尽管汗、吐、下后事故迭出，毕竟为庸医所造成，汗、吐、下等法本身不任咎也。然而，陈先生撇开《伤寒论》中“当吐之”、“宜发汗”、“下之则愈”等文不管，仅据其下后如何如何，一味说“当时所流行的汗、吐、下三法，委实贻误病人不浅”，这是不合乎客观事实的。

陈先生还说：“在第三世纪，还没有细菌学及病理解剖学，试问当时的学者，用什么做据点来分别传染病与非传染病呢？所以这种说法（指主张伤寒论即传染病论的说法——笔者）是与辩证唯物史观点有距离的。”其实，在我们劳动祖先长期与疾病作斗争的实践中，从同一地区同时发生同样证状的疾病的现象上，早已经认识到某些疾病具有传染能力，并且容易相互传染。他们把这种容易相互传染的疾病，曾特称之曰“疫”。所以祖国医学的一部古典医籍《黄帝内经》里，《补刺法论篇》就有着“五疫之至，皆相染易，无问大小，病状相似”[6]的文字记载。

的确，我们只有以历史唯物论的立场、观点和方法，来研究一门自然科学的历史，才能够得出一个比较接近正确的结论。陈先生斥责的说法与唯物史观有距离，可是自己却也不从医学发展上特别不从祖国医学发展上去看问题，而仅凭古时没有所谓细菌学及病理解剖学，就硬说古人完全不能分别传染病与非传染病。这种说法，与唯物史观也并没有共同之点。

结　　语

祖国医学，是我们祖先数千年与疾病作斗争的经验积累，里面蕴藏着十分宝贵的内容。在党和政府的正确领导下，在中西医团结一致的共同努力下，它将发挥更大的作用造福人群。但是，由于中国过去长期处在封建社会，使祖国医学得不到健康发展。因此，这个有关“生、老、病、死”的继承、整理、发扬祖国医学遗产的重大责任，就责无旁贷地落到我们这一代医学工作者两肩。我们必须积极地加强自己的思想改造，学习马克思列宁主义辩证唯物论与历史唯物论观点，以便用马列主义的科学方法，不唯心、不臆度、不武断、不附会、实事求是地从事祖国医学的研究。这样，才能使祖国医学随着祖国各项建设事业一日千里地突飞猛进，更好地为社会主义建设服务；才能对具有重大意义的继承、整理和发扬祖国医学遗产的工作有好处。

附记

本文所称第几条第几条的条次（或“节”），凡是引述陈先生原文者，均系按照陈先生文中所称之条次写出；其余者，则系根据唐宗海“伤寒论浅注补正”的条文次序而称。

（1）叶橘泉．古方临床之运用．1952年12月出版。
（2）贾兰文．党的团结中西医的政策救了我的孩子．健康报，(412)，1955年11月18日。
（3）成无已．注解伤寒论．上海千顷堂书局．1955年7月出版（张仲景《伤寒杂病论集》）。
（4）章巨膺．黄珍儒，中医历代名著简介．重版．上海中医药杂志，1956年3月。

（5）王冰．黄帝内经素问．上海商务印书馆．1955年2月出版。
（6）马元台，张隐庵．合注素问灵枢．重版．锦章书局．1955年6月出版。

（李今庸，1957年6月15日写自湖北省中医进修学校，
1961年4月25日补抄录于湖北省中医学院，
载于《中华医学杂志》1995年第11号）

《金匮要略》“消渴小便利淋病脉证并治第十三篇”的我见

自从党的中医政策发布以后，中央卫生部制定了“系统学习，全面掌握，整理提高”的对待祖国医学遗产的方针，并向我们中医发出了“全面温课”的号召。然而我们温课的目的，是在于继承和发扬祖国医学遗产，是在于使古人的经验知识为我们现代的生产建设服务，因此，我们在温课的时候，必须以诚恳真实的态度，虚心地勤求古训，对古人的东西作出细致的深刻的精湛研究，彻底掌握古人的东西予以取舍，以达到古为今用的目的。

我们为了系统学习、全面掌握祖国医学，温课必须先从四部经典著作着手。《金匮要略》之书，是祖国医学的四大经典之一，当然就是我们每个中医必须温习的一门课程。然《金匮要略》之书，著作于距今1700余年的后汉时代，内容异常简奥，文字又多错讹和脱落，我们怎样才能把它研究好而不至于主观臆度呢？我认为：必须用辩证唯物主义观的方法，才有可能得出一个比较接近正确的认识，其他的任何望文生义的方法都不可能研究成功。根据马克思主义者的观点，世界上的一切事物总是发展的，因而文化艺术（包括语言、文字）在某一时期内就有某一时期的特点。其《金匮要略》一书，既是后汉时代的产物，这运用汉代及其前后不远时期的文献来研究它、证实它，必然要显得比较可靠些。

为了祖国医学的正常发展，为了使古代的东西为现在服务，我特本着“百家争鸣”的精神，对《金匮要略》一书的“消渴小便利淋病脉证并治第十三篇”提出个人的看法，来和同道们商讨。

“消渴小便利淋病脉证并治第十三”这一篇的内容包括三种病，就是消渴、小便利和淋病。这三种病有时单一出现，有时相兼并现，如：文蛤散证等是消渴病独现，蒲灰散证等是淋病独现，肾气丸证是消渴、小便利二病并现，五苓散证等是消渴、淋病二病并现。因为如此，《金匮要略》才将这三种病合为一篇，也因为如此，这一篇才叫做“消渴小便利淋病……”篇。有一些金匮注家见到篇中没有小便利病的专证专方而有小便不利之文，就不加研究而贸然地把篇题中的小便利句中加一个“不”字，改为“小便不利”，这是非常不妥当的。因为这样作，可模糊本篇三种疾病的真相，可贬低本篇在临床上的真实价值。有些人不是已经喊叫本篇文蛤散证、五苓散证、猪苓汤证、栝蒌瞿麦丸证等“非为”真消渴、淋病是“有论无方”吗？

其实，本篇的篇题并没有错。从其内容上看，上述已足以资证。再看大多数学者都承认的一种比较可靠的金匮版本，即所谓徐镕本，它里面就是作的这样一个篇题，同时，金匮赵开美，本的本篇也是作的同样的篇题。另外，晋代王叔和《脉经》载此也没有这个“不”字，是作“平消渴小便利淋脉证第七”。因此，这一篇的篇题没有错讹，是显然在目而毋庸置疑的。

本篇所论述的一般消渴病证的主要特点，是在于“善消而大渴”，决不以小便利多为主证。篇中肾气丸证言渴而小便反多，五苓散证、猪苓汤证、栝蒌瞿麦丸证言渴而小便不利，文蛤散证、白虎加人参汤证言渴而不及于小便，这有力地表明了本篇所论述的一般消渴病证的主要症候并不关于小便之多。当然，消渴病也有尿多现象的，如本篇第4节里说：“男子消渴，小便反多，以饮一斗，小便一斗……”，《素问·气厥论》里说：“心移寒于肺，肺消。肺消者，饮一溲二……”，但这前者只是肾气丸证的“男子消渴”，后者只是死不治的“肺消”，它绝不能代表所有消渴病证的小便现象。然有的金匮注家认为消渴病一定要小便多，认为消渴病的主证就是“善渴而多尿”，这种理解是错误的，尤其用对号入座的方式把本篇的消渴病证说成是西医学上所谓的糖尿病和尿崩症，更属荒唐之至。

至于病渴而又小便利多者，这不是消渴之病，而是《巢氏诸病源候论》、《千金要方》、《外台秘要》等书所记载的“随饮，小便是也”的“渴利”病证。

本篇所载小便利一病，除与消渴并现的肾气丸证之外，别无专文论述，这可能是本篇内容有所脱落之故。但是，绝对不能因此就把“小便利”中加一个不字改为小便不利，也绝对不能因此就认定小便利不是一个病。《巢氏诸病源候论》一书中载有“内消候”和“小便利多候”，它说：“内消候者，不渴而小便多是也”（卷五“内消候”），“小便利多者，由膀胱虚寒……不能温其藏，故小便白而多”（卷十四“小便利多候”）等，这充分地证明了小便利一病的确实存在。

本篇所载的淋病包括小便不利，小便不利也包括淋病。篇中第 8 ~ 12 节的排列及其内容的论述，清楚地表明了这一点。特别是第 12 节，更有力地说明篇中淋病和小便不利的关系。第 12 节说：“小便不利者，蒲灰散主之，滑石白鱼散、茯苓戎盐汤并主之。”本节证状只说“小便不利”，其方却可以治淋病，《备急千金要方》卷第二十一淋闭第二载：“治小便不利，茎中疼痛，小腹急痛……方：蒲黄、滑石等分，右二味治下筛，酒服方寸匕，日三服”，又载：“治小便不通……方：石首鱼头石末，水服方寸匕，日三”。前者就是蒲灰散（分量、服法、稍有差异），后者就是滑石白鱼散方中主药之一——白鱼，《神农本草经》载滑石主癃闭利小便，发髮主五癃、关格不通利小便水道，这就说明了本篇淋病和小便不利的密切关系，足为本篇淋病包括小便不利、小便不利包括淋病的有力证明；另外，《中国医学大辞典》也收本节各方和栝蒌瞿麦丸等方于淋病条下。因此，说本篇淋病有论无方是没有根据的。本篇淋病有论有方确实存在，是没有疑义的。

在祖国医学的经典著作里，淋，又作“癃”。淋字和癃字，在古代是同声通用的。《黄帝内经》和《神农本草经》用癃多而用淋少，至后汉张仲景的著作——《伤寒论》和《金匮要略》尽用淋而未用癃，这可能是汉代因避汉殇帝名“隆”的所谓“御讳”，而单用淋字并形成习惯称“淋”所使然。《神农本草经》载说：贝母主淋沥邪气（见卷二），白鲜主淋沥（同上），车前子主气癃（见卷一），斑苗破石癃（见卷三），马刀破石淋（同上），石胆主石淋（见卷一）。石龙子主五癃邪结气破石淋（见卷二），桑螵蛸通五淋（见卷一），冬葵子主五癃（同上），燕矢破五癃（见卷二），豚卵主五癃（见卷三），贝子主五癃（同上），瞿麦主关格诸癃结（见卷二），发髮主五癃关格不通（见卷一），石韦主五癃闭不通（见卷二），滑石主癃闭（见卷一），石龙刍主淋闭（同上）；《黄帝内经》载说：“有癃者，一日数十溲”（见《素问・奇病论》），“膀胱不利为癃”（见《素问・宣明五气》），“胞移热于膀胱，则癃溺血”（见《素问・气厥论》），“三焦者”……入络膀胱，约下焦，实则闭癃”（见《灵枢・本输》）。“是主肝所生病者……闭癃闷（见《灵枢・经脉》）“涸流之纪，其病癃闭”（见《素问・五常政大论》），“……民病……癃闷”（见《素问・六元正纪大论》，“……小便黄赤，甚则淋”（同上），“热至则……淋闷之病生矣”（同上）；《金匮要略》载说：“热在下焦者，则尿血，亦会淋秘不通”（见《五藏风寒积聚病脉证并治第十九节》）”，“淋之为病，小便如粟状……”（见本篇第八节）。这些就是淋、癃二字在古医书上通用的明显证据，也是本篇淋病包括小便不利的良好证明。

前面说过，事物总是发展的。在语言、文字都比较简单、人们的知识也不能和现代相比拟的，古代在医学上用一个病名来称呼两个或者更多的相类似的病证，并不是什么稀罕的事情。从《金匮要略》“呕吐哕下利病篇”的“下利”包括连续大便而排出胶黏物的所谓“痢疾”和连续大便而排出水样便的所谓“泻泄”来看，本篇的淋病，包括小便不通和小便刺痛以及小便不畅等，也是一种自然的现象。——有些金匮注家硬说本篇淋病有论无方，把本篇篇题中小便利的利字上面加个“不”字改为“小便不利”而把小便不利和淋病对立起来抹杀小便利一病，这是非常不恰当的。

马克思主义曾说，研究任何一个东西或者任何一件事情，都必须按照它自己本来的面貌去认识它，不能用也不应该用任何主观意图去掩盖它的或者改变它的真正面貌。当然，研究古书也必须是这样。我在这篇“‘金匮要略·消渴小便利淋病脉证并治第十三篇’的我见”一文里，对本篇篇题及内容——消渴、小便利、淋等三种病的记述，反历代金匮注家的看法而提出了个人见解，其中可能也有很多谬误之处，尚希望同道们予以指正！

[1959年国庆十周年写于湖北省中医学院金匮教研组；1961年国际劳动节前夕补抄（本文已授《江西中医药》杂志刊登于1960年10月）。]

对《金匮要略语译》中“妇人怀娠腹中㽲痛”一证语译的商榷

《金匮要略》是一部比较难读的中医古典著作。任应秋同志运用现代语言把原文加以语译，写成《金匮要略语译》一书，使学者易学易懂，这是值得欢迎的。但是，其中却也有一些译得不妥的地方，现在试就《妇人妊娠病篇》第362条的妊娠腹中㽲痛一证提出来和任应秋同志商榷。

《金匮要略》第362条原文：“妇人怀娠，腹中㽲痛，当归芍药散主之。”《金匮要略语译》译为：“孕妇肚腹绞痛，经停血滞的，可用当归芍药散和血利经定痛。”并在《妇人产后病篇》第371条下说：“……362条的㽲痛，应读成绞字的音，《广韵》云：腹中急痛也，因为那里是实证，所以痛而剧”。

任应秋同志在这里把腹中㽲痛一证，说成为“痛而剧”的“肚腹绞痛”，是有问题的，现在就从以下几个方面提出个人意见加以讨论，以就正于海内同道。

一

从“㽲”字上看，㽲。考：字同疝。《说文解字·疒部》：“疝，腹中急也，从疒，丩声。”是㽲训为腹中急。急者，缓之对，即不舒缓的意思，如《素问·六元正纪大论》厥阴之至的“里急”、《伤寒论·太阳病篇》第20条的“微急”、第29条“挛急”、《金匮要略·血痹虚劳病篇》第92条的“拘急”、《胸痹心痛短气病篇》第120条的“缓急”等均是。《说文》于“㽲”字只训为腹中急而不训痛，是“㽲”字不得作为痛字理解甚为明了，唯于痛字连读，始可训为腹中急痛。《广韵》、《集韵》于“㽲”之一字即训为“腹中急痛”或者“小痛”均是不大恰当的，而任应秋同志仍而引之，并以急痛为“痛而剧”更属不当之至。

《尔雅·释诂》“咎……病也”，郝懿行《尔雅义疏》说：“咎通作皋，皋陶古作咎繇。皋有缓义……亦人之病”，段玉裁《说文解字》译“疝”字条下说：“咎盖疝之古文叚借字”，疝同㽲。是皋、咎、疝、㽲四字互通。皋有缓义，本条㽲与痛字连用，其自当是腹中缓痛。所谓腹中缓痛，缓，乃如上所引《胸痹心痛短气病篇》第120条“缓急”之“缓”，殆即腹中缓急而痛也。

二

从“腹中㽲痛”句上看。腹中㽲痛这句话，在《金匮要略》书中凡两见：一见于本条，另一则见于《妇人产后病篇》第371条。《妇人产后病篇》第371条说：“产后腹中㽲痛，当归生姜羊肉汤主之，并治腹中寒疝虚劳不足”。当归生姜羊肉汤是一个温补方剂，又“并治……虚劳不足”，按照祖国医学的观点，虚证的腹痛，一般都不剧烈，都是痛势悠悠、绵绵不断的隐痛，且其方“并治腹中寒疝”，而寒疝一病的腹中痛，虽有大乌头煎证的剧烈疼痛，但当归生姜羊肉汤证的寒疝腹痛并不见得剧烈，《金匮要略·腹满寒疝宿食病篇》第144条说：“寒疝腹中痛及胁痛里急者，当归生姜羊肉汤主之”，《外台秘要》卷七寒疝腹痛方引此条作“仲景伤寒论……

疗寒疝腹中痛引胁痛及腹里急者，当归生姜羊肉汤主之”。由此，也可以见本条的腹中㽲痛，训为腹中急痛是不错的。“腹中急痛”之句，在张仲景的著作里，见于《伤寒论·太阳病篇》第100条：“伤寒，阳脉濇，阴脉弦，法当腹中急痛，先与小建中汤；不瘥者，与小柴胡汤主之”。其腹中急痛之证，并不是腹中急剧绞痛，这可以从小建中汤方的主治病证中看出。《金匮要略·血痹虚劳病篇》第90条：“虚劳、里急，悸，衄，腹中痛，梦失精，四肢酸痛，手足烦热，咽干口燥，小建中汤主之”。说明其腹中急痛，就是说的腹里拘急而微痛。至于小柴胡汤，原方并不主治腹中痛，唯《伤寒论·太阳病篇》第96条载小柴胡汤方有“若腹中痛者，去黄芩加芍药三两”一法，是小柴胡汤之治腹中痛，唯赖于“加芍药三两”。然芍药为物，在医疗作用上，并不能治疗腹中的急剧疼痛，这在下面还将谈到。

三

从“当归芍药散”方药上看。本条腹中㽲痛之证，治以当归芍药散之方。其当归芍药散方，为当归、芍药、川芎、茯苓、泽泻、白术六味药物组成。当归、川芎、茯苓、泽泻、白术五药，《神农本草经》俱不云主治腹痛，唯载“芍药味苦平，主邪气腹痛，除血痹”，在张仲景的著作里，于腹痛则每加芍药，如《伤寒论·太阳病篇》第96条小柴胡汤证。《太阳病篇》第279条桂枝加芍药汤证、《少阴病篇》第317条通脉四逆汤证、《金匮要略·水气病篇》第245条防己黄芪汤证等，且本方芍药的分量重用到一斤，较他药多数倍，与小建中汤之用芍药同趣，显像其为治疗本条腹中㽲痛的首要药物。然芍药是否能够治疗腹中急剧绞痛呢？我认为它不可能。《伤寒论·太阴病篇》第279条：“本太阳病，医反下之，因而腹满时痛者，属太阴也，桂枝加芍药汤主之；大实痛者，桂枝加大黄汤主之。”太阴病的“大实痛”，是较剧烈的一种腹中疼痛，芍药只能愈“腹满时痛”的不太剧烈的腹中疼痛而对太阴“大实痛”的腹中剧痛则无能为力，所以必加入“大黄”才能奏功。如果芍药有治疗腹中剧痛的作用的话，那么，何必偏要来一个“大实痛者，桂枝加大黄汤主之”而加入“大黄”不加“芍药”了呢？

再根据本条当归芍药散，以当归、芍药名方，治疗其腹中㽲痛，自当是当归、芍药二味为主要药物。芍药治疗腹中痛的作用已如上述，而当归为主治疗腹中痛，在《金匮要略》一书里，除本条不算、当归生姜羊肉汤证已见前述外，再证之产后病篇附方“《千金》内补当归建中汤，治妇人产后虚羸不足，腹中刺痛不止，呼吸少气，或若少腹中急摩痛行腰背……”在《备急千金要方》卷三妇人方中心腹痛第四原文作：“内补当归建中汤，治产后虚羸不足，腹中㽲痛不止，吸吸少气，或若小腹拘急，痛引腰背……”说明当归只治腹中拘急疼痛。再说，当归建中汤方中还有“重至六两的芍药”在起着作用。至于其他药物，正如徐彬所说：“……苓、术扶脾，泽泻泻其有余之旧水，芎藭畅其欲遂之血气”，以佐芍药、当归之止腹中㽲痛而收更大更快之效用，并不是它们自己能够直接治疗腹中㽲痛之病证。

综合以上所述，本条腹中㽲痛绝不是腹中剧烈绞痛。仲景对较剧烈的腹中疼痛，于桂枝加大黄汤证则曰“大实痛”，于大建中汤证则曰“痛而不可触近”，于大乌头煎证则曰“寒疝绕脐痛苦，发则白汗出”，均不曰腹中㽲痛。因此，本条的腹中㽲痛之证，我认为是一种腹中拘急性的缓缓而痛，说得更具体一点，就是其证在性质上是拘急而痛，在情势上是缓缓而痛。当然，这只是我个人的看法，是否有当，尚有待于先进同道们告之！

附注：本文所引《伤寒论》和《金匮要略》的条文序数，凡属《伤寒论》者系据重庆市新辑宋本《伤寒论》，凡属《金匮要略》者系据任应秋同志所著《金匮要略语译》。

（1961年10月写自湖北省中医学院）

读"命门的初步探讨"一文后的几点意见

《中医杂志》1962年4月号发表了《命门的初步探讨》一文。文章的作者从接受前人经验知识的基础上提出了自己的意见，这在研究古人学术问题上，无疑是值得欢迎的。但是，其中也有几点意见，我有些不同的看法，在这里提出来正于全国同道。

一

首先我要提一下：作者在《内经知要浅解·藏象篇》中，对语译《素问·灵兰秘典论》的一段曾说："人体的内藏，心如一国的领袖，掌握了人的生命和精神活动"，且提出了自己的体会，说："这里仅仅提出内藏的主要功能，说明一藏虽然有一藏的职务，不能机械地把它孤立起来，正如国家的行政机构，必须取得上下密切联系，才能把整个工作做好。并把心作为最高领导者，从它的功能来看，包括了脑的作用"。又对语译《素问·六节藏象论》的一段曾说，"心是生命的根本"。在后面没有提出过否认意见，这说明作者是承认《内经》中"心为君主之官，在人体中起主导作用"的论点的。然现在在这篇文章中，却又说"命门是生命之根……在维持人体的正常生理活动上，起着主导的作用"，并拟出一个示意图表示其主导五藏六府的规律。这前后矛盾，自相牴牾。当然，人们对事物的认识，是不断变化，不断提高的。《内经知要浅解》一书是作者1957年的旧著，而这篇文章则是作者最近的新作，在这五年多的岁月里，作者对人体的主宰者，可能有了新的认识。但是，我个人认为在人体起主导作用的根本藏器还是心藏而并不是命门，这在下面还将谈到。俟后几天有空暇时，我拟再撰专文论述心在人体中起主导作用的问题。

二

作者认为命门如一太极，包含真阴和真阳，说："……从命门本身太极来说，太极生两仪，便是命门的真阴，真阳"。这种见解是有问题的。我们知道，作者在这里所提出来讨论的命门，它在形态上究竟是怎样一个东西，居在人体内什么地方，从来没有过定论；在功用上大家看法倒似乎较一致，都认为是肾中的真阳或者叫做真火或者叫做元阳。《素问·上古天真论》说："肾者，主水"。然肾为水藏，其之所以能够"主水"，就在于依赖肾中的这种"真阳"。真阳处于肾水里面，使肾的功用构成了坎卦（☵）的形态，而真水则如坎卦之"偶"，真阳则如坎卦之"奇"。

《灵枢·热病》说："水者，肾也"，肾藏其体为水，属阴，其用为阳。所谓"命门真阳"，殆即肾藏之用，不能在肾藏之外。一个藏器的基本单位——所谓"包含真阴和真阳"而"如一太极"的"命门"。这就是作者在其文章中所引用的"六味地黄丸"、"附桂八味丸"、"左归饮"、"右归饮"、"右归丸"、"左归丸"等方以及所说的"在养阳的基础上滋阴"、"在养阴的基础上扶阳"等治疗法则，甚至作者自己的一些临床经验，也都无一不是治疗肾中真阴，真阳的，而作者却把命门从肾的统辖下拉出来给以"独立"，把这些方剂和治疗法则都交给命门，说"都是符合于命门的真阴和真阳虚衰的治法”的。这种作法，尽管作者在说“不能……忽略了肾的关系”，但在实际上是把命门的功能加以夸大，以代替肾藏。这在发扬祖国医学遗产上没有多大好处。

话再补充一句，其实在作者，一方面是在夸大命门的功能，而另一方面在心中也不是快然无事的，所以在这篇文章中叙述自己临床经验的时候，就一则统之曰“肾命”，再则统称之曰“下元”。

再说，在这篇文章中，我怀疑作者为了迁就自己的观点，在引用古代文献上也采取了非常不严肃的态度，如对《沈氏尊生书》这样引载着一段：“命门之火涵于真水之内，初非火是火，水是水，截分为二”。这样支解古人的东西，拿一段并加以砍削，来为自己的意见服务，是不大应该的。《沈氏尊生书》卷八的原文是这样：“所以诸藏各一，独肾有水火两具，而命门真火，与蛰藏真水两相并见。然坎中一阳，要即藏于两阴之中，故命门之火，亦即涵于真水之内，初非火是火，水是水。截分为二者，殆如天地之阴阳动静然，静极为动，阳生阴中，遂能升阴精以上奉心主，此生坎填离，水火既济，皆先天之神妙，不可思议者也”。这里我们且不管沈氏此文对“肾有两”的认识怎样，只谈一下他对命门的叙述。他说：“……然坎中阳，要即藏于两阴之中，故命门之火，亦即涵于真水之内”，这明明是说肾像坎卦，肾的命门真火涵于肾的真水之中，正像坎中一阳藏于两阴之中一样，它丝毫也不意味着是说命门如一太极。

三

作者在解释命门和心的关系时说：“一般称心和命门为君相二火，性质上又是同气相求，故《内经》……指出‘君火以明，相火以位’，说明命门阳气和心阳相通，也只有命门阳气通过心经后才能使全身精神焕发”。遍考《素问》、《灵枢》162 篇均无相火属命门或者命门主相火之说，只有秦先生所引“君火以明，相火以位”之句的同篇——《素问·天元纪大论》载有“少阳之上，相火主之”之句，是相火属少阳，而少阳则是三焦和胆，无命门之份，《灵枢·经脉》只有“三焦手少阳之脉”、“胆足少阳之脉”之句，可以证明。现在我们退一步来说，姑且依照作者所说一般称心和命门为君相二火，这也不能说只有命门阳气通过心经后才能使全身精神焕发，这是一种本末倒置的说法，因而以此来表明命门在人体心藏上的主导作用，也是难以说通的。谁都知道，在祖国医学里，君、相二字的取用，是古代医学家为了阐明藏器的功用，才借用了当时封建君主制度下的官员职称来命名。因此，一定名称的涵义，代表了一定藏府的功用。心既然是君火，当然就是居于领导地位，而命门既然只是相火（还是姑且称之），那么，它就只能是在心火的领导下起着辅助心火的作用，决不能反过来指导心，难道作者忘记了《素问·六微旨大论》所说的“君位臣则顺，臣位君则逆”吗？其实，严格一点说，凡是称相火只能是三焦或包络，而所谓命门之火就根本不能称作相火，因为“相”是要代“君”在外作事的，而肾却是封闭蛰藏之藏，如果肾中的命门真阳一旦外现，那就要失去封藏之机，当然它更不能经常在外到处乱跑，离家不归。我认为：心是君火，包络、三焦是相火，要说命门，它就是肾中的真阳。它们的关系只能是：心火通过包络历络三焦的道路而入于下焦藏于肾中，成为肾中的真阳；由蛰藏的先天真阳出少阳三焦相火向上向外升，成为后天运用的阳气。三焦相火在心火的指挥下，通会元真促进着五藏六府、四肢百骸的生理活动。

四

作者说：“命门为相火，胆亦司相火，命门与胆的性质既相同……前人……谓十一藏皆取决于胆，便是这个理由”。严格说，命门不为相火，已如上述，而胆同样也没有司相火的作用。虽然胆属少阳，《素问・天元纪大论》有“少阳之上，相火主之”之文，但属相火的少阳，却是手少阳三焦而不是足少阳胆。足少阳胆是属木的。《素问・血气形志》说：“足……少阳与厥阴为表里……是为足阴阳也”，《灵枢・经脉》说：“肝足厥阴之脉”，这说明了胆府与肝藏为表里，是一阴一阳。《灵枢・热病》说：“木者，肝也”。肝属木，当然，胆也要属木，肝属足厥阴为阴木，胆属足少阳为阳木，都不司相火。如果说胆司相火，试问藏府的五行怎样安排？藏府的表里又怎样同气？因此，可以确定：命门和胆均不司属相火，两者也没有如作者所说的什么“相同”的性质，至于其前人所谓“十一藏皆取决于胆”，当然也就不是作者所说的“这个理由”了。

最后，我认为作者在写这篇“命门的初步探讨”文章中，存在有下列的两点问题：第一，是一切从命门出发，把命门孤立起来研究，没有在整个祖国医学理论体系指导下进行；第二，是在利用文献资料上出现了粗糙情况，没有认真细微地去从资料本质中探求，没有认真细微的用资料的本来面目去综合和分析研究。

（1962 年）

从“粉”的历史谈到张仲景用粉的药治作用

粉，是一种粮食加工品，在我国有着悠久的历史。根据文献记载，它早在3000年前的西周时代就已成为人们日常生活的必需品了。

《说文·米部》说：“凡米之属皆从米”。又说：“粉，傅面者也，从米，分声”，《说文通训定声·屯部》说：“米末谓之粉，从米，从分，会意，分亦声”，说明了粉是由米加工制成的。

米粉在古代的应用极为广泛，与人们的日常生活是密切相关的。古人在制作米粉的时候，非常重视制粉原料的选择，总是以上好谷物来制作，虽亦有用其他谷物制作者，但主要是粱米，《千金方》、《外台秘要方》中所载之方就多标用粱米粉。然粱，古人又叫粟，《小学钩沈》卷四引《三仓》说：“粱，好粟也”，《新修本草》卷十九引陶弘景说：“凡云粱米，皆是粟米”，《本草纲目》卷二十三也说：“粱即粟也”，“而今之粟，在古但呼为粱，后人乃专以粱之细者名粟”，可证。在古人的心目中，认为谷类之中唯粱为最优等者，《说文·米部》说：“米，粟实也，”又《卤部》说：“粟，嘉谷也”，又《米部》说：“粱，禾米也”（按：此从《说文解字注》本），又《禾部》则说：“禾，嘉谷也，以二月始生，八月而熟，得之中和，故谓之禾”，故古人盛赞其米“食之香美”而“益气”（见《新修本草》卷十九）。

米是怎样加工成粉的，不少书中都有记载，《释名·释首饰》说：“粉，分也，研米使分散也”，《证类备用本草》引《图经本草》说：“近世作英粉，乃用粟米，浸累日，令败，研，澄取之”，《齐民要术》卷五对制粉程序记载：“作米粉法，梁（疑为”粱“字之误——笔者）米第一，粟米第二，使甚细，各自纯作，莫杂余粮，于槽中下水，脚踏十遍，净淘，水清乃止，大瓮中多着冷水以浸米，不须易水，臭烂乃佳，日满，更汲新水，就瓮中沃之，以酒把搅，淘去醋气，多与遍数，气尽乃止，稍稍出着一砂盆中熟研，以水沃，搅之。接取白汁，绢袋滤，着别瓮中，麤沉者更研之，水沃，接取如初。研尽，以杷子就瓮中良久痛抨，然后澄之。接去清水，贮出淳汁，着大盆中，以杖一向搅，勿左右回转，三百余匝，停置，盖瓮，勿令尘污，良久澄清，以勺徐徐接去清，以三重布帖粉上，以粟糠着布上，糠上安灰；灰湿，更以干者易之，灰不复湿乃止，然后削去四畔麤白无光润者，别收之以供麤用，其中心圆如钵形，酷似鸭子白光润者。名曰“粉英”，无风尘好日时，舒布于床上，刀削粉英，如梳，曝之，乃至粉干，足将往反手痛挼勿住，擬客人作饼，及作香粉以供妆摩身体。在很早的时候，古人就能制作出来洁白莹润的米粉，真是一个了不起的技术。

古人在长期的生活生产实践中，既切实的掌握了高度的制粉技术，也深刻的了解了米粉的性能。一方面把米粉用为制作饮食物或制作饮食物的唯一黏着剂，另一方面又把米粉用为妆饰物或叫化妆品。《周礼·籩人》：“羞籩之实，糗饵粉餈”，注：“郑司农云：‘糗，熬大豆与米也，粉，大豆也，茨字或作餈，谓干饵饼之也’，玄谓此二物皆粉，稻米，黍米所为也，含蒸曰饵，饼之曰餈。糗者，捣粉熬大豆为饵，餈之黏着以粉之耳。饵言糗，餈言粉，互相足”；《说文·米部》：“粉，傅面者也”，《系传》：“《周礼》馈食有粉餈，米粉也，古傅面亦用米粉，故《齐民要术》有傅面英粉渍粉（疑为‘米’之之误——笔者）为之也”，《说文解字注》：“许所谓傅面者，凡外曰面，《周礼》傅于饵餈之上者是也”，《说文通训定声·屯部》：“粉，傅面者也，从米，分声，《齐民要术》有傅面粉英，太元饰粉其题注：饰也，按米末谓之粉，……傅于饵餈之上亦所谓傅面与，《周礼·籩人》‘糗饵粉餈’，司农注：‘豆屑也’”；《急就篇》卷二：“芬薰脂粉膏泽筩”，颜师古注：“粉，谓……米粉，皆以傅面取光泽也”。刘熙《释名》亦载粉于《释首饰》章中。

古人不仅把粉用于日常生活中，亦且把粉用作药物以治疗疾病。《证类备用本草》引《图经本草》说：“粟米比粱乃细而圆，种类亦多，功用则无别矣，其泔汁及米粉皆入药”。其实，早在1700多年以前的后汉医学大师张仲景就已经用粉治病了。现在试就《伤寒论》和《金匮要略》两书里的用粉四方来探讨张仲景用粉的药治作用。为了叙述方便起见，特将这用粉四方和其治证以及后世注家的见解列表如此。

方名	药物及用法	原方治证	注家见解	
			粉别	作用
温粉方	温粉粉之	《伤寒论·太阳篇》大青龙汤证，服大青龙汤后“汗出多者”	山田正珍：“温粉者，熬温之米粉也，同温针温汤之温”	陆渊雷：“汗后着粉，恐其漏风耳”
猪肤汤	猪肤一斤，右一味，以水一斗，煮取五升，去渣，加白蜜一升、白粉五合熬香，和相得，温分六服	《伤寒论·少阴篇》：“少阴病下利咽痛，胸满心烦者”	喻嘉言：“白粉，乃白米粉也”	成无己：“白粉，以益气断利”
甘草粉蜜汤	甘草二两，粉一两，蜜四两，右三味，以水三升，先煮甘草取二升，去渣，内粉、蜜搅令和，煎如薄粥，温服一升，瘥即止	《金匮要略……第十九》：“蚘虫之为病，令人吐涎，心痛发一作有时，毒药不止”	丹波元简：“单称者，米粉也”	丹波元简：“甘平安胃”
蛇床子散	蛇床子仁，右一味末之，以白粉少许，和合相得如枣大，绵裹内之，自然温	《金匮要略……第二十二》：“妇人阴寒”	赵良：“白粉，即米粉”	赵良：“借之以和合也”

附注 1）猪肤汤中之粉，当还治烦懑
2）蛇床子散中之粉，当还有药治作用

梁陶弘景谓“粱米味甘……益气”，其粉则恋滞，《素问·宣明五气》说：“甘入脾”，《素问·藏气法时论》说：“甘缓”。仲景用粉四方，两者外用，两者内服，皆是取其甘之味及其缓滞胶恋之性，于温粉方取其恋滞塞窍以止汗，猪肤汤取其恋滞补中以止利，甘草粉蜜汤取其恋滞和中以解毒，蛇床子散取其恋滞胶着以黏药。仲景把粉作为止汗、止利、解毒和黏着药物之用，这从晋唐时代医学著作里的下列数方，可以得到真实可信的证明。

一、止　汗

(1)《外台秘要》卷四引《小品》疗黄疸身目皆黄，皮肤麹尘出，三物茵陈蒿方：

茵陈蒿一把　　栀子二十四枚　　石膏一斤　　千金方加大黄三两

右三味，以水八升，煮取二升半，去渣，以猛火烧石膏，令正赤，投汤中沸定取清汁，适寒温，服一升，自覆令汗出周身遍，以温粉粉之则愈。

(2)《备急千金要方》卷五

①治少小头汗，二物茯苓粉散方：

茯苓、牡蛎各四两

右治，下筛，以粉八两，合捣为散，有热辄以粉，汗即自止。

②治少小盗汗，三物黄连粉方：

黄连、牡蛎、贝母各十八铢

右以粉一升，合捣，下筛，以粉身，良。

(3)《备急千金要方》卷十疗盗汗及汗无时方：

麻黄极　牡蛎　雷丸各三两　干姜、甘草各一两　米粉二升

右六味，治，下筛，随汗处粉之。

(4)《外台秘要》卷十三盗汗方：

①止汗粉方：

麻黄根、牡蛎粉、败扇灰、栝楼各三两　白术二两　米粉三升

右六味，捣诸药，下筛为散，和粉搅令调，以生绢袋盛，用粉身体，日三两度……汗即渐止。

②《古今录验》疗盗汗，麻黄散方：

麻黄根三分　故扇烧屑一分

右二味，捣，下筛……又以干姜三分、粉三分，捣合，以粉粉之，大善。

二、止　利

(1)《千金翼方》卷十八治霍乱吐利心烦不止方：

粱米粉五合

水一升半，和之如粥，顿服，须臾即止。

(2)《外台秘要》卷六引《备急》疗霍乱烦躁方：

黄粱米粉半升

水一升半，和搅如白饮，顿服。

三、解　毒

(1)《备急千金要方》卷二十四解鸩毒及一切毒药不止烦懑方：

甘草、蜜各四分　粱米粉一升

右三味，以水五升，煮甘草取二升，去渣，歇大热，内粉汤中，搅令匀调，内白蜜更煎，令熟如薄粥，适寒温，饮一升，佳。

(2)《千金翼方》卷二十药毒第三

①一切诸毒方：

甘草三两　粱米粉一合　蜜半两

右一味，以水五升，煮取二升，内粉一合，更煎，又内蜜半两，服七合，须臾更服之。

②药毒不止解烦方：

甘草二两　粱米粉一升　蜜四两

右三味，以水三升，煮甘草取二升，去渣，歇火热，内粉汤中，搅令调，内白蜜，煎令熟如薄粥，适寒温，饮一升。(《外台秘要》卷三十一引此方，作“白粱粉”)

(3)《外台秘要》卷三十一疗一切诸药毒方：

甘草三两炙，以水五升，煮取二升，内粉一合，更煎三两沸，内蜜半两，分服，以定止。

(4)《肘后备急方》卷五治中酖毒已死方：

粉三合，水三升，和饮之。口噤，以竹管强开灌之。

四、黏　　合

《备急千金要方》卷二十二治浸淫疮苦瓠散方：

苦瓜一两　蛇脱皮　蜂房各半两　粱上尘一合　大豆半合

右五味，治，下筛，以粉为粥和，傅纸上帖之，日三。

当然，以上所述只是证实张仲景的用粉经验，并不是说粉只有止汗、止利、解毒和黏合药物等四种作用。相反，粉在药用上还有更广泛的作用，如《备急千金要方》卷三之治男女阴疮，卷五之治小儿身赤肿起、月蚀九窍皆有疮，卷十六之治反胃食即吐，卷二十二之治赤根丁等。

五、结　　语

(1) 本文阐述了粉在我国的悠久历史，早在西周时期就已成为人们日常生活的必需品。

(2) 粉是由米加工制成的，古人认为制粉以粱米为上。

(3) 古代用粉，一作食物，二作妆饰品，三作药物治病。

(4) 张仲景把粉作为药物治病者有四：温粉方中用于止汗，猪肤汤中用于止利，甘草粉蜜汤中用于解毒，蛇床子散中用于黏合。

(1963 年 4 月写于湖北省中医学院金匮要略编写小组)

我对甘草粉蜜汤中是什么粉的看法

《金匮要略》一书里“甘草粉蜜汤”方中的“粉”究竟是什么，自明代赵良衍义以来，一直就存在着两种不同的意见：即一种意见认为是“米粉”，另一种意见认为是“铅粉”（又叫“胡粉”）。这两种不同意见曾在1958年的《中医杂志》上发生过激烈的争论，但可惜没有得到争论的结果，这也影响我们对文化的继承和教学工作。我在最近的工作中，有感于斯，愿在这里就此问题提出一些自己的看法，来和同志们共同研讨。

这两种不同意见，在争论中，公说公有理，婆说婆有理，相持不下。但张仲景在“甘草粉蜜汤”中所说的“粉”总只是一种，是米粉就不会是铅粉，是铅粉就不会是米粉，绝对不会像颜师古注《急就篇》“芬薰脂粉膏泽篅”句那样“粉，谓铅粉及米粉”两种同时存在。因为甘草粉蜜汤是在治疗一定证候的具体疾病，和装饰有所不同。

既然甘草粉蜜汤方中的粉只能是一种，那么，这两种不同意见中，尽管都在拼命的坚持自己的意见，但毕竟总有一种是不正确的。写到这里，使我想起了《列子·说符》中的一个故事：“昔齐人有欲金者，清旦衣冠而之市，适鬻金者之所，因攫其金而去，吏捕得之，问曰：人皆在焉，子攫人之金何？对曰：取金之时，不见人，徒见金”。《淮南子·汜论训》评其为“志所欲则忘其为”。我们在研究甘草粉蜜汤中“粉”的时候，不能光遂其“志所欲”的干，而把非“志所欲”的东西排斥在一边，应该根据甘草粉蜜汤的方证全面研究，根据《金匮要略》全面研究，否则，就会形成“忘其为”矣，这是值得注意的。

我认为，讨论任何一个问题，都必须多拿材料出来作为证据，说服对方，否则，空口无凭，尽管你说得怎样怎样，总是无济于事的。

现在我拟从甘草粉蜜汤方证中，从《金匮要略》和《伤寒论》中，及从其相距不远时期的文献中，对甘草粉蜜汤方中的“粉”来加以讨论。为了讨论方便起见，还是将《金匮要略》的本条原文抄录在下面：

“蚘虫之为病，令人吐涎，心痛发作有时，毒药不止，甘草粉蜜汤主之。

甘草粉蜜汤方：

甘草二两　　粉一两　　蜜四两

右三味，以水三升，先煮甘草取二升，去渣，内粉、蜜，搅令和，煎如薄粥，温服一升，瘥即止”。

本方的粉，我个人认为只能是米粉，而绝对不是铅粉。

一

《释名·释首饰》：“粉，分也，研米使分散也”，《说文·米部》：“粉，傅面者也，从米，分声”，徐锴：“《周礼》馈食有粉餈，米粉也，古傅面亦用米粉，故《齐民要术》有傅面英粉，渍粉（疑为‘米’字之误——笔者）为之也，”段玉裁：“许所谓傅面者，凡外曰面，《周礼》傅于饵餈之上者是也。”朱骏声：“米末谓之粉……傅于饵餈之上，亦所谓傅面与。”《金匮玉函要略辑义》说“古单称粉者，米粉也”的话，是有根据的，《释名·释首饰》：“粉，分也，研米使分散也；胡粉，胡，糊也，脂和以涂面也”，《外台秘要》卷二引《备急》疗劳复方：“以粉三升，以煖饮和服，厚覆取汗，又以水和胡粉少许服之，亦佳。”粉与胡粉别之为二，可证。

二

本方在《备急千金要方》、《千金翼方》和《外台秘要》的蚘虫门中俱不载，而载在解毒门中。且看三书是怎样记载的。

(1)《备急千金要方》卷二十四解鸩毒及一切药毒不止烦懑方：

甘草　　蜜各四分　　粱米粉一升

右三味，以水五升，煮甘草取二升，去渣，歇大热，内粉汤中，搅令匀调，内白蜜更煎，令熟如薄粥，适寒温，饮一升，佳。

(2)《千金翼方》卷二十药毒不止解烦方：

甘草二两　　粱米粉一升　　蜜四两

右三味，以水三升，煮甘草取二升，去渣，歇大热，内粉汤中，搅令调，内白蜜，煎令熟如薄粥，适寒温，饮一升。

(3)《外台秘要》卷三十一引《千金翼》疗药毒不止解懑闷方：

甘草二两炙切　　白粱粉一升　　蜜四两

右三味，以水三升，煮甘草取二升，去渣，内粉汤中，搅令调，下蜜，煎令熟如薄粥，适寒温，饮一升。

上列三方，均作“粱米粉”或“白粱粉”，是本方之粉为米粉无疑，且本方明谓用于“毒药不止”，自当不是杀虫之剂，而为一和胃解毒之方。故古方多有用米粉解毒者，如：

(1)《肘后备急方》卷五治中酖毒已死方：

粉三合，水三升，和饮之。口噤，以竹管强开灌之。

(2)《千金翼方》卷二十一切诸毒方：

甘草三两　　粱米粉一合　蜜半两

右一味，以水五升，煮取二升，内粉一合，更煎，又内蜜半两，服七合，须臾更服之。

(3)《外台秘要》卷三十一疗一切诸药毒方：

甘草三两炙，以水五升，煮取二升，内粉一合，更煎三两沸，内蜜半两，分服，以定止。

根据以上各方所述，表明了本方有缓解一切药毒之效，因此，我认为本条“毒药”二字，包括能够毒杀蚘虫的各种毒药在内。如谓系指铅粉以外的毒药，不知其根据何在，这只是一种“想当然”之理，是不能令人信服的。

三

本条方后有“煎如薄粥”之句，亦可证明本方之粉是米粉。有谓“如薄粥”，并不等于是粥。的确，有一“如”字，我也认为它不等于就是粥，但我们怎样理解它呢？我想还是先考证一下“粥”是什么东西吧。徐灏笺《说文解字注》说：“……粥，本有鬻字，唯鬻字艰于书写，故以鬻代，又省为粥耳”，《说文·鬲部》：“鬻，鬻也”，《尔雅·释言》：“鬻，糜也”，《说文·米部》：“糜，糁也”，段玉裁注：“以米和羹谓之糁，专用米粒为之谓之糁，糜亦为之鬻”，《广雅·释器》：“糜，糈也”，王念孙疏证：“糈之言屑屑也，《玉篇》：‘糈，碎米也’”，《释名·释饮食》：“糜，煮米使糜烂也；粥，濯（段注《说文》引此作“淖”，——笔者）于糜粥粥然也”，说明粥是用米加水在鼎中煮得糜烂而成。换言之，即米煮主糜烂致水亦胶黏如糊者，为粥。只有米粉之性恋滞，加水煮熟即成糊状而如薄粥，唯其如糊状而无糜烂之糈，似粥而非粥，故仲景说“煎如薄粥”。

四

本草谓米味甘益气，本方用米粉补中和胃，缓解药毒，可长服久服，直到毒解为止。如果认为方后“仲景说‘瘥即止’这三字大可体味，仲景只有使用毒性药时才有郑重提出，比如用乌头是。倘然是米粉，决不如此写法，因为‘即止’二字是非常有力的笔调”、“‘瘥即止’三字，是说明本方乃有毒之剂，中病即止”而为仲景“谆谆告诫之语”的话，这是和仲景意愿有出入的。考张仲景用乌头数方，确实慎重得很，总是教人从少量服起，视服后效果逐渐增加，在“乌头汤”方后说“服七合，不知，尽服之”，在“赤石脂丸”方后说“先食饮一丸，日三服，不知，稍加服”，在“赤丸”方后说“先食酒饮下三丸，日再、夜一服，不知，稍增之”，在“大乌头煎”方后说“强人服七合，弱人服五合，不瘥，明日更服，不可一日再服”，在“乌头桂枝汤”方后说“初服二合，不知，即服三合，又不知，复加至五合”，并没有“瘥即止”这样的语气。《广雅·释言》：“则，即也”《经传释词》卷八：“则与即古同声而通用”。我认为“瘥即止”的“即”字，作“则”字读，“瘥即止”三字，是意味着这个病服用这个方“瘥，则止，不瘥，则更作服”和《备急千金要方》卷二十一中“栝楼粉治大渴秘方”的“取瘥止”、“《外台秘要》卷三十一中“疗一切诸药毒方”的“以定止”同义，一直服到病愈为止。

“瘥即止”这个词句，在《备急千金要方》卷十五中曾用过。它说：“治积久三十年常下痢神方：赤松皮，去上苍皮，切一斗为散，麪粥和一升服之，日三，瘥即止，不过服一斗永瘥。三十年痢服之，百日瘥。”难道此方也是“有毒之剂”，而方后“瘥即止”三字也是孙思邈“谆谆告诫”的话吗?

至于仲景对人谆谆告诫之语，倒是在“桂枝汤”方后说过“若一服汗出病瘥，停后服，不必尽剂”的话，但桂枝汤并不是“有毒之剂”，“百合地黄汤”方后也说：“中病，勿更吸”，而百合地黄汤更不是什么“有毒之剂”。其实，无论是什么东西，只要是用于治病就成为药物，药物终究是药物，绝不能当干饭用，一辈子吃下去。在达到它的治病目的以后，当然没有必要再继续服用下去了。

五

张仲景用粉治病共有四方，即温粉方、猪肤汤、蛇床子散和本方。我在《从粉的历史谈到张仲景用粉的药治作用》一文里，曾作过详细讨论，这里想只再谈一下“温粉方”。《伤寒论·太阳篇》大青龙汤证，服大青龙汤后“汗出多者，温粉粉之”，《伤寒论集成》注：“温粉者，熬温之米粉也，同温针温汤之温”。是方中单称粉而与本方同。用于止汗，当然只有山田正珍氏所说之“米粉”，而不会是铅粉。用米粉止汗，在古代方书里是屡见不鲜的，如：

1）《外台秘要》卷四引《小品》疗黄疸身目皆黄，皮肤麹麈出，三物茵陈蒿汤方：

茵陈蒿一把　　栀子二十四枚　　石膏一斤　　千金加大黄三两

右三味，以水八升，煮取二升半，去渣，以猛火烧石膏，令正赤，投汤中沸定取清汁，适寒温，服一升，自覆令汗出周身遍，以温粉粉之则愈。

2）《备急千金要方》卷五

①治少小头汗，二物茯苓粉散方：

茯苓　　牡蛎各四两

右治，卜筛，以粉八两，合捣为散，有热辄以粉，汗即自止。

②治少小盗汗，三物黄连粉方：

黄连、牡蛎、贝母各十八株

右以粉一升，合捣，下筛，以粉身，良。

3）《备急千金要方》卷十治盗汗及汗无时……方：

麻黄根、牡蛎、雷丸各三两　干姜、甘草各一两　　米粉二升

右六味，治，下筛，随汗处粉之。

4）《外台秘要》卷十三盗汗方：

①止汗粉方：

麻黄根、牡蛎粉、败扇灰、栝楼各三两　　白术二两　　米粉三升

右六味，捣诸药，下筛为散，和粉搅令调，以生绢袋盛，用粉身体，日三两度……汗即渐止。

②《古今录验》疗盗汗，麻黄散方：

麻黄根三分　　故扇烧屑一分

右二味，捣下筛……又以干姜三分、粉三分，捣合，以粉粉之，大善。

六

我们阅读任何一种古书，都首先要忠实它，认识它，并进而发扬它或批判它，因此，首要的任务就只能是暴露它自己的本来面貌。用别的东西来掩盖或改变它的原意，是不应该的。《本草经集注》和《备急千金要方》都明谓“铅粉”是一种“不宜入汤、酒”的药物，本方是一个汤剂，方中的“粉”怎么会是铅粉而不是米粉呢？

铅粉，本草均谓其“杀三虫”，能治疗蚘虫病，这是事实。谁也不能否定它的这种作用。但它和本方之粉，究竟还是两回事，应该予以肯定。在临床上，遇到体实而蚘虫严重需要杀蚘的情况下，固然以铅粉毒蚘为治，然当患者已经服药中毒之后，还是要以本方（用米粉）取法的。

这是我的几点看法，写出以就正于知者。

（1963 年 4 月写于湖北省中医学院金匮编写小组）

我对《黄帝内经》中“水为阴……气伤于味”一段的看法

《素问·阴阳应象大论》说：“水为阴，火为阳，阳为气，阴为味。味归形，形归气，气归精，精归化。精食气，形食味，化生精，气生形。味伤形，气伤精，精化为气，气伤于味”。这一段，在前人的著作里多有不同的注释，今人也颇有一些争论，当时《辅导资料》编辑部要我对此发表一些意见，写个东西，然我对于这一段从来就有自己的看法，感到很不好写，因为我认为各家注释都有问题，如照书本抄，人云亦云，没有意义，对读者鲜能起到帮助作用，如写出自己意见，又很容易遭到非议，故曾多次地向编辑部谢辞，然终未获许，不得已，只有草草地把它写出来勉强交卷。

我认为，本段经文的总精神，是承上文天地云雨之义，用精、气、形、味阐述阴阳的相互资生，并说明精、气、形、味的循环依赖或者说是资生关系。它载见于《素问·阴阳应象大论》篇中。所谓“大论”者，总论也，本篇乃总论阴阳应象之义，故篇中多阴阳相对为文，如本段水与火、气与味、精与形等皆是。本段“水为阴，火为阳”两句，是以水润下而寒、火炎上而热阐明阴阳的特征和性质，故《素问·天元纪大论》有“水火者，阴阳之征兆也”的明文。“阳为气，阴为味”两句，是说明气味的阴阳属性，气无形而升，味有质而降，故下面有“阴味出下窍，阳气出上窍”等文以补其义。“味归形，形归气，气归精，精归化”四句，是论述精、气、形、味的循环依赖或者说是资生关系，乃本段经文的主旨，四个“归”字，读如《周易·系辞下》中“天下同归而殊途”的“归”字，作“归宿”讲，作“终止”讲，“味归形”的“味”字，读如本篇后文“在地为化，化生五味”和《素问·灵兰秘典论》中“脾胃者，仓廪之官，五味出焉”的“味”字，指形体化生的五味，非指未经消化的水谷。味归形一句，说明味为形的归宿，形为产生味的本源，《尚书·洪范》说：“水曰润下……润下作咸”、“火曰炎上……炎上作苦”、“木曰曲直……曲直作酸”、“金曰从革……从革作辛”、“土爰稼穑……稼穑作甘”，本篇后文说：“木生酸”，“火生苦”、“土生甘”、“金生辛”、“水生咸”，根据古人取象比类的原则，《素问·金匮真言论》说：“肝……其类草木”、“心……其类火”、“脾……其类土”、“肺……其类金”、“肾……其类水”，本篇后文说：“在地为木……在藏为肝”、“在地为火……在藏为心”、“在地为土……在藏为脾”、“在地为金……在藏为肺”、“在地为水……在藏为肾”，人体肝、心、脾、肺、肾的五藏形体，在一定情况下，促致酸、苦、甘、辛、咸五味的生成，所以说“味归形”。形归气一句，说明形为气的归宿，气是温养形的根本物质，张介宾说：“形之存亡，由气之聚散”，张志聪说：“诸阳之气，通会于皮肤肌腠之间，以生此形”，姚止庵引子舆氏说：“气者，体之充也”，是大气充塞于人体藏府肌腠之间以温养形体，所以说“形归气”。气归精一句，说明气为精的归宿，精是化生气的物质基础，姚止庵说：“有精而后有气，精其体而气其用也”，精化为气，气生于精，所以说“气归精”。“精归化”的“化”字，读如后文“在地为化，化生五味”的“化”字，即是五味的异词，下文“化生精”的“化”字同。精归化一句，说明精为味的归宿，味是化生精的源泉，张志聪说：“水谷之精气以化生此精”，是精乃水谷五味之精微所化，水谷五味藏于五藏而为五藏之精，所以说“精归化”。这四句是说明味是形的归宿，形是气的归宿，气是精的归宿，精是味的归宿，或者说形是化生味的本源，气是温养形的物质，精是化生气的基础，味是化生精的源泉。它是阐明精、气、形、味的循环资生关系，同时，也是论述阴阳相互资生规律：本段说："阳为气，阴为味"；《素问·五运行大论》说："地者，所以载生成之形类也；虚者，所以列应天之精气也"；《广雅·释天》说："太始，形之始也，生于戌仲，清者为精，浊者为形也"，是气、精为阳，味、形为阴，形归气，是阳生阴，阳气可生阴形，故在治疗上，本篇提出"形不足者，温之以气"的法则，精归化，是阴生阳，阴味可生阳精，故在治疗上，本篇提出"精不足者，补之以味"的法则。从精、气、形、味四者来讲，阳生阴，是由精到气而养形；阴生阳，是由形到味而化精。精、气、形、味的阴阳相互资生可列如图示：

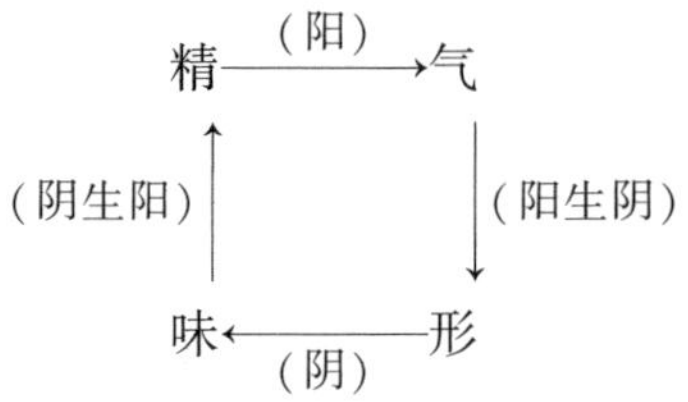

一些注家，把味归形一句释为味养形，把形归气一句又释为气养形，这是不大恰当的，因为《黄帝内经》一书，有医理，还有文理，它还是一部古典文学书籍，文字有着严密的组织性。这四句，是一种连锁性句子，读它时，抛开它的文句特点，光凭想像去理解，不会合乎文字逻辑，对研究本段经文的原意，就是不无问题的。

关于"形食味，精食气，化生精，气生形"四句，只是重复了上四句之义。"形食味，精食气"的"食"字，读如《素问·六节藏象论》中"天食人以五气，地食人以五味"的"食"，同"饲"字，作"养"字讲，形食味、精食气二句，即上"味归形"、"气归精"的互文；"化生精，气生形"的"生"字，读如本篇后文"酸生肝，肝生筋……苦生心，心生血……甘生脾，脾生肉……辛生肺，肺生皮毛……咸生肾，肾生骨髓"的"生"字，作"养"字讲，化生精、气生形二句，即上"精归化"、"形归气"的互文。马莳也说过："其曰精食气者，明上文气归精也；其曰形食味者，明上文味归形也；其曰化生精者，明上文精归化也；其曰气生形者，明上文形归气也。"——当然，马莳对本段经文旨义的理解是有问题的，但他认为这四句是上四句的互文并不错。

本书最后四句的前二句"气伤精，味伤形"，是说明气味不节则反伤及其本源，如《素问·生气通天论》中所谓"阳气者，烦劳则张，精绝"为气伤精，所谓"阴之五宫，伤在五味"和本篇后文"酸伤筋"等五味伤形，张介宾说："味既归形，而味有不节必及伤形；气既归精，而气有失调必及伤精。"后二句"精化为气，气伤于味"，是说明真气由精化生，可以因味的不调而受伤，张志聪说："精为元气之本，气乃精之化也"，张介宾说："上文曰'味伤形'，则未有形伤而气不伤者，如云，味过于酸，肝气以津，脾气乃绝，之类，是皆味伤气也"，二人清楚地注明了这两句的医学含义。然就文字的组织性、逻辑性来讲，这两句似乎是有错简的，因为本段都是阴阳相对为文，且上面"味归形——气生形"八句中的后四句是前四句的互文，因此，在这四句中，这后两句就有是前两句互文的可能。如果这个看法可以成立的话，那么，"精化为气"的"化"字，当是"伤"字之误，"为"，犹"于"字（见王伯伸《经传释词》），全文读为"精伤于气"，是上"气伤精"的互文；"气伤于味"的"气"字，当是"形"字之误，读为"形伤于味"，是上"味伤形"的互文。这样，才合乎文章的逻辑性了。

（1963 年 10 月写于湖北省中医学院内经教研组）

读《内经摘误补正》一书后的几点意见

——给黑龙江省祖国医药研究所高式国老先生的一封信

高老：

顷读大作《内经摘误补正》一书后，获益良多，不仅在学术上受益不浅，且在精神上亦受到莫大的鼓舞，您以七十的高龄，犹孜孜不倦地钻研和整理祖国医学，实值得我们中年一代钦佩和学习。现将读《内经摘误补正》补正后的几点意见，提出来供作参考。

一

49 面正《风论》“善怒嚇”句说：“怒嚇，或是‘恐嚇’之误”。此话可商。考《广雅·释诂》“汉赫……怒也”条王念孙疏证说：“《素问·风论》‘心风之状，善怒嚇’，嚇与赫通”，是，《太素》卷二十八作“赫”，可证。《方言》卷十二：“汉赫，怒也”，戴震疏证：“《大雅》‘王赫斯怒’，郑笺云：‘赫，怒意也’”。且《庄子·秋水》载“鸱得腐鼠，鹓鶵过之，仰而视之曰：嚇”，释文：“司马云：‘嚇，怒其声’”。是嚇，亦作“怒”解。怒是怒，嚇是怒意或怒声，怒嚇连用，为一“相同联合词”，犹《金匮真言论》中“其病发惊骇”句的“惊骇”之词一样。心主火，为风邪所病，火盛则怒，亦情理之自然，王注不误。

二

61 面正《长刺节论》“……无伤骨肉及皮、皮者道也”一段说：“皮者道也，‘皮’字衍，宜删之，‘者’字宜在上句，应读为‘……无伤骨肉及皮者，道也’。”我认为“道”字亦衍，应是“无伤骨肉及皮者也”。

三

72 面正《调经论》“皮肤不收”句说：“‘不’字衍，宜删之”。考“不”字，不必为衍文，其为发声词，无义。如《尚书·西伯勘黎》：“我生不有命在天”。(《经传释词》卷十小注：“某氏传曰：‘我生有寿命在天’，盖‘不’为发声，不有，‘有’也，与他处‘不’训为弗者不同”)《小尔雅·广训》：“不显，显也”、“不承，承也”等均是其例。这里的“皮肤不收”，即《甲乙经》卷六第三、《太素》卷二十四的“皮肤收”。此与《四气调神大论》的“恶气不发”之句同一文例。

四

74 面正《缪刺论》“按之应手如痛”句说：“如痛，《太素》作‘而痛’为是，宜从之”。考“如”字，可读为“而”，《经传释词》卷七。“如，犹‘而’也”，在古典著作中，常有这种用法，如《难经·十六难》“泄如下重”，即是“泄而下重”、《金匮要略·痉湿暍病脉证第二》“夫痉脉，按之紧如弦”，即是“按之紧而弦”。这里“如痛”，《太素》卷二十三作“而痛”，正说明“如”字可读为“而”。不必将“如”字改为“而”字。

五

109 面正《经脉》“下廉三寸而别”句说：“下廉，应作‘下陵’”。可商。考足阳明经的这条支线，正从“足三里”处别出，“下陵”既“在膝下三寸处，即‘足三里’”，如作“下陵三寸”，于文理上殊觉不顺。《甲乙经》卷二第一上篇载此句，作“下膝三寸而别”。下膝三寸，正“足三里”处，是“廉”，乃“膝”字之误而非“陵”字之误。宜从《甲乙经》卷二第一上篇改作“膝”。

六

113 面正《经筋》“上循骭，结于□”句说：“□，原阙，《类经》作‘膝’，……宜从而补之”。此《类经》盖本诸《甲乙经》卷二第六、《太素》卷十三。应将《类经》之书，改为《甲乙经》、《太素》为妥。

七

131 面正《杂病》“悲以喜怒”（此句从《厥病》中移来）句说：“悲以喜恐，应作‘悲已善恐’……‘以’、‘已’误于音，‘喜’、‘善’误于形也。宜正之”。考此句不必有误，盖以、已字同，《经传释词》卷一：“郑注《礼记·檀弓》曰：‘以与已字本同’”；我还认为这里的“以”字，或者当读为“而”，《经传释词》卷一：“以，犹‘而’也”，悲以喜恐，读若“悲而喜恐”。至于本句中的“喜”字，乃“喜好”之“喜”，非“心在志为喜”的情志之喜，《康熙字典》“喜”字下，引《集韵》说：“与憙同，好也”，而“善”字之训，亦为“喜好”，《难经·十六难》滑寿注：“善，犹‘喜好’也”，又日人丹波元胤疏证：“《汉书·沟洫志》曰：‘引洛水至商颜下，岸善崩’，注：师古曰：‘善崩，言憙崩也’”。据上述，喜，同憙，训好；善，训憙，训好，是二字义同，《百病始生》：“在经之时，洒淅喜惊”，《太素》卷二十七，作“善惊”，亦可证。原文不误。

八

138 面正《本藏》“卫气者，所以……司关阖者也”一段说：“司关阖，别本作‘司开阖’，盖谓卫气司皮肤之启闭也。宜从之”。我认为，司关阖，司开阖，这二者尚不知孰是，有待研究，未可遽改。其实，以卫气之卫外御邪的作用来讲，“开”字似还不如“关”字义长。

九

158面正《九针论》“病生于咽喝”句说：“咽喝，《类经》作‘咽嗌’为是，宜从之”。此《类经》盖本诸《血气形志篇》。应将所引《类经》之书，改作《素问·血气形志》为好。

十

同上面正同上篇“病喜怒”句说：“喜怒，马元台谓应作‘善怒’。……宜从之，作‘善怒’”。按：“喜”、“善”二字同训，已见上述第七项中，不再赘述。

另外，记忆中偶尔想到的有关《内经》脱误之文而《内经摘误补正》没有提到的几点，也把它写在下面：

（1）《风论》：“肾风之状……诊在肌上，其色黑”。肌，当为“颐”字之误，《太素》卷二十八作“颐”，是。《刺热论》中“肾热病者，颐先赤”，亦可旁证。

（2）《痿论》：“肺者，藏之长也，为心之盖也……故曰五藏因肺热焦叶，发为痿躄，此之谓也”。本篇原文为五藏之痿平列，未曾专重于肺，其“故曰五藏因肺热叶焦”和“此之谓也”二句为衍文，《甲乙经》卷十第四，无此二句，可证。

（3）《痿论》：“居处相湿”。考“相”字有误，《甲乙经》卷十第四，作“居处伤湿”，是。应据以改正。

（4）《天元纪大论》：“天有阴阳，地亦有阴阳，木火土金水火，地之阴阳也，生长化收藏，故阳中有阴，阴中有阳”。其中“木火土金水火，地之阴阳也，生长化收藏”等十六字，涉上文衍，宜删。

（5）《至真要大论》：“燥淫于内，治以苦温”。考“苦”字，当是“酸”字之误，《六元正纪大论》中甲、丙、戊、庚、壬的子、午之岁，均作“下酸温”（甲子甲午之岁，作“下酸热”，其“热”字误，“酸”字不误），可证。且燥属金，主秋收，《藏气法时论》：“肺欲收急食酸以收之”，与此正合。

（6）《本输》：“少阳属肾，肾上连肺，故将两藏”。少阳，《甲乙经》卷一第三、《太素》卷十一，均作“少阴”，且《甲乙经》卷一第三中“肾”字不重，止作“上连肺”，是。应据以改正，作“少阴属肾，上连肺，故将两藏”。

（7）《邪气藏府病形》：“调其脉之缓急大小滑濇而病变定矣”。考《脉经》卷四第一“……滑濇”下，有“肉之坚脆”四字，是，盖下文乃论脉象和尺肤二者的相应情况，应据补。

（8）《本神》：“肺气虚则鼻塞不利少气”。考《太素》卷六作“肺气虚则息利少气”、《调经论》作“气……不足则息利少气”，王冰注此又说：“《针经》曰：‘肺气虚则鼻息利少气’”。是“鼻塞不利”四字，当为“息利”二字或“鼻息利”三字之误。应据改。

（9）《营卫生会》：“酒者，熟谷之液也，其气悍以清”。清，乃“滑”字之误。《甲乙经》卷十第十一、《太素》卷十二，均作“其气悍以滑”，可证。

（10）《寒热病》：“腓二，腓者腨也”。此六字，《甲乙经》卷十一第九，止作“腨二”二字，据上下文“伏兔一”、“背三”、“五藏之腧四”、“项五”之例，《甲乙经》是。此“腓者腨也”四字，当为后人注语误入正文，可删。

（11）《本藏》："经脉者，所以行血气而营阴阳、濡筋骨、利关节者也，卫气者，……"。考《云笈七签》卷五十七，引此作"经脉者，所以行血气也。故荣气者，所以通津血、强筋骨、利关窍也；卫气者……"，于义为长，可据改。

（12）《论疾诊尺》："肘后麤以下三四寸热者，肠中有蟲"。"麤"字难通，当有误，《脉经》卷四第一作"廉"，是。应据改。

以上所提，有否不当，特写出以就正于高老。

此致

敬礼！

（李今庸1964年10月15日
自湖北中医学院）

我对《灵枢经》一书中的《经水》、《邪客》两篇的看法

毛主席在《新民主主义论》一书中告诉我们："中国的长期封建社会中，创造了灿烂的古代文化。清理古代文化的发展过程，剔除其封建性的糟粕，吸收其民主性的精华，是发展民族新文化提高民族自信心的必要条件，但是决不能无批判地兼收并蓄。必须对古代封建统治阶级的一切腐朽的东西和古代优秀的人民文化即多少带有民主性和革命性的东西区别开来"。现在本文即根据主席的这一指示原则，提出我对《灵枢》一书中《经水》、《邪客》两篇内容的看法，来和同志们研讨。

《经水》，是《灵枢》的第十二篇；《邪客》，是《灵枢》的第七十一篇。古人在长期的医学活动中，观察到人体内五藏六府十二经脉的相互关系及其各自功用，十二经脉内禀气于五藏六府，五藏六府外濡养于十二经脉；五藏主藏精神而周全性命，六府主化水谷而产生气血，十二经脉主行血气以营运全身，所以《经水篇》说："五藏者，合神气魂魄而藏之；六府者，受谷而行之，受气而扬之；经脉者，受血而营之"。

在五藏六府十二经脉当中，作者一方面指出了心藏为五藏六府的统帅，居于领导地位，主宰着五藏六府的功能活动，受邪就会使五藏六府功能活动发生严重紊乱而导致人体的死亡，所以《邪客篇》说："心者，五藏六府之大主也，精神之所舍也，其藏坚固，邪弗能容也，容之则心伤，心伤则神去，神去则死矣，故诸邪之在于心者，皆在于心之包络"；另一方面论述了胃府为人身气血之化源，胃府在受纳水谷以后，即进行熟腐消化的作用，在这个熟腐消化的过程中，泌糟粕，蒸津液，化其精微，并使精微的不同部分进入不同部位发生不同作用而分为宗气、营气和卫气，以营养着人体五藏六府四肢百骸的活动，所以《邪客篇》说："五谷入于胃也，其糟粕津液宗气分为三隧，故宗气积于胸中，出于喉咙，以贯心脉而行呼吸，营气者，泌其津液，注之于脉，化以为血，以荣四末，内注五藏六府，以应刻数焉，卫气者，出其悍气之慓疾，而先行于四末分肉皮肤之间而不休者也，昼日行于阳，夜行于阴，（这里遗"其入于阴也"五字）常从足少阴之分间行于五藏六府"，同时《经水篇》记载了古人对所谓"八尺之士，皮肉在此"的人体，生则"度量切循"，死则"解剖而视"，和长期医疗实践的观察，发现了人体"藏之坚脆，府之大小，谷之多少，脉之长短，血之清浊，气之多少，十二经之多血少气，与其少血多气，与其皆多血气，与其皆少血气，皆有大数"，在《邪客篇》里，也详细地论述了手三阴经脉屈折出入的具体部位。这些有关人体各藏府经脉的生理活动和解剖位置的阐述，给临床医疗上认识疾病和治疗疾病奠定了一定基础，《经水篇》就是根据十二经脉气血多少的各自特点，指出针灸治疗时，必须知道"足阳明，五藏六府之海也，其脉大，血多气盛热壮，刺此者，不深弗散，不留不泻也。足阳明，刺深六分，留十呼；足太阳，刺五分，留七呼；足少阳，深四分，留五呼；足太阴，深三分，留四呼；足少阴，深二分，留三呼；足厥阴，深一分，留二呼；手之阴阳，其受气之道近，其气之来疾，其刺深者，皆无过二分，其留皆无过一呼，其少长大小肥瘦，以心撩之，命曰法天之常，灸之亦然。灸而过此者，得恶火则骨枯脉濇，刺而过此者，则脱气"。虽然这里所说的针刺深度，留针时间或艾灸壮数，尚没有分别出各个病证和每经的各个穴位的具体

情况，但对各个经脉疾病的针灸治疗则提出了一个有用的原则。

在药物治疗方面，《邪客篇》详细记述了“厥气客于五藏六府，则卫气独卫（营）其外，行于阳不得入于阴，行于阳则阳气盛，阳气盛则阳跻陷（满），不得入于阴（这里遗“则阴气虚”四字），阴（这里遗‘气’字）虚故目不瞑”的“失眠症”，采用“半夏汤”发汗“以通其道，而去其邪”，使“经络大通”而病愈的具体治疗方法。这是古人的实践经验，直到现在，犹在中医临床医疗工作中发挥着它的作用。另外，《邪客篇》还提及了色脉尺肤的诊断和针刺方法。

《灵枢》中《经水》、《邪客》两篇的这些记载，和《灵枢》其他各篇的科学内容一样，在两千多年以来，一直指导着中医临床医疗的活动。它是古人给我们遗留下来的确有实用价值的医学遗产，我们应当把它继承下来，以指导我们临床医疗的实践，并通过临床医疗实践把它丰富起来，加以提高，加以发展，使之发扬光大，更好地为人民的健康事业服务。

但是，由于当时历史条件的限制，作者在唯物主义方面没有彻底化，受到了“天人感应”说的影响，而在《经水》、《邪客》两篇中也记载了一些不切实际的东西，如《经水篇》说：“……此人之所以参天地而应阴阳也，不可不察。足太阳外合清水，内属膀胱，而通水道焉，足少阳外合于渭水，内属于胆；足阳明外合于海水，内属于胃；足太阴外合于湖水，内属于脾；足少阴外合于汝水，内属于肾；足厥阴外合于渑水，内属于肝；手太阳外合淮水，内属小肠，而水道出焉；手少阳外合于漯水，内属于三焦；手阳明外合于江水，内属于大肠；手太阴外合于河水，内属于肺；手少阴外合于济水，内属于心；手心主外合于漳水，内属于心包”，《邪客篇》说：“天圆地方，人头圆足方以应之；天有日月，人有两（眼）目；地有九州，人有九窍；天有风雨，人有喜怒；天有雷电，人有音声；天有四时，人有四肢；天有五音，人有五藏；天有六律，人有六府；天有冬夏，人有寒热；天有十日，人有手十指；辰有十二，人有足十指、茎、垂以应之，女子不足二节以抱人形；天有阴阳，人有夫妻；岁有三百六十五日，人有三百六十（这里遗‘五’字）节；地有高山，人有肩膝；地有深谷，人有腋腘；地有十二经水，人有十二经脉；地有泉脉，人有卫气；地有草蓂，人有毫毛；天有昼夜，人有卧起；天有列星，人有牙齿；地有小山，人有小节；地有山石，人有高骨；地有林木，人有募（膜）筋；地有聚邑，人有䐃肉；岁有十二月，人有十二节；地有四时不生草，人有无子，此人（这里遗‘所以’二字）与天地相应者也”。这些都是毫无实践基础的东西。

本来，古人在长期的生活生产实践中，发现了人的生存，与自然界的阴阳寒暑、四时变化有着密切关系，产生了人体与自然环境是一个统一整体的认识。这是一个很了不起的发现。它给祖国医学奠定了科学的基础，对祖国医学数千年的医疗活动发挥着指导作用。然作者被“人与天地相参”的观念所支配，不恰当地把人体组织的各个部分和天地山川的各个部分套配合一，这是错误的。这种非科学的观点，曾经长期地给学者以坏的影响，妨碍着祖国医学的正常发展。现在在整理祖国医学遗产的今天，我们必须果断地把它加以批判，加以扬弃。

（1964 年 12 月写于湖北中医学院内经教研组）

对《灵枢经校释》中若干问题的看法

——写给天津中医学院的意见稿

天津中医学院：

我对贵院所写的《灵枢经校释》一稿读后，获益匪浅。因限于学术水平加之时间紧促，无法为你们提供较多的有益意见。这里写出几点不很成熟的看法，供作你们参考。

首先，我认为下面几点应该注意着重解决：

(1) 书中有关掩盖阶级矛盾、模糊阶级斗争的内容，如《九针十二原第一》中“余子万民，养百姓，而收其租税，余哀其不给而属有疾病”、《师传第二十九》中“上以治民，下以治身，使百姓无病，上下和亲，德泽下流，子孙无忧”等，是否应在“按”下指出。

(2) 书中有关人身比附天地、有些脱离实际的内容，如《经水第十二》中“足太阳外合清水，内属膀胱，而通水道焉——手心主外合于漳水，内属于心包”，《邪客第七十一》中“天圆地方，人头圆足方以应之——地有四时不生草木，人有无子。此人与天地相应者也”等是否亦应当在“按”下指出。

(3) 稿中有些内容，对经文只作了一些文字校勘，而忽视了释义，另有些内容，则对经文只作了症状的说明，而忽视了对病机的阐释，前者如对《九针论第七十八》中“足阳明太阴为表里——是谓手之阴阳也”等，后者如对《五色第四十九》中“赤色出两颧，大如拇指者，病虽小愈，必卒死”等。

其次，对于稿中一些具体问题，由于稿中页码不统一，现只有根据篇名及各篇中所标页码和行数把它写在下面：

(1)《灵枢经校释序例》第1页里，摘录了《灵枢》各篇中有关“四时”的条文，就仅从这些条文的“四时”次序中得出结论说“凡言‘夏秋冬夏’，就是属于较早时期（指西周末叶）；凡言‘春夏秋冬’，就是属于较晚时间（按：指战国时候或秦代前后）”。未必然。我认为，《灵枢》中凡言“春秋冬夏”，可能是因为文章中的声韵关系，凡言“春夏秋冬”，则可能是四时阴阳的医学理论不容混杂的关系，因为北魏贾思勰所著《齐民要术》卷七里也有“春秋冬夏，四时皆得”之句，决不能说《齐民要术·七·笨麹饼酒第六十六》这一篇也是西周末叶的作品。

(2)《灵枢经校释序例》第3页说：“……但，仅以《隋志》未曾著录《灵枢》，就说《灵枢》之名自王冰始，而推论《灵枢》就是王冰伪撰。像这样说，那么《甲乙》卷二少阴终候条引了《灵枢》，能够说皇甫谧所处的年代晚于王冰吗？能够说《甲乙》引《灵枢》的话是王冰写入的吗？如果据此以论《灵枢》的真伪，那真是‘妄臆度之’了”。我认为，有人仅以《隋志》未曾著录《灵枢》，就说《灵枢》之名自王冰始，而推论《灵枢》就是王冰伪撰，固然有些荒谬，但仅就《甲乙》卷二少阴终候条有了《灵枢》之文，就肯定《灵枢》早于《甲乙》，也未必完全妥当。因为现存《甲乙》中确有宋代林亿等的校注混入正文。如果仅就《甲乙》中曾载有他的一两条文字，就不加详考地肯定《甲乙》为晚，也是会有问题的，如《甲乙》卷一第五曾载有“杨上善云：心藏言神有八变，后四藏但言藏变不言神变者，以神为魂魄意志之主，言其神变则四藏可知，故略而不言也”（1962年刘衡如校勘本才将此段文字用括号标出以表示为注文）之文，能据此就说杨上善所处的年代更早于皇甫谧吗？当然不能。

（3）《九针十二原第一》第9页后10～11行："与半篇同"。半，当为"本"字之误，应改。

（4）《本输第二》第37页前11～12行："缺盆以下至髑骬长九寸"。髑骬，字误，当改作"髑骭"。

（5）《本输第二》第41页前末行至后1行：杨上善曰：'膀胱盛尿，故曰津液之府也'"。把膀胱为"津液之府"只释之曰"盛尿"，不妥。膀胱中所藏之津液，不能完全说成是无益于人体的尿，它有一部分还将化气上升的。《诸病源候论·小便病诸候·遗尿候》说："小便者，水液之余也，从膀胱入于胞为小便"。这说明膀胱所藏津液的多余部分，入于胞才成为尿，而藏于膀胱中的津液仍然还是有益于人体的。

（6）《本输第二》第41页后4～7行："杨上善曰：'……肾受肺气，肾病有二，将为两藏，《八十一难》曰，五藏亦有六者，谓肾有两藏也'。按"杨说甚是"。我认为杨注不妥。本来，肾藏是有两枚，然以肾有两枚即为两藏，则整个《内经》无此说，只是从东汉年代的作品《难经》以"左肾为肾，右肾为命门"才开始的，因而，它不足以释本篇之义，且如杨说则文字亦较难通顺。考本节原文，据《甲乙》卷一第三应作"少阴属肾，上连肺，故将两藏"。故，是一个承接释词，犹今之"所以"一词；将，行也，见《广雅·释诂》。这明明是说：少阴经脉归属于肾而上连于肺，所以它的经气行于肾、肺两藏。这从《素问·水热穴论篇第六十一》中"少阴者，冬脉也，故其本在肾，其末在肺"之文，亦可得到理解。当然，我从本节中叙述"五藏合"的文例看，还怀疑这三句为他篇之文错简于此。

（7）《本输第二》第41页后15行至第42页前1行："按：《素问》王注引《灵枢》'属膀胱，是孤之府也'作'膀胱是孤府'，系句于'将两藏'下。极是。后人仅知'肾合膀胱'，而略其'连肺'之义，遂以孤府为不可解，而增'属'字，竄易于三焦文后，而说遂分歧"。此说可商。我认为《灵枢》原文是，非后人"增字"、"竄易"，而是王注引文有误。这里姑且不受"连肺"之文是否原为本节内容，仅就"连肺"意义来讲，也只是少阴经脉而非肾藏本身。当然，少阴经脉属肾，其连肺也可以笼统说是肾藏连肺，但是，决不能说肾藏因为连肺就不再合膀胱了而使膀胱成为"孤府"。考三焦，在《经脉第十》里虽然与包络有经脉互络，构成了阴阳表里关系，在《经别第十一》里其经别——手少阳之正虽然与包络的经别——手心主之正有别脉互络，构成了经脉的"第五合"，但是，包络在部位上为心之宫城，在功能上为"臣使之官"代心行令，它没有独立的功用，一般不称其为藏，故说"三焦是孤府"。至于所谓"属膀胱"，则是三焦化气行水而膀胱为水府之故。

（8）《小针解第三》第45页前6～7行："按：九针十二原'以'作'而'。针灸问对、针灸大成引并同。应据改，俾前后一致"。考《经传释词》卷一说："以，犹'而'也"，是"以"可读为"而"，不必改。

（9）《邪气藏府病形第四》第52页前末行至后2行："胡本、能本、周本、统本、金陵本、藏本、张注本'己'并作'以'。按：《素问·五藏生成》王注引'己'作'以'，与各本合"。考"以"通"已"，《礼记·檀弓》"其"字，"以，已字"，又："'以'与'已'字本同"。

（10）《邪气藏府病形第四》第52页后13～14行："马莳曰：'溜'，當作'流'，下文"溜于经'亦同"。考《仓颉篇》卷下说："溜，谓水垂下也"。水垂下，有"流"义，故"溜"可通"流"。

（11）《邪气藏府病形第四》第53页前13行："曰刻本……"。"曰"字误，当改为"日"。

（12）《邪气藏府病形第四》第53页后9～10行："按：'若'有'与'字之义，与上'及'字。义同文异"。我认为在古籍上"若"字虽有"与"字之义，但在这里的"若"字则应读"或"字，《经传释词》卷七"若，犹'或'也"是。下文"若有所大怒"、"若醉入房"、"若入房过度”等“若”字均同。

（13）《邪气藏府病形第四》第54页后13～14行：“按：‘则’字衍，此由后人人以‘则’释‘其’，混入正文”。不妥。考经文之句如“则其藏气实”。如“则”为“其”之释文，似不应在“其”字之上，而应在“其”字之下。我认为“其”乃“则”之释文混入了正文，“则”则读为“其”。1954年12月印《古今医统正脉》全书本无“其”字，止作“则藏气实”可证。《经传释词》卷八：“则，犹‘其’也”。

（14）《邪气藏府病形第四》第66页后3行：“太素‘呕’作‘欧’”。考“欧”通“呕”，《说文解字·欠部》说：“欧，吐也”，徐灏笺：“字又作‘呕’，《释名》曰：‘呕，伛也，将有所吐，脊曲伛也’”。

（15）《邪气藏府病形第四》第66页后12～15行“太素‘应善痠’作‘能喜酸’。脉经、千金‘善’并作‘喜’。杨上善曰：‘其脉下虚，不胜上实，金实遂欲尅木为味，故喜酸也，酸，木味也’”。《太素》原文似是而杨注恐非。考：①“善”、“喜”二字古通，《汉书·沟洫志第九》：“于是为发卒万人穿渠，自徵引洛水至商颜下，岸善崩”，颜师古注：“善崩，犹‘憙崩’也”。《字彙·心部》：“憙，同‘喜’”；②“痠”，“酸”古亦通，《释名·释疾病第二十六》说：“酸，逊也，逊遁在后也，言脚疼力少行遁在后以逊遁者也”，《广雅·释诂》说：“痠，痛也”，王念孙疏证：“痠者……字通作酸”；③应，虽可训“当”，但不如《太素》作“能”字义长，《辞海·肉部》应改引《荀子》之注文说：“能，犹‘为’也”。是肺脉微濇，乃血气凝瘀于上，为鼠瘘在颈支（疑为“及”字之误）腋之间，血气凝瘀于上而不行于下，则下不胜其上，其为喜好酸痛之证。

（16）《邪气藏府病形第四》第69页前1行：“统本、黄校本‘厥’并作‘瘚’”。考：瘚，通“厥”，《说文解字·疒部》说：“瘚，逆气也”。徐灏笺：“医家通用‘厥’”，《古代疾病名候疏义·广雅病疏》亦谓“厥与瘚同”。

（17）《邪气藏府病形第四》第69页后13行：“广腹脱出”。腹，乃“肠”字之误，《太素·五藏脉诊》杨注原作“肠”，当改。

（18）《邪气藏府病形第四》第71页前14行：“太素‘小’作‘少’”。考：“少”、“小”二字通，《释名·释形体第八》说：“自脐以下曰水腹，水汋所聚也，又曰少腹。少，小也，比于脐以上为小也。”

（19）《邪气藏府病形第四》第73页前末行：“千金‘中’作‘淂’”。考：中，读“得”字，《仓颉篇》卷中说：“中，得也”，可证。

（20）《邪气藏府病形第四》第80页后12行：“张注本‘即’作‘则’”。考“即”通“则”，《广雅·释言》说：“则，即也”，《经传释词》卷八说：“即与则古字通。”

（21）《根结第五》第6页前14行：“房注：‘隔，在脾土也’”。土，乃“上”字之误，《管子·水地第三十九》房注原作“上”，当改。

（22）《根结第五》第9页后5～8行：“杨上善曰：‘五十动者，肾藏第一，肝藏第二，脾藏第三，心藏第四，肺藏第五，五藏各为十动，故曰从脉。十动以下，次第至肾，满五十动，即五藏皆受于气也”。此杨氏据《难经·十一难》之意以释本节，不妥。考《难经·十一难》所载，纯属推理文字，毫无实际意义《难经经释》、《难经集注笺正》等书已斥其非，可见杨氏此注不足为训。

（23）《寿夭刚柔第六》第20页后15行：“……骨小肉充，臣胜君者也，故当夭”。此张介宾“君君、臣臣、父父、子子”的儒家伦理思想的反映，是封建唯心的东西，与实际无补。

（24）《寿夭刚柔第六》第22页前14～15行：“……营卫生会篇云：‘营气化血，以奉生身’”。考《营卫生会第十八》中无此文，而作“中焦亦并胃中，出上焦之后，此所受气者，泌糟粕，蒸津液，化其精微，上注于肺脉，乃化而为血，以奉生身，莫贵于此，故独得行于经隧，命曰营气”。这里马莳引文有误，应指出。

(25)《寿夭刚柔第六》第23页前7行：“甲乙‘以’作‘用’”。考：《经传释词》卷一说：“‘以’、‘用’一声之转”，故二字可通，《小尔雅·广诂第一》说：“以，用也”，《仓颉篇》卷中说：“用，以也”。

(26)《官针第七》第29页前10~11行：“胡本、能本、周本、藏本、日刻本、张注本‘日’并作‘以’按：甲乙作‘以’，与各本合”。考：作“以”是。以，古作“目”。“目”、“日”形近致误。

(27)《本神第八》第38页前10行：“甲乙‘所’作‘可’”。考：“所”、“可”二字可互训《经传释词》卷九说：“‘所’与‘可’同义，故或谓‘可’为‘所’，或谓‘所’为‘可’”。

(28)《本神第八》第39页后末行“……或类彭年，长生久视也”下，应加“视，活也。见《吕氏春秋·孟春纪·重已》高绣注。”

(29)《本神第八》第39页后11行：“按：‘惮散’谓过喜。‘惮’为‘啴’之借字。《说文·口部》：‘啴，一曰喜也’，‘散’有不拘检之义，见《荀子·修身篇》杨注：‘惮散’连文，言过喜不知检束，故血气离守”。可商，这里的“惮”字，如谓为“啴之借字”，而“惮散”训为过“喜”，则与上“喜乐者”连续似嫌义复。考：“惮”，通“瘅”。《尔雅·释诂》说：“瘅，劳也”，是其义。

(30)《终始第九》第51页后9行：“甲乙‘调’作‘和’、‘而’作‘乃’”。考《广雅·释诂》说：“调，和也”，《礼记·檀弓下》郑注说：“而，犹‘乃’也”。是“调”可训“和”而“而”可读“乃”。

(31)《终始第九》第56页后5~6行：“太素‘紧’作‘坚’”。考：“紧”、“坚”二字声近义同，《说文·臤部》说：“紧，缠丝急也”，段玉裁注：“紧急双声，此字别作‘絚’，”《广雅·释诂》“掔，坚也”条下王念孙《广雅疏证》：“坚、絚……声近而义同”。

(32)《终始第九》第58页后1行：“杨上善曰：‘分肉，谓䐃肉分间也’”。分肉，释为“䐃肉分间”，似嫌太窄，据前后文“毫毛”、“皮肤”、“筋骨”均未限于人身一处，此分肉亦当指全身肌肉之分间，不当只限于䐃肉。疑“䐃”乃“䐃”字之误。

(33)《经脉第十》第1页后15行：“故易曰：‘天一生水’”。考《周易》经、传均无此文，唯其《系辞》“有天一地二，天三地四，天五地六，天七地八，天九地十”之句，绝不见“生水”之说。此张介实引文有误，当指出。

(34)《经脉第十》第2页后13~14行：“气虚则有背痛㉚，寒少㉛，气不足以息㉜……”。断句不妥。“寒”字可释为证状，不能解成病因。且据《灵枢识》卷二谓上文“风寒汗出中风”六字为衍文，此“寒”字亦当为衍文，而“少”字连下句读作“少气不足以息”为是。

(35)《经脉第十》第4页前末行：十二经皆有‘是动’‘所生病’，《难经》以气、血二字释之，后人不得其解，反以为非。泉谓荣行脉中，卫行脉外，此经以脉为主，自当兼荣卫言。‘是动’者，卫也，卫主气，故以‘气’字释‘是动’。又同页后17~18行：“‘所生病’者，荣也，荣主血，故以血字释‘所生病’”。此莫文泉《研经言》卷二之说可商。莫氏已见《难经》以气血释“是动”、“所生病”于理难通，又给《难经》注解而谓其气血是指荣卫，这同样不恰当，只要查阅一下十二经的病候就可明知其非。按照莫氏的说法，则《素问·阴阳应象大论篇第五》的“肝……在变动为握”，“心……在变动为忧”，“脾……在变动为哕”，“肺……在变动为咳”，“肾……在变动为慄”，《素问·刺禁论篇第五十二》的“刺中心，一日死，其动为噫”，“刺中肝，五日死，其动为语”，“刺中肾，六日死，其动为嚏”，“刺中肺，三日死，其动为咳”，“刺中脾，十日死，其动为吞”，“刺中胆，一日半死，其动为呕”等，都只是病于“卫”了；《素问·通评虚实论篇第二十八》的“黄疸、暴痛、癫狂，久逆之所生也”，“五藏不平，六府闭塞之所生也”，“头痛耳鸣，九窍不利，肠胃之所生也”等，都只是病于“荣”了。按照莫氏的说法，《灵枢·四时气第十九》说：“百病之起，皆有所生”，就是百病的发生皆有“荣”了；《灵枢·终始第九》说：“……必先通十二经脉之所生病，而后可得传于终始矣”，就是只通十二经脉之“荣”，而后就可得传于终始，不必穷阴阳之气了。这显然不是。我不知道莫氏怎样以“荣”这一个东西来具体解释其大肠“主津所生病”，胃“主血所生病”，小肠“主液所生病”，膀胱“主筋所生病”，“三焦主气所生病”，胆“主骨所生病”等文。

(36)《经脉第十》第7页11~12行：“普济方‘臑外’作‘臑内’”。考大肠手阳明之脉，属阳，不应行于臑内。《普济方》作“臑内”误。

(37)《经脉第十》第8页前8行：“《素问·缪刺论》王注：‘肺’作‘脉’”。考后《九针论第七十八》说：“手阳明太阴为表里”，上肺手太阴之脉终大肠，此大肠手阳明之脉络“肺”是，王注引文作“脉”为误。

(38)《经脉第十》第9页前10~13行：“杨上善曰：《八十一难》云，邪在血，血为所生病，血主濡之也，是为血及津液皆为濡也。津，汗也。以下所生之病，皆是血之津汗所生病也”。汗，疑为“汁”字之误，《仓颉篇》卷下说：“津，汁也”可证。然杨氏于此节引《难经·二十二难》所载谬误的“血为所生病”之义为注，殊觉欠妥。

(39)《经脉第十》第13页前15~16行：“医统引‘内’作‘外’。汪琥曰：伤寒辨证广注第一：‘内’字当作‘外’”。考《甲乙经》卷三第三十三说：“胃出厉兑，厉兑者，金也。在足大指次指之端，去爪甲角如韭叶，足阳明脉之所出也，为井……；内庭者，水也。在足大指次指外间陷谷中，足阳明脉之所留也，为荥”。据此，则当作“大指次指外间”，然大指次指外间亦即“中指内间”，故作“外”字者非此作“中指内间”，实较作“中指外间”者为是；且如作中指外间，还与“下膝三寸而别，下入中指外间”的支脉相复。

(40)《经脉第十》第14页后7行：“金陵本、藏本、日刻本、黄校本‘闭’并作‘闭’”。閇，俗“闭”字，见《玉篇·门部》。

(41)《经脉第十》第18页前1~7行：“按：据王注文中，则此似作‘其支别者，复从胃，别上膈，注心中，其直行者，上膈挟咽，连舌本，散舌下”。如王注是脾之络脉系于舌根，则无以交于手少阴矣，似不恰合。细究之，‘上膈，挟咽，连舌本，散舌下’是一支；此节原脱‘其支者’三字，以致不清，汪琥谓‘络胃’下，当有‘其支者’三字。“复从胃别上膈，注心中‘又是一支’”。考本节经文“络胃”句下加“其支者”三字未必是。我认为应据《素问·刺热篇第三十二》王注加“其直行者”四字为当。王注“其直行者……”一段，虽在“注心中”句下，然王氏是因阐释“脾热病”的“烦心”、“欲呕”而意在说明脾脉有此两条，不必是照引本节原文，故不宜据云以为“此似作‘其支别者……”而就斥其“无以交于手少阴矣，似不恰当。”

(42)《经脉第十》第18页前16行：“《素问·四时刺逆从论》王注‘注’作‘疰’”。考：在疾病上“注”、“疰”二字可通，此乃经脉气血流注，作“注”字是。“疰”乃篆文字形相近而误。

(43)《经脉第十》第20页后8行：“《千金方》卷十三‘下膈’作‘上膈’”。考心居膈上，心手少阴之脉，起于心中，出属心系，自当“下”膈而络于小肠。《千金方》作“上膈”非是。

(44)《经脉第十》第21页后7~8行：“《图经》、《针经节要》‘为’并作‘谓’”。考：谓，犹‘为’也。见《经传释词》卷二。

(45)《经脉第十》第23页后15行：“张介宾曰：‘目下为𩓞’”。考《广雅·释亲》：“顴，颛也”王念孙《广雅·疏证》谓颧“通作权”。颜师古注《急就篇》卷三说：“颛，两颊之权也”。是颛可训“颧”无疑。本脉正是行至颧部与手少阳经等脉合于颧髎穴。张介宾泛指目下，似嫌未妥，至少亦嫌其笼统。

（46）《经脉第十》第29页后15～16行：“《素问·刺禁论》王注作‘络肺’。按：《图经》注曰，膀胱为肾之雄，故脉络膀胱。则王冰所作‘络肺’似非是。疑王氏涉下‘入肺中’致误”。考《素问·刺禁论篇第五十二》王注作“络肺”不误。蓋王氏彼注非引本节之文，而是据《素问·热论篇第三十一》“少阴脉贯肾，络于肺，系舌本”之文而注。

（47）《经脉第十》第30页前5～8行：“滑寿曰：‘其直行者，从肓俞属肾处上行，循商曲、石关、阴都、通谷诸穴贯肝上，循幽门上膈，历步廊，入肺中，循神封、灵墟、神藏、彧中、俞府而上循喉咙，并人迎，挟舌本而终也”。不妥。滑氏把这一条脉弄得忽而内腔，忽而体表，出出进进，似无此理。考本节原文作“其直者，从肾上贯肝膈，入肺中，循喉咙，挟舌本”。是这一条直行之脉，从肾发出后，在内腔行走，贯肝，上膈，入肺，循喉咙直到舌根旁边，毫无外走体表痕迹。至于本经循行于胸部体表之脉，当来自腹部而上者，惜循行于腹部的本经部分，稿中无说明，我疑“络膀胱”句下，当脱“其支者，从脊……”一段。

（48）《经脉第十》第30页后6～7行：“杨上善曰：‘唾为肾液，少阴入肺故少阴病热，咳而唾血’”。这里杨氏把一“唾”字，既释为名词，又释为动词，未妥。考本节原文，作“咳唾则有血”，是谓咳嗽唾出即带有血液，殆即现代一般所谓之“咯血”是也。不必牵扯到后《九针论第七十八》中“肾主唾”之“唾”字为释，杨注“唾为肾液”一句可删。

（49）《经脉第十》第30页后9～10行：“《太素》、《圣济总录》‘而’并作‘如’”。考：如，读作“而”。“如”读为“而”，古书例甚多，《金匮要略·痉湿暍病脉证治第二》中“夫痉脉，按之紧如弦”，即“按之紧而弦”也。《经传释词》卷七说：“如，犹‘而’也”可证。

（50）《经脉第十》第30页后11～12行：“杨上善曰：“‘虽唾，喉中不尽，故呼吸有声，又如喘也’”。杨氏训“如”为“似”，不妥。喝喝如喘，即是“喝喝而喘”。所谓“喝喝而喘”，乃形容病人喘气有声，非不喘而似喘之谓。

（51）《经脉第十》第36页后8～9行：“《脉经》、《甲乙》、《千金》、《圣济总录》‘颊’并作‘额’。按：是经从耳上角以下行至颛，不及于额，作‘额’非是”。考《针灸大成》卷七说：“阳白：眉上一寸直瞳子，手足阳明、少阳、阳维五脉之会”。是本脉正从耳上角前行至额，与手足阳明、足少阳、阳维会于阳白穴，《十四经发挥·手少阳三焦经之图》所画的循行路线是如此，《经络之研究》所载日人实验结果的走向也是如此。因此，“额”字是，作“颊”似误。

（52）《经脉第十》第39页前1～3行：“《五藏生成篇》王注：‘下大迎’作‘下颧’。按：上言‘别目锐眦’，下言‘抵于颛下’，则在目之下，颛之上者，作‘下颧’正合，王注所引是”。考《素问·五藏生成篇第十》王注文曰：“别目锐眦，下颧，加颊车”，是本节“下大迎，合于手少阳，抵于颛下”十二字，王注作“下颧”二字，稿中把本节的“下大迎”三字来当王注的“下颧”二字，遂有“上言‘别目锐眦’、下言‘抵于颛下’”之说，并从而导出“颧”在“目之下”、“颛之上”的错误解释。颛，即训“颧”，已辨见前第44项。

（53）《经脉第十》第44页后末行：“《太素》、《脉经》、《千金》‘瘄’并作‘颓’，《甲乙》作‘癞’”。考：“瘄”、“颓”、“癞”三字并同，见《古代疾病名候疏义·释名病疏》“阴肿曰隤，气下隤也。又曰疝，亦言诜也，诜诜引小腹急痛也”条。

（54）《经脉第十》第47页前10～11行：“《难经》、《脉经》、《甲乙》、《千金》、《太平圣惠方》‘唇舌者’并作‘口唇者’”。考：《素问·阴阳应象大论篇第五》说：“心主舌……，脾主口”，足太阴经属脾，本节乃论述足太阴气绝的证候，自应作“口唇者”三字为是。

（55）《经脉第十》第52页前11行：“太素‘也’作‘耶’”。考《素问·上古天真论篇第一》说："人将（按：此二字误倒）失之耶"，《备急千金要方》卷二十七第一引作"将人失之也"，是"也"字可训为"耶"，《经传积词》卷四说："也，犹'邪'也"，（耶，即"邪"之俗字，见《新编正误·是注玉篇广韵指南》）可证。

（56）《经脉第十》第53页前14行："《太素》……'闷'作'悗'"。考"悗"、"闷"字同，中医学院试用教材重订本《内经讲义》第332面说："悗，音义同'闷'"，可证。

（57）《经脉第十》第53页后6行："十二经脉，督脉及任脉、卫脉……"。卫，乃"衝"之误，《太素》卷九杨注原作"衝"，当改。

（58）《经脉第十》第53页后16~17行："《太素》卷九十五络脉，《千金》卷十七第一'腕上'并作'掖下'"。考《甲乙经》卷三第二十四说："列缺，手太阳之络，去腕上一寸五分，别走阳明者"《针灸大成》卷六说："列缺，手太阳络，别走阳明，去腕，侧上一寸五分，以两手交义食指尽处两筋骨罅中"。是列缺正在"腕上"，《太素》、《千金》作"掖下"非。

（59）《经脉第十》第54页前15~16行："甲乙'半寸'作'一寸'（按：见《甲乙》卷二第一下），卷三手太阴二十四又作'一寸五分'"。我认为作"一寸五分"者是，《甲乙》卷二第一下作一寸乃脱落"五分"二字，本节作半寸乃"寸半"二字之误倒。

（60）《经脉第十》第55页前7~8行："《千金》卷十三'二寸'作'五寸'，卷二十九第一又作'二寸'，校注云：外台作'五寸'"。考《甲乙经》卷三第二十五说："内关，手心主络，在掌后去腕二寸别走少阳"，是内关正在去腕"二寸"之处，《千金》卷十三及卷二十九第一校注引《外台》作"五寸"非。

（61）《经脉第十》等58页前5行："《太素·量缪刺》篇杨注'厥阴'作'少阴'"。考《太素·量缪刺》杨注，在"邪客于足少阳之络，令人留于枢中痛，髀不举，……"一段下虽载"足少阳光明之络，去踝五寸，别走少阴"，但在前"邪客于足少阳之络，令人胁痛汗出……"一段下则为"足少阳光明之络，去足踝五寸，别走厥阴"。是"少"乃"厥"字之误，甚为明了。

（62）《经脉第十》第61页前14行："张注本'腋'作'液'。太素'渊腋'作'泉掖'"。考：泉掖，即是"渊腋"。《太素·阴阳合》萧延平注：景·《灵枢》作"丙"，唐人避太祖讳"丙"为"景"、犹讳"渊"为"泉"也，是经文本作"渊"《太素》作"泉"者，乃杨氏避唐高祖李渊之所谓'御讳'而改；至于"掖"、"腋"二字，《说文解字·手部》说："掖，以手持人臂也，从手、夜声、亦曰臂下也。"段玉裁注："俗亦作腋"，是"腋"乃"掖"之俗体字，掖为正而腋为俗，故二字于义本同。唯张注本作"液"似非。

（63）《经别第十一》第66页后8行："日抄本'脾'作'髀'"。考《说文解字·骨部》说："髀，股也"。是髀乃下肢的上端部分。足阳明之正，既从髀入于腹里属胃、自应散之"脾"而不当又折至下肢的"髀"，观下"上通于心"一句尤可明白。日抄本作"髀"，乃二字形近致误。

（64）《经别第十一》第66页后13~16行：周本'頞'作'额'。……按：'頞'即'额'字。'頞䪼'二字同义，"广雅释亲"：'頞，䪼也'，说文：'䪼，头頡䪼也'，引申有头盖之义"。据此，则"頞䪼"即为"头额"，不妥。考《说文解字·页部》说："頞，鼻茎也"，《释名·释形体第八》说："頞，鞍也，偃折如鞍也"，是頞乃偃折如鞍的"鼻茎"；《说文解字·页部》说："额，顙也"，《释名·释形体第八》："额，鄂也，有垠鄂也"，《方言》卷十说："额，顙也"，戴震《方言疏证》说："额，额同"，且引沈彤《释骨》说："横在发际前者曰额"，是额乃横在发际前的"顙部"。二者部位各异，不得混同，稿中谓"'頞'即'额'字"，非是。至于这里的"䪼"，《广雅·释亲》说："頞，䪼也"，王念孙《广雅疏证》说："頞为鼻䪼之䪼，䪼通作准"，且引郑注《易乾崟度》说："准在鼻上而高颢"，是䪼乃"鼻头"，不得引《说文解字·页部》中“颵，头颉颵也”之义以为训。盖《说文》的“头颉颵”，乃言“项部直曲”非谓人体部位，不得引申为头盖；且足阳明之正，上鼻茎后，便繋目而合于本经，亦不必牵扯到头盖。

（65）《经水第十二》第70页3行：“夫十二经水至相应奈何”，应改作“‘夫十二经水者’至‘相应奈何’”。

（66）《经水第十二》第70页后4行：“日刻本‘固’作‘同’”。按：作“同”是。“不同”。与下“不等”为对文。“固”字非，乃形近致误而然。

（67）《经筋第十三》第83页4～5行：“膝下六寸起肉曰伏兔”。下，乃“上”字之误。《甲乙经》卷三第三十三说：“伏兔，在膝上六寸起肉间足阳明脉气所发”，可证。

（68）《经筋第十三》第85页7行：“甲乙‘邪’作‘斜’”。考《玉篇·斗部》说：“斜，不正也”。《尚书·大禹谟》说：“去邪无疑”，其“邪”字亦为“不正”，故二字可通。

（69）《营气第十六》第110页前10～15行：“杨上善曰：‘逆顺者，在手循阴而出，循阳而入；在足循阴而入，循阳而出，此为营气行，逆顺常也’。马莳曰：‘或逆数，或顺数，皆合常脉，其运行之次，无相失也’。廖平营卫运行考：‘阳卫顺行，阴营逆行，经详顺畧逆，由此颠倒之即得’”。杨、马、廖诸家之释，均属望文生义，非是。考“逆顺”连文，重在“顺”字，乃双义仄用之法，犹急切需要之谓“缓急”一样。逆顺之常，言其上述乃营气顺行之常。

（70）《营卫生会第十八》第121页后7行：“甲乙‘衰’作‘减’”。考：《素问·热论篇第三十一》说：“十日，大阴病衰，腹减如故则思饮食”，言太阴病衰则腹满候减，是衰即有“减”意。《素问·刺疟篇第三十六》亦载有“一刺则衰、二刺则知、三刺则已”，所谓“一刺则衰”，就是针治一次则疟病即见减轻，故“衰”、“减”二字义同。

（71）《营卫生会第十八》第121页后13行：“周本‘瞑’作‘眠’”。考《方言》卷十戴震《方言疏证》说：“瞑、眠，古字同”。

（72）《营卫生会第十八》第126页后14行：“《素问》王注‘成’作‘盛’”。考《素问·脉要精微论篇第十七》说：“脉风成为疠”，王冰注《素问·风论篇第四十二》引作“脉风盛为癘”，是“成”通“盛”，《释名·释言语第十二》说：“成，盛也”。

（73）《四时气第十九》第128页后10行：“太素‘腧’作‘输’，甲乙作‘俞’”。考“腧”、“输”、“俞”三字可通，见《灵枢·本输第二》马莳注。

（74）《四时气第十九》第129页后13行：“太素‘治’作‘理’”。考经文本作“治”，《太素·杂刺》作“理”者，乃杨氏避唐高宗李治之所谓御讳而改，《太素·营卫气》杨注引《难经·三十一难》“其治在膻中”，“其治在脐旁”，“其治在脐下一寸”的“治”字均作“理”，可证。“理”、“治”二字通，《广雅·释诂》说：“理，治也”。

（75）《四时气第十九》第134页前4～5行，对“澹澹”一词，引《广雅·释诂》“澹，静也”为释，不妥。盖胆府既然病“恐，如人将捕之”，其心中自不能安然以静。考《说文解字·水部》说：“澹，水摇也”，段玉裁注说：“此当依东京高唐赋注作‘澹澹，水摇皃也’”，摇可训“动”，《说文解字·水部》又说：“摇，动也”。是澹澹乃形容水动之象，这是引申为“心动”，即《伤寒论·少阳篇》中“吐下则悸而惊”的“悸”，亦即一般之所谓“心跳”。

（76）《四时气第十九》第134页后2～3行：“《证治准绳》恐类引‘少阳’作‘少阴’”。观下文“以闭膽逆”句，似作“少阳”为是，《证治准绳》作“少阴”恐非。

（77）《四时气第十九》第134页后16行：“日抄本‘脘’作‘腕’”。考《急就篇》卷三颜师古注：“腕，手臂之节也”。是腕乃掌后的所谓“腕关节”。腕关节未有分上下者，且据上文“邪在胃腕”句，自应作“脘”为是。

（78）《四时气第十九》第136页前12行：“《太素》‘软’作‘濡’”。考“濡”、“软”二字字异义同，见《广雅·释诂》王念孙《广雅疏证》。

（79）《寒热病第二十一》第5页前15行："甲乙'已'作'色'"。考：作"已"字是。"齿已稿"，与上"齿未稿"为对文。《甲乙经》作"色"、乃因字形相近而误。

（80）《寒热病第二十一》第9页后7行："杨上善曰：……起足阳明，交額中"。考：額，当作"頞"，二字因形近致误，《灵枢·经脉第十》说："胃足阳明之脉，起于鼻之（按：'之'字衍）交頞中"，可证。

（81）《寒热病第二十一》第9页后9～10行："张介宾曰：'頄，顴也'"。考手阳明之经从缺盆上颈，贯颊，入下齿中，还出挟口，交人中，左之右，右之左，上挟鼻孔，至鼻旁迎香穴而终，不行于顴部，张氏释"頄"为"顴"，恐非。頄通鼽，《素问·气府论篇第五十九》说："面鼽骨空各一"，王冰注说："谓四白穴也，在目下"。鼽骨空，乃目下"四白穴"，而頄则为面部骨名无疑，且本节经文有"臂阳明有入頄徧齿者"句，徧，熊本作"偏"是，因形近致误，"入頄偏齿"之分，正有"迎香穴"存在，乃手阳明经脉终止之处，益证张氏训頄为顴之误。

（82）《寒热病第二十一》第11页后16～17行："甲乙卷十二第六'纵'作'缓'……'涎'作'羡'"。考：①《玉篇·糸部》说："纵，缓也"。②《说文解字·欠部》说："㳄，慕欲口液也"，徐灏笺说："诸书，作'㳄'、'羡'、'唌'、'㵪'四形同"，是"羡"同"㳄"，《玉篇·㳄部》说："㳄，亦作'涎'、'㵪'"，是"涎"同"㳄"。㳄，同"羡"，又同"涎"，故"羡"、"涎"二字亦同。

（83）《癫狂第二十二》第17页后12行："胡本、能本、周本、藏本'祭'并作'察'"。祭，乃"察"字脱去"宀"头，或作"詧"字（《尔雅·释诂》郝懿行义疏说："詧，古'察'字也"），被庸人妄改。

（84）《癫狂第二十二》第18页后14行："《千金》'治'作'疗'"。考《方言》卷十说："療，治也"。

（85）《癫狂第二十二》第19页前12行："《圣济总录》'治'作'瘵'"。考《说文解字·疒部》说："瘵，治也"。

（86）《癫狂第二十二》第19页前17行："《千金》'纵'作'从'"。考《尔雅·释诂下》："纵，乱也"，赫懿行义疏说："通作从"。

（87）《癫狂第二十二》第20页前7行："《太素》'苦'作'喜'"。考《方言》卷二说："苦，快也"。"快"有"喜"意，故"苦"可通"喜"。

（88）《厥病第二十四》第3页前16～17行："《太素》、《甲乙》'则'并作'即'……按：'则'作'即'是"。考"则"可训"即"，不必为误，《广雅·释言》说："则，即也"，可证。

（89）《厥病第二十四》第4页前10～12行："《甲乙》卷九第二、《千金》卷十三第六、《外台秘要》卷七、《三因方》卷九'控'并作'引'，《素问病机气宜保命集》卷中第十一引'控'作'接'"。考"控"字可训为"引"，《小尔雅·广诂第一》说："控，引也"是，《素问气机保命集》引作"接"恐非。

（90）《病本第二十五》第1页后15行："甲乙'且'作'先'"。考《尔雅·释诂》说："祖，始也"，郝懿行义疏说："祖，古金石文字作'且'"，是"且"可读"祖"而训为"始"，《广雅·释诂》说："先，始也"。"且"训"始"而先亦训"始"，故"且"可通"先"。

（91）《杂病第二十六》第4页后7～9行："《素问·阴阳别论》：'一阴一阳结，谓之喉痹'，王注：'一阴谓主心之脉，一阳谓三焦之脉。三焦心主脉并喉咙、气热内结，故为喉痹"。引此《素问·阴阳别论》及王注之文以释本节，不妥。既未释明其喉痹为何如证候，且三焦心主脉病与本节治取手足阳明无关。我想，稿中如要引上述之文，亦应只用"气热内结，故为喉痹"两句，其余之文均可删掉。

（92）《杂病第二十六》第6页后13行："《太素》卷三十喜怒篇、《甲乙》'小'并作'少'"。小字误，应作"少"，观下面"多言"之文，这里应作"言益少"。

（93）《杂病第二十六》第8页前4行："熊本'腹'作'復'"。考《释名·释形体第八》说：”腹，複也，富也，肠胃之属以自裹盛，復于外复之，其中多品，似富者也"，是腹之为名，取义于"複"，故《尔雅·释诂下》说："腹，厚也"，赫懿行义疏引《月令》释文云："腹本又作複，又通作復"。是"復"可通"腹"。

（94）《杂病第二十六》第9页前13行："《太素》卷三十颔痛篇'顑'作'颊'"。据前文已载"顑痛"，此作"顑"则複，似作"颊"为是。

（95）《周痹第二十七》第14页后2行："《太素》'瘛坚'作'瘛紧'。《甲乙》同"。考：①瘛与瘈、字异而义同，见《广雅·释言》"瘛，疭也"条下王念孙《广雅疏证》；②坚与紧，声近而义同，见前第30项。是"瘛坚"与"瘈紧"同。

（96）《师传第二十九》第26页后末行中，经文"脐以下皮寒"句未校释，其"寒"字当为"热"之误。

（97）《师传第二十九》第31页后8行："按：《广雅·释诂》一：'约，好也'"。本节"约"字，稿中引《广雅·释诂》之文训为"好"字，似与上文"乃横"、"漏泄"之义不协。《方言》卷十三说："约，缠也"，戴震《方言疏证》说："约，约古通用"。

（98）《胀论第三十五》第50页后6行："统本'耶'作'邪'"。考：耶，乃'邪'之俗体字，见《玉篇·字当避俗》。

（99）《胀论第三十五》第50页后8行："甲乙'臧'上有'抑'字"。有"抑"字是。《经传释词》卷三引《昭八年左传注》说："抑，疑词"。

（100）《胀论第三十五》第55页前4行："熊本'归'误作'鬼'"。考《礼记·祭法第二十二》郑注："鬼之言'归'也"，《列子·天瑞第一》说："鬼，归也"。是"鬼"可训"归"，熊本不误。

（101）《五癃津液别第三十六》第58页前15行至后1行：成注"《伤寒论》卷五引'为溺'下，无'与气'二字。按：论五津，而復言气，疑无着落 。……成注所引近是"。考下文岐伯答辞亦作"则为溺与气"，不能据成氏所引以"与气"二字为衍文。这里的"气"，似指寒天"呼出之气"，盖寒天人体呼出之气水湿较多而明显易见，故本节与"汗"、"溺"、"泣"、"唾"并称而为五，是所谓"津液五别"。如以"与气"二字为衍文，则本节所载津液只有"四别"，就无法称为"五别"了。

（102）《逆顺肥瘦第三十八》第70页前3行："马莳曰：'肾经之大络曰大钟'"。误。考《灵枢·经脉第十》说："足少阴之别，名曰大钟，当踝后绕跟，别走太阳"，《甲乙经》卷三第三十二说："大钟，在足跟后冲中，别走太阳，足少阴络"。是"大钟"乃肾足少阴经之别络而非肾足少阴经之大络。《灵枢·动输第六十二》说："冲脉者十二经之海也，与少阴之大络，起于肾下，出于气街"，明谓肾足少阴经之大络和冲脉一起，在体腔中"起于肾下"，再"出于气街"而后到体表，本节经文亦明谓其"出于气街"，何得指谓"足跟后冲中"的"足少阴别络"的"大钟"？

（103）《本藏第四十七》第110页后10行，应据《云笈七签》卷五十七所引"经脉者，所以行血气也。故荣气者，所以通津血，强筋骨，利关窍也"之文加校。

（104）《五色第四十九》第143页前13～14行："张介宾曰：'牙车，牙床也'。按：牙床，指齿根肉，今作齿龈"。非。考《释名·释形体第八》说："辅车，其骨强，所以辅持口也，或曰牙车……或曰颊车"，《方言》卷十戴震《广雅疏证》引沈彤《释骨》说："耳下曲骨载颊在颔后者，曰颊车"。是"牙车"乃耳下曲颊处，不得以牙床为释。

(105)《卫气第五十二》第155页后8~9行："杨上善曰：肾为命门，上通太阳于目，故目为命门。缓，太也，命门为大故也"。杨注牵强。考："肾为命门"之说，出于《难经》的《三十六难》和《三十九难》，乃汉人所创，全部《内经》无此义。

(106)《五味第五十六》第170页后6~8行："张介宾曰：……卫气出于下焦"。考《太素·营卫气》说："营出于中焦，卫出于上焦"。张注作"卫气出于下焦"非。

(107)《五味第五十六》第172页后14~15行："《难经·十四经》虞注引《素问》'牛肉'作'生肉'"。经，为"难"字之误，当改。考《难经·十四难》虞注所引，乃《素问·藏气法时论篇第二十二》之文，为论述五藏宜食"牛"、"犬"、"羊"、"豕"、"鸡"五畜之肉，故作"牛"字是，作"生"乃笔误所致。

(108)《卫气失常第五十九》第11页前8行："甲乙'颈'作'胻'"。考本节经文作"胫"，不作"颈"。胫、胻字异义同，《急就篇》卷三颜师古注说："胫，胻骨也"，可证。

(109)《玉版第六十》第22页前15行："《甲乙》'迎'作'逆'"。考：逆与"迎"通。《方言》卷一说："逆，迎也，自关而东曰逆，自关而西或曰迎……"。

(110)《五味论第六十三》第34页后末行至35页前1行："张介宾曰：肝主筋，其味酸，故内为膀胱之癃，而外走肝经之筋也"。张注望文生义，殊属不当。考"胞"字在古时虽可释为"膀胱"，但本节明作"膀胱之胞"句，则此"胞"自当只是膀胱的某一部分，似即《金匮要略》卷下第二十二中"转胞病"所述"胞系了戾"的"胞系"，《诸病源候论·尿牀候》说："小便者，水液之余也，从膀胱入于胞为小便"，《备急千金要方》卷二十（膀胱府）第三亦另有"胞囊"之论，可见此胞和膀胱确有区别，本节主旨原为论述酸多可使病癃的机转，亦以酸多病癃来证实酸是走筋的。因此，癃是多酸在人体引起的病候，走筋是多酸在人体引起癃病的病机，是一个疾病的两个方面，不得分为两种病，如照张注，则下文亦将释为"内为舌本之渴，而外走心经之血"，"内为上焦之洞心，而外走肺经之气"。"内为下脘之呕，而外走肾经之骨"，"内为胃中之悗心，而外走脾经之肉"了。果如此，则真荒谬之至。

(111)《五味论第六十三》第35页后9行："千金'竭'作'渴'"。考《说文·水部》说："涸，渴也"，《尔雅·释诂下》说："涸，竭也"，是"渴"、"竭"二字同，盖"竭"乃"渴"字之段音。《说文·水部》说："渴，尽也"，段玉裁注："古水竭字多用渴，今则用渴为潵字矣"。

(112)《五味论第六十三》第36页后1~2行："甲乙……'而'作'则'"。考《经传释词》卷七说："而，犹'则'也"，则书卷八又说："则，犹'而'也"。

(113)《百病始生第六十六》第69页后末行："太素'揣之'作'揣揣'"。《太素》是。考《说文·口部》说："喘，疾息也"，《释名·释疾病第二十六》说："喘，湍也。湍，疾也，气出入湍疾也"。喘为气息疾急，引申而为脉动疾急，故《素问·大奇论篇第四十八》说："脉至如喘"，王冰注："喘，谓卒来盛急去而便衰"。本节经文"其著于伏冲之脉者，揣揣应手而动"，正《素问·举痛论篇第三十九》中"寒气客于冲脉……寒气客则脉不通，脉不通则气因之，故喘动应手矣"之义。是此"揣揣应手而动"即彼之"喘动应手"。其脉来之疾急动甚，故曰"揣揣"。作"揣之"者，盖因草书，揣揣作"揣之"，揣之作"揣揣"，形近致误。

(114)《寒热第七十》第85页后13~15行："张介宾曰：'……故一刺即知其效，三刺其病可已'"。"知"、"已"二字为对文，《方言》卷三说："知，愈也"，《广雅·释诂》说："已，瘉也'，瘉与愈同，是"知"、"已"二字并可训"愈"，本节经文谓"一刺知、三刺而已"，是这里的"知"作"少愈"解，张氏加文为训，把"知"字释为"知道"的"知"，不当。难怪张氏在《类经》卷十六中注《素问·刺疟篇第三十六》"一刺则衰，二刺则知，三刺则已"之文，而望文生义地说："一刺之病气虽衰犹未觉也，故必再刺始知其效，三刺而后病可已"！

（115）《邪客第七十一》第100页后13～14行："甲乙'痀'作'拘'。杨上善曰：'痀，曲脊背偃也'"。考《说文·疒部》说："痀，曲脊也"，《莊子·大宗师第六》说："失造物者将以予为此拘拘也，曲偻发背，上有五管，颐隐于齐，肩高于顶，句赘指天，阴阳之气有沴"，拘拘，释文引司马说："体拘挛也"，是"痀"同"拘"，"痀挛"即是"拘挛"。《素问·至真要大论篇第七十四》说："筋肉拘苛"，王冰注："拘，急也"；《素问·生气通天论篇第三》说："緛短为拘"，王冰注："緛短，故拘挛而不伸"。然"拘"或"拘挛"之为义，既然为"急"为"缩短而不伸"，自可出见于人体任何一部，而不必只限于背脊一处，故《伤寒论·辨太阳病脉证并治》里一则曰"脚挛急"，再则曰"两胫拘急"，三则曰"脉数者，必两胁拘急"。本节经文明言人体两肘，两腋、两髀，两腘等所谓"八虚"之处，皆真气所过的机关之室，如有邪留即不得屈伸而病为痀挛，何得指为背脊曲俯的"痀偻"之疾？杨氏释此"痀"为"曲脊背偃"，非。

（116）《官能第七十三》第2页前11行："《图经》'知'作'雪汙'二字"。据下"解结"字样，似作"雪汙"为是。《灵枢·九针十二原第一》说："夫善用针者，取其疾也，犹拔刺也，犹雪污（同'汙'）也，犹解结也，犹决闭也"。在《素问·至真要大论篇第七十四》里，"拔刺"，"雪汙"（原文误作"汗"）并用，此则"雪汙"、"解结"并用，其义正同。

（117）《刺节真邪第七十五》第26页前6行："甲乙'常'作'裳'"。考《说文·巾部》说："常，下帬也，从巾，尚声·裳，常或从衣"，是"常"与"裳"同。

（118）《刺节真邪第七十五》第26页前6～7行："杨上善曰：……使水形不得匿而不通，不常闭塞"。杨注可商。

（119）《刺节真邪第七十五》第27页前7行："太素'又'作'有'"。考：有，可训为"又"，《礼记·内则第十二》郑注："有，读为'又'"，可证。

（120）《刺节真邪第七十五》第42页前5～6行："丹波元简曰：'昔瘤，即宿瘤也'"。似嫌牵强。瘤之为病，均非一朝一夕所成，何为而称上两节之瘤为"筋瘤"，为"肠瘤"而独对此节之瘤命之曰"宿瘤"？殊难索解。《说文·日部》说："昔，干肉也"，《周礼·天官冢宰第一》说："腊人掌干肉"，郑玄注说："大物解肆干之，谓之干肉"，又说："腊，小物全干"《周易·噬嗑》说："噬干肉"王弼注说："干肉坚也"，是"昔"即"腊"字训为"干肉"，肉干则坚，故本节之瘤称为"昔瘤"，实为其瘤较坚硬，正与下文"以手按之坚"。义合。

（121）《卫气行第七十六》第45页前2～3行："杨上善曰：散者，卫之悍气，循足太阴脉而有徐别，故曰散也"。杨注"循足太阴之脉"误，当作"循足太阳之脉"，以卫气白日不行于阴经而只行于三阳经脉之故。且上文明谓"阳气出于目，目张则气上行于头，循项下足太阳……"，此何得而谓"循足太阴之脉"？

（122）《九宫八风第七十七》第56页后7行，应据《云笈七签》卷五十七"八正之虚邪，避之如矢射"之文，对本节经文"矢石"二字加校。

（123）《九针论第七十八》第14页前15行："太素'出'作'生'"。考《说文·出部》说："出，进也，像草木益滋上出达也，又《生部》说："生，进也，像草木生出土上，是"出"、"生"二字义同。

（124）《九针论第七十八》第16页后13～14行："杨上善曰……左箱为肾，肾藏志也；在右为命门，藏精也"。考"左为肾，右为命门"之说，起于汉人之《难经》，与《内经》之学术思想无与。《灵枢·本神第八》说："肾藏精，精舍志"，精志何能截然分开而各处一地？杨氏之注，似属臆说。

（125）《岁露论第七十九》第19页后11～12行："王注：'夏暑已甚，秋热復壮，两热相攻，故为痎疟'"。王注不妥，引来以释本节之义更属非是。《素问·疟论篇第三十五》说："夏伤于暑，其汗大出，腠理开发，因遇夏气凄沧之水寒，藏于腠理皮肤之中，秋伤于风，则病成矣”是其义。

（126）《岁露论第七十九》第20页后4～7行：“《素问》、《外台秘要》‘一’作‘五’。张介宾曰：‘项骨三节，脊骨二十一节，共二十四节。邪气自风府日下一节，故于二十五日下至尾骶。盖彼（二十五日）兼项骨为言，此（二十一日）则单言脊椎也’”。“‘一’作‘五’”，应写作“‘二十一’作‘二十五’”。疟病既是“邪客于风府，循膂而下，自当兼项骨为言，”作“二十五日”者是，而作“二十一日”者非。

（127）《岁露论第七十九》第20页后11行：“《素问》‘十二’作‘十六’”。此应写作“《素问》‘二十二’作‘二十六’”。作“二十六日”者是，而作“二十二日”者非。

（128）《岁露论第七十九》第28页前11行：“马注本‘病多’作‘病死’”。据下文“死者十有六”例之，则作“病死”二字是。

（129）《大惑论第八十》第34页后1行：“周本、日刻本。张注本‘惑’并作‘感’。按：《太素》，《千金》并作‘感’，与各本合”据上下文义，作“感”字是，当因形近而误。

（130）《痈疽第八十一》第39页后7行：“《甲乙》卷十一第九上‘而’作‘以’”。考《经传释词》卷七说：“而，犹‘以’也”。

（131）《痈疽第八十一》第39页后9行：“鬼遗方‘腠’作‘凑’”。考：“凑”通“腠”，故《文心雕龙·养气第四十二》中“凑理无滞”，《素问·生气通天论篇第三》中“凑理以密”，均作“凑”。

以上所提，是否有当，希研究。

致

礼

（李今庸写于1966年）

对中医学院试用教材重订本《内经讲义》的几点意见

北京中医学院主编，全国中医教材会议审定，在1964年出版的中医学院试用教材重订本《内经讲义》，根据卫生部1962年10月修订的中医专业教学计划培养目标的要求，在第一版《内经讲义》的基础上，作了不少的修改，使这门教材的内容较前更加系统化了一些，更加有条理了一些，且增加了一个“附编”——《医经选读》，使学生能够较方便地学到中医基本理论知识和较系统地读到《内经》和《难经》原文，这对改进教材内容，提高教学质量来说，起到了不小的促进作用，取得了一定的成绩。但是，我们用这个教材通过对1962级、1963级、1964级和1965级等四个年级共10个班次的教学，尤其在近一年多来教学改革的体会，认为里面也还存在着一定的问题。而这些问题的存在，在一定程度上影响着“少而精”原则的贯彻，阻碍着教学方法的改革和阻止着学生的生动活泼地主动地学习空气的发扬。因此，现在我刻意在这里提出个人的几点看法，来和各兄弟院校的同志们交换意见，并供作修改时的参考。

我们知道，内经课的教学任务，一是使学生掌握中医基本理论知识，为学习其他中医课程打下基础；二是培养学生阅读古书能力，为将来的理论提高给一把钥匙。然前者是完成于“讲义”部分之中，后者的完成则有赖于《医经选读》的所谓“附编”部分。这里就分别地来谈一谈这个教材中所存在的一些主要问题。

一、讲义部分

（一）引用原文问题

讲义部分，将《内经》的基本理论用现代语言作了系统的阐述，给学生学习提供了很大方便，这是一个很大的成就，但是，由于引文太多，就又给学生学习带来了不利。我们认为，这一部分既然只是使学生掌握中医基本理论知识为学习其他中医课程打下基础（只能是这个任务），就丝毫用不着引用《内经》原文，更不必要大量的引用《内经》原文，而编者都不顾教学实际，竟拘泥于“内经讲义”之名，为引原文而引原文，不厌其烦地把大量的《内经》原文引用到教材里面去，这就使教材从而出现了下面的几个严重问题：

1. 学生难学

在中医学院里，内经课开在各门中医课程的最前面。学生在学习内经课的时候，是既缺乏古文基础，也无一点中医常识，连一个中医术语也不懂，对中医完全是陌生。一个对中医完全陌生的人，初接触中医就让他去和“之乎者也”一类的艰深晦奥的古文大打交道，要他在被古文奥义严重纠缠的情况下，能够在有限的学习时间内顺利地学好中医基础理论知识，这是十分不实际的。它只能给学生树起一道十分高大的学习障碍，使学生在学习上发生困难，从而产生出畏难情绪而丧失学习信心，或者是死攻苦擂牺牲休息时间而影响身心健康，这就妨碍了学生的仁、专、健的全面发展。

2. 喧宾夺主

教材对中医基本理论的每一个问题，都用现代语言作了较为简明的论述，这本来是很好的。但是由于引文，尤其有些地方引用了冗长的原文，不讲则学生读不懂，讲起来则既要讲解字词原义，又要讲解文章读法；既要讲述医学理论，又要校正原文错简。这样一来，就冲淡了讲述教材内容的中心思想，重点突不出来，使学生听起来零乱不堪，难以抓住中心，而无法深入到问题的实质里面去以进行独立思考的活动。我们发现，学生在学习这门课的过程中，认为教材用现代语言阐述的内容一看就懂了，只有原文不理解，在自习的时候，大半就是纠缠在原文上。因此，这就无形中把学生的学习引导到教材引用的一些零碎的原文上而放弃对中医基本理论问题的深入钻研。

3. 内容重复

教材所收用的中医基本理论的每一个问题，本来都曾经用现代语言作了阐述，然又引用一些原文来论证，这尽管是两种不同的古今文字，但在学术内容上都出现了重复，而且有些原文还竟被引用多次，使在原文的引用上又发生重复，如《灵枢·百病始生》中“风雨寒热，不得虚邪（其实‘邪’字应断在下句），不能独伤人。卒然遇疾风暴雨而不病者，盖无虚，故邪不能独伤人。此必因虚邪之风，与其身形，两虚相得，乃客其形……”一段文字，即一则引用于《导论·人与自然·自然变化与疾病的关系》里，再则引用于《病机·发病》里，三则见之于《医经选读》之中；又如《素问·生气通天论》中“味过于酸，肝气以津，脾气乃绝；味过于咸，大骨气劳，短肌，心气抑；味过于甘，心气喘满，色黑，肾气不衡；味过于苦，脾气不濡，胃气乃厚；味过于辛，筋脉阻弛，精神乃央……”这样乱七八糟的一段文字，也是既引用于《病机·发病》里，又引用于《病机·病因·饮食劳伤》里，同时也还见之于《医经选读》之中。

总之，教材对《内经》原文的大量引用，并没有什么好处，只是使教材内容形成了烦琐哲学，复杂重叠，给教学和学习都带来了困难和麻烦。

（二）脱离实际问题

根据党的“教育为无产阶级政治服务，教育与生产劳动相结合”的教育方针和五亿农民的迫切需要，这就使中医学院的培养目标要求我们，在编写各门课程的教材中，除严格注意其内容的思想性外，还都必须符合临床实际和学生实际，做到学以致用，理论密切联系实际，让学生在学校学习的过程中，就能够搞好“三基”，切实学到有用的东西，学到为人民服务的真正本领。这是一个基本要求。然而这个《内经讲义》的编写，都离开了这个要求，而选写了不少脱离实际的东西，例如：

（1）在《导论·阴阳五行》里，本来可以把阴阳五行的基本概念讲清楚，举一些日常生活中浅近的合乎实际的事例加以说明，然后再原则上讲一下它的用法就行了，不必写得太多造成与后面各篇内容的重复，更不必写一些空洞无用的东西进去。然而编者在这里却写得天上扯到地下，地下扯到天上，说什么“上者右行，下者左行”，说什么“角徵宫商羽，东南中西北”……。这些与临床实际丝毫不相干的东西，写进教材中去，对学生是没有好处的。它只能把学生堕入于云里雾中。

（2）在《诊法·切诊·切脉》里，用大量的篇幅叙述了《素问·三部九候论》中的三部九候诊法。其中引有大段的原文，又用不少文字的现代语言注解，使内容重复地在论述着这种诊法从头上，到手上，从脚上，到股阴，全身上下，无不摸遍。似乎不如此来一个所谓“上中下”

的“天地人”，就无法对人体疾病得出正常诊断一样。我不知道这个全身摸遍的诊法究竟有多大价值？究竟现在还有谁在用？我想这个问题，在编者自己的心里也是明白的。

（3）在《导论·阴阳五行》里，在读到五行学说在治疗上的应用比较广泛的时候，就引用《素问·阴阳应象大论》中“悲胜怒”、“恐胜喜”、“怒胜思”、“喜胜忧”、“思胜恐”等，来教人利用情志的相互制约关系达到治疗目的；并在《治则·精神治疗》里又再一次重复了上述的内容，也说了这是“以一种情志活动，来调整另一种不正常的情志活动，使恢复正常”，同时在两处都强调了这是古人和今人在临床实践中都证明了的。这是一种缺乏科学态度的不实际的说法。我们认为，在某种情况下，利用某些对病人有利的情志，来消除其致病的情志因素，或者开导其思想使之精神愉快，以治愈其疾病或者帮助治愈其疾病，这是完全存在的。但是，把五志套配在五行上，再按五行相克的公式，孤立地确定某一情志能胜某一情志，并且把它绝对化来给人治病，则是属于唯心的。因为情志是属于第二性的东西，它是客观物质世界在人体内的反映，它和人类社会有着密切的关系。各种不同的客观情况，使人产生出各种不同的情志。怎么能够设想，撇开社会，撇开客观世界，仅凭医生脑子里的五行相克公式想当然地为病人制造出一种情志来治愈其疾病呢？

（4）在《治则·针刺大法》里，说“针刺治疗时必须参合天时。……这主要是根据四时不同季节，来决定针刺的深浅”。这是一种凭理推论出来的东西，毫无实用价值。我们知道，针刺治疗疾病，是以具体病人体质的强弱肥瘦和所取腧穴部位肌肉的厚薄，或者加上疾病的性质，来决定针刺浅深的。我们从来没有看到也不可能看到，对同一病人、同一穴位、同一疾病，在春夏时就刺浅，在秋冬时就刺深而收到特殊治疗效果的。

（三）几个学术问题

这个教材，对《内经》的基本理论，不仅用现代语言从新写出使之有了新的系统性，而且在某些方面还有新阐发。但是，其中也还有一些见解是不够正确的。如：

（1）《导论·阴阳五行·五行》里说：“五行相反相成的生克关系，与相乘相侮的关系比较，是有一定区别的。前者是正常的关系，即生理的现象；后者是异常的关系，即病理的表现”。这种把五行的所谓“生克关系”与所谓“乘侮关系”绝对对立起来而说成是一为“生理现象”一为“病理变化”是不正确的。众所周知，在祖国医学里，五行的“生”、“克”这两个词义固然用于生理现象，但它同时也用于病理变化。《素问·玉机真藏论》所载“五藏受气于其所生，传之于其所胜，气舍于其所生（“所”、“生”二字误倒，当乙转），死于其所不胜”一段的总精神，就是五行相生传变的所谓“子病传母”，祖国医学里常说的“水虚不能涵木”，就是五行相生传变的所谓“母病传子”，其实，就在这个教材本身的第17面中也载有“肝病也可以传心（母病传子）……传肾（子病及母）”之文，这怎么能说五行的相生关系只是生理现象而无病理变化呢？至于五行的所谓“相克”，我们知道，在《内经》一书里，五行学说中是没有“克”字的，这总不能说《内经》在对人体生理的认识上就没有五行相克思想。考《内经》中，对于五行相克关系的叙述，未用“克”字，只用“胜”字。“胜”即是“克”。《素问·玉机真藏论》王冰注：“传所胜者，谓传于己之所尅者也……死所不胜者，谓死于尅己者之分位也”。这里王冰以“尅”字释“胜”字，尅，同“克”，是“胜”即“克”的明证。《素问·玉机真藏论》说：“五藏有病，则各传其所胜”，传其所胜，即是“传其所克”，为什么偏说五行的相克关系只是生理现象而无病理变化呢？

（2）《病机·病理》是引用《素问·至真要大论》中“诸痿喘呕，皆属于上”之文后即解释说：“‘诸痿’是包括皮肉筋脉骨等枯萎软弱的疾患，这是由于肺热叶焦，上焦开发敷布的功能失常，不能熏肤、充身、泽毛，于是皮肉筋脉骨缺乏濡养所致，故病机在上”。这是一种错误的解释。我们认为，《素问・至真要大论》所谓“皆属于上”的“诸痿”，只指“肺痿”而言，只指如《金匮要略・肺痿肺痈咳嗽上气病脉证治》中的“虚热肺痿”和“虚寒肺痿”，并不包括也不能包括《素问・痿论》中四肢枯萎不用的“皮”、“肉”、“筋”、“脉”、“骨”等“五痿”。因为这五痿的病机分别在五藏而不是尽在于上（这点，将在《医经选读》部分里详谈）。然编者对《素问・痿论》之文不加详考，就根据其中的错文，人云亦云地把皮、肉、筋、脉、骨等五痿都归之于“肺热叶焦”，从而拿来以释病机“皆属于上”的“诸痿”，这是不对的。

(3)《藏象・藏府・五藏》里说：“如心气不足，血脉空虚，则其人面无血色，㿠白不华；心气衰弱，血行障碍，血液凝涩，脉道不通，则面色发绀（紫中带黑）”。这里说心气不足则出现面色㿠白，心气衰弱则出现面色发绀，我不知道其所谓心气的“不足”和“衰弱”究竟有什么不同？为什么一为血脉空虚而出现“面色㿠白”一为血脉凝涩而出现“面色发绀”？前者从其文字的叙述来看，其所谓心气，似乎是指“心血”而言，如然，则是没有问题的；后者从《病机・病理・藏府病理》中所载“运行无力，血流不畅，可出现四肢厥冷，形寒脉浮，肤色青黑等证候，这是由于心阳衰竭，宗气不足，循环不良，血络阻滞所致”之文比较来看，其所谓心气，则似乎是指“心阳”而言，如然，则包括这段《病机・病理・藏府病理》之文一起都是值得商量的。根据临床知识，心阳衰弱的虚证，由于心阳的衰弱，不能推动血液正常运行，以致血液流行不畅，无以华泽于外，皮肤（包括面部）也可以并且也只能出现白色，不会出现青黑或者紫中带黑的。其肤色青黑之证，乃是由于血液凝瘀，经脉阻滞而然，治疗上多采取活血破瘀法。当然，血脉凝滞，常因寒邪相伤所引起，所谓“寒则血凝泣”，故于活血破瘀法中每加温经散寒药，并有寒邪盛实而全用大温大热的方药以散寒为治的，但这都是在治疗上宜破宜散的实证，与心阳衰弱而治宜温补的虚证无涉。我们没有看到过面色青黑之证而只慢慢温补心阳的。

(4)《藏象・藏府・五藏》中说：“膻中在膈上两乳间，是心主包络的屏障，故《灵枢・胀论》说：‘膻中者，心主之宫城也’。膻中又名气海，为宗气所积之处。以其位近心肺，为宗气之发源地，故能为心肺输转气血，协调阴阳，使意志舒畅，精神愉快，故《素问・灵兰秘典论》以膻中比作‘臣使之官’而为喜乐之所出”。这里把名称相同、内容不同的两个东西混为一谈是不对的。考《灵枢・海论》所载又名气海而为宗气所积之处的膻中，就是“胸中”，《太素・四海合》杨上善注早已明确指出；而《素问・灵兰秘典论》所载“十二官”的膻中，则是指的“心包络”，《灵枢・经脉》所载无膻中而有心包络，且心包络的手厥阴经脉有“喜笑不休”的病候，这正是心包络无独立功用而代心行令的一种病理表现，也正是其“喜乐出焉”的病理反映。因为包络为心之外膜，有固护心藏的作用，所以《灵枢・胀论》称其为“心主之宫城”。如以又名气海的膻中为心主之宫城，试问它只是一个胸腔，怎么能够被称为“城”？编者对膻中之为物，一则曰“在膈上两乳间”，再则曰“位近心肺”，然究竟指的是一个什么东西，看来只有“编者自己知道”。这种望文生义的读书，囫囵吞枣地写教材，对于我们继承和发扬祖国医学遗产是会带来不利的。

(5)《藏象・藏府・五藏》中说：“脾的运化功能，有运化水谷精微和运化水湿两个方面”，又说：“脾不仅能运送胃中津液到全身各部分，供给各组织器官的营养，又能运化全身水湿之气，促进水液的环流和排泄，以维持人体内水液代谢的平衡”。据此，似乎人体内除了得到水谷精微或者叫作津液的营养以外，另外还有一种“环流的水湿”在营养着人体。然事实并不如此。在祖国医学里，一般说来，营养人体的只有津液，水湿则被视之为邪气。当然，这二者在一定的条件之下是可以相互向自己的对立方面转化。也就是说，人体内的水分，在脾来讲，脾能运化，把它转输到各组织器官，起到营养人体的作用，就叫做“津液”；反之，脾不运化，不能把它转输到各部以营养人体，从而停留蓄聚起来危害人体，就叫做“水湿之邪”。并不是脾的运化有两个方面。《病机・病理・藏府病理》中不也说过“脾虚不能为胃行其津液，津液失其正常的运行敷布，停留而为水湿”的话吗？何乃自相牴牾，前后矛盾呢？

二、附编部分

《医经选读》这一部分，虽然叫做“附编”，但也是必须要讲的，而且还要逐字逐句详细讲解的，因为给它已经安排了不少的授课时数和对它提出来了具体要求。下面就谈一谈这里面的问题。

为了使学生能够较系统地读到《内经》、《难经》原文，以培养学生阅读中医古典著作的能力，这里选用了《素问》原文29篇，《灵枢》原文20篇，《难经》原文29篇。其中除《素问・至真要大论》和《素问・疟论》两篇有所删节外，其余各篇均是全文照录，整篇入选。据说，不如此就不能反映出文章的系统结构，就打乱了文章的完整性，因而也就不能培养学生阅读中医古典著作的能力。其实，并不如此。谁都知道，在王冰次注《素问》和史崧献出《灵枢》之前，有全元起注本《素问》的篇章和这不一样，现存尚有皇甫谧《甲乙经》和杨上善《太素》的篇章也和这不一样；在王冰次注《素问》和史崧献出《灵枢》之后，有张介宾《类经》的篇章和这不一样，节本尚有李念莪《内经知要》、汪昂《素问灵枢类纂约注》、陈念祖《灵素集注节要》和南京中医学院医经教研组《内经辑要》等本的篇章也和这不一样。为什么这里偏要一篇一篇地全文照录，整篇入选呢？我们认为，选择《内经》原文，在不破坏其文章完整性的情况下，一段一段地选择其中概括性较高、原则性较强、指导临床实践的意义较大的内容，根据性质从新编排，使其更加系统化，条理化，这不仅贯彻了“少而精”原则，使学生学以致用，学得更好，而且丝毫也不会影响对培养学生阅读中医古典著作的能力的要求。事实上，现在《内经》某些篇章的学术内容及其文章结构，并不是完全一线相贯得动也不能动的，而是有着可分的余地。

本来教材选编《内经》原文，并要求讲授时根据原文逐字逐句详细讲解，是为了培养学生阅读中医古典著作的能力。可是，就教材的情况看，却无法达到这个要求。因为这本身的注解就没有逐字逐句解决，而且有很多重要的问题都被遗而未注，也有很多的内容被错误地注解了。下面且举几个例子来说明这些问题：

1. 注释遗漏

如《素问・至真要大论》的“诸气在泉，风淫于内，治以辛凉，佐以苦，以甘缓之，以辛散之……寒淫所胜，平以辛热，佐以甘苦，以咸写之”一段论述六气所谓“司天”、“在泉”治法共261字的原文，只有一条“词解”，解释了其中“湿上甚而热”的一句原文，其余则只字未注。这使学生怎么能够理解“风淫于内”的疾病，为什么要“治以辛凉”，为什么要“佐以苦”，为什么要“以甘缓之”，又为什么要“以辛散之”？何况这段原文里面还有文字脱简！当然，教师授课时是要讲解的，可是，由于释文很少，学生课前怎样预习？课后又怎样复习呢？又如《素问・阴阳应象大论》的“故曰：病之始起也，可刺而已……气虚宜掣引之”一段共141字的原文，竟无一字之注。这使学生怎么能够理解，什么是“因其轻而扬之”，什么是“因其重而减之”，什么是“因其衰而彰之”呢？这使学生又怎么能够理解，为什么“形不足者”要“温之以气”，而“精不足者”要“补之以味”呢？

2. 注释错误

如《素问・玉机真藏论》的“五藏受气于其所生，传之于其所胜，气舍于其所生

（“所”、“生”二字误倒，当乙转），死于其所不胜”一段，被注成“①五藏受气于其所生：王注：‘谓受病气于己之所生者也’。②传之于其所胜：王注：‘谓传于己之所克者也’。③所生：指生己之母藏也。④死于其所不胜：王注：‘死于克己者之分位也’。”这样解释，从表面上看来是不错的，只要研究一下原文的精神实质就可发现其注解的谬误。因为它把原文支解得零乱破碎，从而使其所论述的医学理论杂乱无章，疾病的传变成为忽而由子传来，忽而传至所胜，忽而传至其母，忽而又传到所不胜，简直弄得乱七八糟的没有一点规律了。我们认为，这段文字的读法应该是：“五藏受气于其所生，气舍于其生所，死于其所不胜”三句为正文，“传之于其所胜”一句是借宾定主之衬文，而其主要精神则是说：“五藏受病气于己所生之藏，照一般的疾病传变之次，当传之于其所胜之藏，其不传其所胜而舍于生己之藏，死于其所不胜之藏，则为子之传母的逆行，其病子传母，三传至其所不胜而死”。所以下文称其死曰“逆死”。

3. 校勘遗漏

如《素问·痿论》的“肺者，藏之长也，为心之盖也。有所亡失，所求不得，则发肺鸣，鸣则肺热叶焦，故曰五藏因肺热叶焦，发为痿躄，此之谓也……”一段，其中“故曰五藏因肺热叶焦”和“此之谓也”两句是有问题的，试观其上下文都是五藏平列，并未尝归重于肺，这里但言肺痿之由，不能说五藏之痿皆因热热叶焦而成；如说五藏痿皆因肺热叶焦所成，则与下文“治痿者，独取阳明”亦不相吻合。根据《甲乙经·热在五藏发痿》所载，这两句明是衍文，而编者在这里不予勘出，竟使皮、肉、筋、脉、骨等五痿之由，皆归之于“肺热叶焦”，这是很不恰当的。因为临床上对皮、肉、筋、脉、骨等五痿的治疗，并不是都以肺热叶焦决定的。

4. 校勘错误

如《素问·风论》的“诊在膿上”一句，在下面“词解”中说：“诊在膿上：膿音机。《说文》：‘颊肉也’。膿原作肌，今从高解本改。高注云：‘膿上，颧也，肾所主也’”。这样校勘是不妥当的。考原文“肌”字本有讹误，但据高解本遽改作“膿”也不是。因为膿乃颊肉，非肾所主，如谓“膿上”乃“颊之上”而作“颧部”，试问上文“眉上”、“目下”、“鼻上”等又各是指的什么部位？其实，这里的“肌”字乃“颐”字之误，《太素·诸风状论》之文正作“颐”，《素问·刺热》中“肾热病者，颐先赤”之文亦可借证。颐上，即是“颐部”，杨上善《太素·诸风状论》注：“颐上，肾部也”。

《内经》一书，是我国一份非常宝贵的文化遗产。它里面有着丰富的医学内容，直到今天，仍然具有不可磨灭的实用价值。但是，因为它成书在2000多年前的我国古代，不可避免地要夹杂一些非科学的东西。《医经选读》由于是对《内经》篇章的全文照录，整篇入选，这就带来了不少的脱离实际，烦琐哲学，甚至是迷信唯心的东西，如所选《灵枢·天年》中“黄帝曰：人之寿百岁而死，何以致之？岐伯曰：使道隧以长，基墙高以方，通调营卫，三部三里起，骨高肉满，百岁乃得终”之文就是其例。这里因限于篇幅，对这些东西就不详谈了，现在只就其中的颂古非今思想再提出一点意见。

主席在《新民主主义论》一文中教导我们，“对于人民群众和青年学生，主要地不是要引导他们向后看，而是要引导他们向前看”。而所选《素问·上古天真论》和《素问·汤液醪醴论》则多次地宣扬“上古好，中古差，后世更坏”的今不如昔的错误观点。《素问·上古天真论》说：“上古之人，其知道者，法于阴阳，和于术数，食饮有节，起居有常，不妄作劳，故能形与神俱，而尽终其天年，度百岁乃去。今世之人不然也，以酒为浆，以妄为常，醉以入房，以欲竭其精，以耗（当作“好”）散其真，不知持满，不时御神，务快其心，逆于生乐，起居无节，故半百而衰也”。这是《内经》作者唯心史观人生活不给，但总体来讲，社会是发展了的，这怎么能够会使人的寿命更短“半百而衰”呢？这分明是一种违反历史真实的捏造。编者在这里不加“按语”予以指出，这就从而在我们这个时代里为《内经》作者宣扬了颂古非今思想，向学生灌输了以唯心主义的思想毒素。这是严重错误的，必须予以改变。

（1966 年 4 月于湖北中医学院内经教研组）

对“杜仲”等药初稿阅读后的几点意见

一

《杜仲起草说明书》里说：“膀胱主藏溺”。此句可商。虽然古代杨上善就有过此话，但这种提法是不完全恰当的。考《灵枢·本输》说：“膀胱者，津液之府也”，《素问·灵兰秘典论》说：“膀胱者，州都之官，津液藏焉，气化则能出矣”。是膀胱藏“津液”而非藏“溺”。膀胱所藏之津液，经三焦阳气的化气作用后。一部分上升为“气”，一部分下出为“溺”，此即所谓“气化则能出矣”，观《伤寒论·太阳病篇》中“五苓散”之治“热结膀胱”的“脉浮、发热、口渴、小便不利”之证可知。如果说膀胱所藏的只是“溺”，则“五苓散”方治“口渴”一证就无法理解了，因为“五苓散”方中既无“清热药”也无“生津药”。事实上，从祖国医学的传统观点看，膀胱所藏的津液，只有下入于“胞”从“前阴”排出时才为“溺”，《诸病源候论·小便病诸候·尿床候》所载“小便者，水液之余也，从膀胱入于胞为小便”之文可证。因此，请将此句改为“膀胱主藏津液……”为妥。

二

《商陆起草说明书》里所载“商陆”治“喉痹不通”问题，对此我无实际经验，但从理论上讲是可以用的。在用法上当从甄权“涂喉外”。《本草从新》所载“涂喉中”当为转抄之误，因吴仪洛之《本草从新》一书，全是抄袭别人的，早已为陆懋修氏所指出。

三

《通草起草说明书》里说：“如属风邪外袭，肺气失宣，不能通调水道，下输膀胱而为风水者，本品（指“通草”）‘色白体轻，气寒味淡，故入手太阴经引热下行，以利小便’，加入祛风行水剂中，甚为合拍。”此说乍看似是，细看起来则未必。考“风邪外袭，肺气失宣……，而为风水者”，必有表证存在，自当以“发汗”为治。其“不能通调水道，下输膀胱”，亦为外邪壅肺，使肺失其通调水道作用所致，发汗后，外邪去，肺气不壅，通调水道之用恢复，而小便自然通利，何用通草之“引热下行，以利小便”为？观《金匮要略·水气病篇》中“风水，恶风，一身悉肿，脉浮不渴，续自汗出，无大热，越婢汤主之”之文可证。加“通草”固与治疗原则上无多大差误，但在用药上则为浪费。

四

《独活起草说明书》里，在引用了《素问·脉要精微论》的“腰者肾之府”、“膝者筋之府”等文后，紧接着说“肝主筋，肾主骨。风寒湿三气着于经脉筋骨之间，损伤肝肾，耗亏气血，致使经隧不通，或失于濡养，出现腰膝酸软，甚则辗转不利，行动失灵。以本品（指“独活”）为主组成的‘独活寄生汤’，攻补兼施，驱邪扶正”。这种写法，使人看后似乎独活的作用，就能治疗“风寒湿三气伤于经脉筋骨之间，损伤肝肾，耗亏气血”的“腰膝酸软，甚则辗转不利，行动失灵”的病证一样。须知具有“攻补兼施，驱邪扶正”作用的是“独活寄生汤”之方而不是“独活”之药！独活没有“补”的作用，它的治疗“腰膝酸重”，只是它的“祛风胜湿”作用，因为湿流关节，引起腰膝酸重，独活能祛风湿之邪，自然能已“痹证”的“腰膝酸重”。如是肝肾亏虚的腰膝酸软疼痛，则独活无能为力矣。所以独活寄生汤证兼有虚象，就配伍以补药。这里讲独活的功用，不要和独活寄生汤的主治混为一谈。

五

《茯苓·主治》项下，应加“心悸”、“目眩”。《伤寒论》、《金匮要略》中的“茯苓甘草汤”、“苓桂术甘汤”、“小半夏加茯苓汤”以及“小柴胡汤”、“理中丸”等方加减法，均可说明这一点。

六

《附：茯神·功能》项下，引贾九如说：“得松之神气而成，不离心本，有依守之义，故名茯神，特取其镇伏心神”。编者引此文，似乎意在释“茯神”之名，并以其名“茯神”，故“特取其镇伏心神”而与茯苓之功用区别。我认为没有必要。茯苓，古亦作“伏灵”。“灵”与“神”义同。且茯苓在古代亦作安神之用，《伤寒论·太阳病篇》中“柴胡加龙骨牡蛎汤”之治“太阳病，下之，胸满，烦惊、谵语”，《金匮要略·血痹虚劳病篇》中“酸枣仁汤”之治“虚劳虚烦不得眠”，均是其例。如果说后汉张仲景时代还没有发现茯苓、茯神的区别，那么，梁代陶弘景的《名医别录》已有“其有抱根者，名茯神”的记载，已把二者区别开了，但唐代孙思邈的《千金要方》仍然在用“茯苓”以安神，如“小定心汤，治虚羸，心气惊弱，多魇”、“开心散，主好忘、”“定志小丸，主心气不定，五藏不足，甚者忧愁悲伤不乐，忽忽善忘……”等之用“茯苓”均是。我的意见，不要在这两味药物的药名上去区别功用，只是根据临床实践说明“茯苓”、“茯神”有相同的功用，而“茯苓”于“利小便”为长，“茯神”于“安神”为优罢了。否则，是会弄巧成拙的。

七

《合欢皮起草说明书》里说：“（合欢皮）是和悦心情的药物，有蠲忿宁神的作用。”含糊其辞的这样说，是不恰当的。注意滑到唯心主义的泥坑！《史记·乐书》说：“人心之动，物使之然也”。人的情志，是客观事物在人体大脑中的反映。一个人由于客观事物的强烈刺激，或不能正确的认识和对待客观事物而发生情志过度，任其吃多少“合欢之皮”，也是无法“独除忿怒”、“和悦心情”的。只有人体因某种原因发生疾病，气血失调，导致临床上产生一些神志证状，用合欢皮治愈疾病，消除神志证状是可以的。所以我的意见，只说它能安神解郁，不要随着嵇康《养生论》说什么“合欢蠲忿，萱草忘忧”了。清代林佩琴在《类证治裁·郁证》里就说过：“……然以情病者，当以理遣以命安，若不能怡情放怀，至积郁成劳，草木不能为挽矣，岂可借合欢捐忿，萱草忘忧也哉！”我们现在还说什么“合欢蠲忿”，那就太不好了！

（1972年）

信函："正气失常就是邪气"的商讨

李思芳同志：

广东《新中医》转来你1973年11月5日所写的信收悉。信中对拙著《论祖国医学中补法、泻法的辩证关系》一文里"正气失常就是邪气"一句提出了异议，并据成都中医学院主编的《伤寒论释义》所载"所谓邪，是能够至（致）病的六淫之邪"，说"正气失常不过是一种邪正相争的反影（映）"，不能"说成是邪气"。这里把我对这方面的一点看法，提出来和你商讨。

众所周知，在祖国医学里，正气是有益于人体的，邪气是害人的，"正"和"邪"是一对矛盾。正，就是不邪；邪，就是不正，二者是完全相反的，然二者都可以在一定条件下向他们的对立方面发生转化，如：

（1）风寒湿热燥火，本是天之"六元"，春温（风）、夏热、长夏湿、秋凉（燥）、冬寒是四时正气，主长养万物，有助于万物的正常发展是正气；但是而"非其时而有其气"，或大热暴寒，则可杀害万物，致人于病就成了"虚邪贼风"，就是邪气。

（2）喜、怒、忧、思、悲、恐、惊七种情志，是客观外界事物影响人体产生的，有助于人体对客观外界事物变化的适应，是人们日常生活中需要的，是正气；但暴喜暴忧，盛怒不止，恐惧不解，则可导致人体发生疾病，就成了邪气。

（3）饮食，是人们生命活动过程中不可一日或缺的东西，《灵枢・五味第五十六》。"……故谷不入，半日则气衰，一日则气少矣"；但饮食过度，超过了正常范围，超过了脾胃功能负担的限量，则可发生饮食停滞，导致"宿食病"，就成了邪气。

（4）劳动，是人类创造世界、创造社会物质财富的必要条件，它还能锻炼体格，有助于人体健康发展，休息，是人们劳动后消除疲劳、恢复体力的一种必要手段。劳逸结合，是正常的。但过劳、过逸都可使人发生疾病，《素问・宣明五气篇第二十三》："久视伤血，久卧伤气，久坐伤肉，久立伤骨，久行伤筋"，说明"劳"或"逸"太过，都可成为致病因素，就都成了邪气。

以上所述，充分说明了正气失常就是邪气。祖国医学的病因学说也有着丰富的辩证法思想。

王注《素问・藏气法时论篇第二十二》说："邪者，不正之目，风寒暑湿饥饱劳逸皆是邪也"，何独"六淫"是邪。

你说的"六淫"只是邪气的一类；我所谓"正气失常就是邪气"，则是对所有邪气的总概括。

专此以复。致

礼！

1973年12月

信函："鸡胸患儿宜常服六味地黄丸"及"补药"问题

李炳全同志：

广东《新中医》转来你 1973 年 11 月 23 日所写的信收悉。一患儿患"鸡胸"，你据《中医儿科学简编》所载"鸡胸宜常服六味地黄丸"之文而给以该丸服用后，患儿"体质比前健康，很少患病"，但看到拙著《论祖国医学中补法·泻法的辩证关系——兼评"唯补论"的思想根源·怎样认识和对待补药》里"一些过于保养的人们，不当服用补药而服用补药，常使扶助正气的补药变为戕伐正气、产生邪气的东西而危害自己。"由此可见，我们在使用补药的时候是应该慎审从事的"等一段文后，对患儿"宜常服六味地黄丸"又产生了新的忧虑，并问"该患儿能否继续服用六味地黄丸"？我认为该患儿服用六味地黄丸后，既然体质比前健康，很少患病，现在又还没有完全治愈，也无其他病变，显然可以继续服用。拙著中所说的是"过于保养的人们，不当服用补药而服用补药，常使扶助正气的补药变为戕伐正气、产生邪气的东西而危害自己"，是说的"过于保养的人们"，是说的"不当服用补药而服用"，才使"扶助正气的补药变为戕伐正气、产生邪气的东西而危害自己"，不是说的有病当服的补药也会变成戕伐正气、产生邪气的东西。不要误会！而且我在拙著这段《怎样认识和对待补药》的前面部分还说过："……各种虚损病证的治疗，非利用各种补药不能为功"。

关于该患儿服用六味地黄丸后体质比前健康的药理问题，考六味地黄丸是宋代钱乙《小儿药》的一个依照祖国医学的传统理论，六味地黄丸的一个方剂。主要作用是"滋补肾阴"。肾藏精，主肾，肾精不足无以生髓，骨失养而发生病变成为鸡胸，所以用六味地黄丸。

信中问及鸡胸患儿还在幼年时期，在祖国医学的良方妙药可治，然而通过治疗是否又能改变其胸部形态，按观点，治疗疾病必须辨证施治，对于具体病人进行辨证清楚用药准确，这就是良方妙药六味地黄丸治疗该患儿"鸡胸"已从实践中证实了它的疗效。因此，该患儿黄丸为主方，根据具体病情稍加变化继续服用。患儿未四岁，只要其病一经治愈，则其变形的经其发育成长而逐渐好转甚或恢复正常。

……

专此回复，致礼！

1973 年 12 月

对江陵汉墓出土的朱砂和黑豆的初步看法

江陵凤凰山 168 号汉墓，棺内出土了朱砂和黑豆，棺外出土了杏、梅、李、枇杷、生姜、红枣、花椒、小米、鸡蛋壳……等。朱砂和黑豆是比较多的，而且放置在棺内，显然是和放置在棺外的杏、梅、李、枇杷等作为随葬食品不同，当为随葬药品，似无疑义。

墓中随葬药品只有朱砂和黑豆，这与导致墓主人死亡的疾病有关。根据墓中出土的一枚简牍所记“十三年五月庚辰，江陵丞敢告地下丞……”等文，表明古人迷信地下也有一个与人间相同的世界，人间有官吏，地下也有官吏；人间生活要饮食，地下生活也要饮食。因而，人间有什么疾病需要什么药物治疗，人死后到地下也还要害什么疾病需要同样的药物治疗。墓主人出土时，古尸完好，肌肉丰满，形体如生，当为暴病猝死。现对古尸进行的病理解剖发现，“腹腔各藏器表面附有较多的……疑为陈旧的凝血块”，结合古代文献记载朱砂、黑豆的医疗作用，墓主人极大可能是因古代所谓的“中恶类疾病”而死亡的。中恶类疾病，包括中恶、客忤、鬼击等病在内。根据《金匮要略》、《肘后备急方》、《诸病源候论》等古书记载，这类疾病的主要特点是：卒然发生心腹胀满刺痛、绞急闷乱，或诸窍出血，气暴厥绝而不识人，邪轻则真气復而得生，邪重则真气竭绝而多死，亦有虽愈而毒气不尽，久后犹发，发则心腹刺痛的。由于这类疾病发病卒暴、病痛较剧、死亡迅速，和六淫、七情等病因所致的病情不同，古人限于认识能力，遂迷信地误认为这类疾病的发病是鬼厉邪毒之气所中。极大可能是因古代所谓的“中恶类疾病”而死亡的。中恶类疾病包括中恶、客忤鬼击等病在内。《金匮要略·杂疗方》说：“若中恶客忤，心腹胀满，卒痛如锥刺，气急口禁，停尸卒死……”《肘后方·救卒中恶死方》：“救卒死，或先病痛，或常居寝卧，奄忽而绝，皆是中（这里疑脱一‘恶’字）死”，《诸病源候论·中恶病诸候》：“中恶者，是人精神衰弱，为鬼神之气卒中之也……其状卒然心腹刺痛，闷乱欲死。”“中鬼邪之气，卒然心腹绞痛闷绝，此是客邪暴盛，阴阳为之离绝，上下不通，故气暴厥绝如死，良久其真气復生也；而有乘年之衰，逢月之空，失时之和，谓之三虚，三虚而府藏衰弱，精神微羸，中之则真气竭绝则死。”“卒忤者，亦名客忤，谓邪客之气卒犯忤人精神也。此是鬼厉之毒气，中恶之类。……其状心腹绞痛胀满，气冲心胸，或即闷绝，不復识人。”“鬼击者，谓鬼厉之气击着于人也，得之无渐，卒着如人以刀矛刺状，胸胁腹内绞急切痛，不可抑按，或吐血，或鼻中出血，或下血，一名为鬼排，言鬼排触于人也。人有气血虚弱，精魂衰微，忽与鬼神遇相触突，致为其所排击，轻者因而获免，重者多死。”而《神农本草经》则称朱砂能“杀精魅邪恶鬼”，黑豆能“杀鬼毒止痛”，且《名医别录》明文指出朱砂可以“除中恶腹痛毒气”，《肘后备急方》还记载了朱砂、黑豆用以治疗中恶类疾病的药方，如《救卒客忤死方》说：“客忤者，中恶之类也，多于道途门外得之，令人心腹绞痛胀满，气冲心胸，不即治，亦杀人，救之……方：鸡冠血和真朱（朱砂），丸如小豆，内口中，与三、四枚，差。”《救卒中恶死方》说：“救卒死，或先病痛，或常居寝卧，奄忽而绝，皆是中（这里疑脱“恶”字）死，救之……方：大豆二七枚，以鸡子白并酒和，尽以吞之。”因此，我们认为棺内放置的比较多的朱砂和黑豆，是作为与墓主人死因有关的随葬药品，这是比较可靠的。朱砂色赤，古代以为正色，有祛邪作用，墓主人中恶暴死，当时以为死后在地下仍有中恶的可能，所以用“杀精魅邪恶鬼”的朱砂厚涂其身，防止鬼厉邪恶之气的干犯，以保证其在地下不病。而朱砂是一种重金属药物，有抑菌作用，由于满涂尸体一身，隔绝了古尸皮肤与外界的接触，细菌无由侵入尸体，从而在客观上起到了防腐保尸的作用。

（1975 年 9 月）

读《略论王冰整理〈内经〉》一文后的几点意见

江西《新医药资料》1976年第二期发表了《略论王冰整理〈内经〉》一文。这篇文章的作者，对王冰的学术思想和政治态度做了评价，无疑这是应该做的。但作者没有用唯物辩证法的“一分为二”观点对待王冰这个古代医学家，而对王冰整理《内经》的功绩及其在学术上的成就进行了完全的否定，并且还引用了毫无价值的后人材料当作“根据”来给王冰栽上了“反武则天”的“罪行”，这是不大恰当的。这里特提出我的几点看法来和作者商讨。

一

在这篇《略论王冰整理<内经>》的文章中，作者非常武断地说：“王冰在政治上反对武则天”，并且引用所谓王冰著作《玄珠密语·序》中“余少精吾道，苦志文儒……后因则天理位而迺退志休儒，故乃专心问道，执志求贤，得遇玄珠乃师事之尔”之文，作为他所叙述的所谓“王冰的政治思想属于儒家，反对法家武则天”的历史证明材料，并从而作出结论说：“王冰是一个不折不扣的儒医”。这里作者不仅把我国历史上的儒法斗争错误地推延到了唐代，而且把一个极不可靠的材料当作唯一的“依据”而骂王冰这个古代医学家为“不折不扣的儒医”，“在政治上反对武则天”。这种治学态度，是极其不严肃的。

考王冰在为他整理《内经》写《序》的时候，正在唐代宗宝应元年（壬寅），即公元762年，而宋代林亿等校正《素问》时，说王冰“年八十余，以寿终”。这个“年八十余”究竟是八十几岁，我们不知道。现在我们就算这个“年八十余”是指的“八十九岁”，就算这篇《素问·序》是王冰89岁时即活在世上的最后一年死的，这样，在武周光宅元年（甲申）即公元684年，王冰也才只11岁，他怎么会在周武光宅元年以前就任李唐的京光府参军或太仆令而到“则天理位”时“退志休儒”以“在政治上反对武则天”呢？再说，王冰所著《玄珠》一书，在宋代林亿等校正《素问》时就早已散佚而世无传本。林亿新校正中即已指出：“王氏《玄珠》世无传者，今有《玄珠》十卷……盖后人附托之文也。”以后一些学者的研究也均指出世传所谓《玄珠密语》，无论是十卷本，或是十七卷本，都是后人所假托而非王冰旧著。既然世传《玄珠密语》之书不是王冰原著，而世传《玄珠密语》一书的“序文”当然也就是后人所伪造的了。作者却把这个不能成根据的“根据”即后人伪造的《玄珠密语》的“序文”当作唯一的“根据”，来对王冰的政治态度进行评价，硬说“王冰在政治上反对武则天”，“是一个不折不扣的儒医”，这就不恰当了。《玄珠密语》一书既然是后人假托王冰的著作，它的“序文”中所反映的所谓王冰政治思想究竟有多大的真实可靠性？现在退一步来说，就算这篇后人伪造的《玄珠密语》的“序文”是一个信史，也应该对它的内容作全部分析，不能只取所需。然而作者在文章里，却只抓住其中所说王冰“后因则天理位而迺退志……”的辞官不做的话，就给王冰戴上了“在政治上反对武则天”和“儒医”的帽子，而对其中所说王冰“……休儒，故乃专心问道”的停止儒学，专究医术的记载竟视若罔见，这就使人不能不感到非常遗憾！再说，“儒医”一词虽产生于我国古代，首见于宋代《洪迈夷坚志》，但据马克思主义的观点看来，儒是儒，医是医，儒是一个政治派别的思想，医是一门自然科学，二者不能混为一谈。因此，“儒医”一词和“巫医”一词一样，其本身就是荒谬的。作者对“儒医”一词不加分析，人云亦云，在文章里进行滥用，这也是不好的。

二

《黄帝内经》一书，包括现在所流传的《素问》和《灵枢》两个部分。它写成于战国后半期，秦汉年间续有一些补充。由于古代辗转抄写，简错编残，文字错乱很多，正如王冰在其《补注黄帝内经素问序》中所说：其书“或一篇重出而别立二名，或两论并吞而都为一目，或问答未已别树篇题，或脱简不书而云世阙，重《合经》而冠《针服》，并《方宜》而为《欬篇》，隔《虚实》而为《逆从》，合《经络》而为《论要》，节《皮部》为《经络》，退《至教》以《先针》，诸如此流，不可胜数”。总之，“世本纰缪，篇目重叠，前后不伦，文义悬隔，施行不易，披会亦难”，使人难以卒读，给学习和发扬这一医学遗产带来了极大的困难。王冰有鉴于斯，遂根据自己多年来的研究心得，取《素问》之文，加以整理并给以重新注释，而进行了一次认真的所谓“次注”。王冰在整理《素问》过程中，对《素问》内容，“简脱文断，义不相接者，搜求经论所有，迁移以补其处；篇旧坠缺，指事不明者，量其意趣，加字以昭其义；篇论吞并，义不相涉，阙漏名目者，区分事类，别目以冠篇首；……错简碎文，前后重叠者，详其指趣，削去繁杂，以存其要；辞理秘密，难粗论述者，别撰《玄珠》，以陈其道。”使《素问》一书的文字内容，得到了条分缕析，义理相贯，易于习读。在注释《素问》过程中，对《素问》内容，进行了充分而又认真的解说和阐发，如在《四气调神大论》注中说：“阳气根于阴，阴气根于阳，无阴则阳无以生，无阳则阴无以化”等，一直为后世医家所乐用；而在《上古天真论》中，对女子“七七”，男子“八八”的解释，更是非常精辟的一例。他在《素问》的医学理论上还进行了不少的发挥，提出了“人动则血运于诸经，人静则血归于肝脏”和“冲为血海，任主胞胎”以及“肝主血海”等理论，对祖国医学基本理论给予了发展。这就表明了王冰通过次注《素问》，对祖国医学理论作出了很大的贡献。当然，王冰在整理《素问》时，把全元起本属于第九卷的《上古天真论》放到了《素问》的第一篇，并在开头添上了“昔在黄帝，生而神灵，弱而能言，幼而徇齐，长而敦敏，成而登天”等六句，反映了王冰唯心论的天才论和历史唯心主义观点。尽管如此，王冰在我国古代医学上所取得的成就，是不应该也不可能抹杀的。然而，文章的作者却抓住《素问》开头王冰所加的六句话，对王冰次注《素问》的成绩进行了全盘否定，这是不对的。

三

作者在文章中说：“现有的第七卷，是专论运气学说的。自从王冰把这一卷夹带到《内经》里，运气学说便流行于宋代。从此便把唯心论的东西混入中医理论之中。”考《素问》现有的第七卷，乃《经脉别论》、《藏器法时论》、《宣明五气篇》、《血气形志篇》四篇，其内容并不是“专论运气学说的”，而专论运气学说的《天元纪大论》、《五运行大论》、《六微旨大论》、《气交变大论》、《五常政大论》、《六元正纪大论》、《至真要大论》等所谓“运气七篇”乃在今传王冰次注本《素问》的第19—22卷。据林亿新校正称：这“七篇乃《阴阳大论》之文”，为王冰取之补入《素问》中的。《素问》“运气七篇”所论运气学说的内容，与宋儒思想为指导的宋后专论干支推算，缺乏医学实际内容的运气学说有着本质的不同，文章的作者把它们混为一谈，这是不对的，而说王冰对《素问》补入了这七篇，就“从此便把唯心论的东西混入了中医理论之中”，更是不对的。中医理论中在王冰没有对《素问》补入“运气七篇”以前就没有唯心论的东西吗？有。在战国时期进步思想指导下产生的《黄帝内经》中就有唯心论东西的存在，如《素问》中的《上古天真论》、《移精变气论》、《汤液醪醴论》等篇宣扬“今不如昔”，正是一种唯心史观的表现；可能是稍后补入《黄帝内经》中的《灵枢·邪客》一篇，其中所载“天有日月，人有两目；地有九州，人有九窍……”等等，也正是一种神学目的论的反映。（但《黄帝内经》一书仍不失为我国古代的一部伟大的医学著作）王冰对《素问》所补“运气七篇”的内容都是唯心论的东西吗？不是。“运气七篇”是我国古代医学家长期医疗实践经验的总结，它有着丰富的医学内容。它以干支立年为工具，以阴阳五行为思想指导，用司天在泉，客主加临，淫郁胜复以及太过不及等理论，论述了“风”、“寒”、“暑”、“湿”、“燥”、“火”等“六气”的错综复杂为病和对此错综复杂为病的治疗原则，论述了外感疾病及其治疗的规律性。它进一步阐明了医学世界是“变动不居”的，这就打击了汉儒董仲舒所宣扬的“天不变，道亦不变”的形而上学观点。它主张参验，主张把理论放到实践中去检验，提出了“善言天者，必应于人；善言古者，必验于今；善言气者，必彰于物”（见《气交变大论》），强调理论只有符合于实际，才是有用的。这就表现了它的朴素的唯物主义思想。王冰把“运气七篇”补入了《素问》，使其与《素问》并传至今，使这一份医学遗产保存下来，为后世的医学发展起了促进作用，为我们今天的人民健康事业服务，这正是王冰所立下的功勋。然文章的作者，由于对王冰没有一分为二，也对“运气七篇”进行了歪曲和否定，并引用缪希雍、张倬等人的话，一则曰“原夫五运六气之说……无益于治疗，而有误于末学”，再则曰“曷知《天元纪》等篇，本非《素问》原文，王氏取《阴阳大论》，补入经中，其实无关于医道也”。考《天元纪大论》等所谓“运气七篇”论述的五运六气内容，把自然界的六气和人体藏府经络紧密联系在一起，提出了人体“百病之生也，皆生于风寒暑湿燥火以之化之变也”的观点，论述了六气为病，人体所出现的大量病证名称和各类证候，并总结了我国医学史上一直脍炙人口的所谓“病机十九条”；它还对治疗这些疾病提出了“寒者热之，热者寒之，微者逆之，甚者从之，坚者削之，客者除之，劳者温之，结者散之……”的治疗原则，都一直地指导了祖国医学的医疗实践，怎么能说它“无关于医道”又“无益于治疗而有误于末学”呢？

四

作者在这篇文章中说：“（内经）以阴阳五行为说理工具”，又说：“五行学说就有机械唯物论的内容”。这些说法是值得商榷的。五行学说是我国古代朴素的辩证法思想。它是在春秋战国时期农业、手工业发展的基础上产生的。它以“相生”、“相克”的理论，阐明了世界一切都是相互联系、相互制约和不断发展、不断变化的，它进到祖国医学里，就论述了医学世界的统一性和变动性。它和“阴阳学说”一样，是“思想”，不是“工具”；是“朴素的辩证法”，不是“机械唯物论”。在哲学领域里，“工具论”是没有立足之地的，革命导师恩格斯就分析批判过（见《反杜林论》第132页）；关于“机械唯物论”，这是一个哲学概念，伟大的领袖和导师毛泽东同志在《矛盾论》一文中也早已指出：“近百年来输入了欧洲的机械唯物论和庸俗进化论，则为资产阶级所拥护。”这就清楚地说明了机械唯物论是在欧洲十五世纪后出现了现代科学的资本主义社会里所产生，而在1840年鸦片战争后随着帝国主义的侵略而输入中国的，它怎么会在我国古代的封建社会早期甚至是奴隶社会末期的春秋战国时代产生而成为五行学说呢?!

作者在文章中还说什么“《内经》有唯物辩证法的内涵，但毕竟是朴素的”等概念糊涂的一些话，这里就不一一分析了。

总之，作者在这篇《略论王冰整理〈内经〉》的文章里，没有用“一分为二”的观点对待王冰，也没有对有关王冰的历史资料进行核实，就贸然地评价王冰的政治态度，并从而否定王冰对我国古代医学的贡献，而且哲学概念糊涂不清。这种治学态度，是不够严肃的，它对继承发扬祖国医学遗产是无益而有害的。因而，我们是不能赞成的。

1976 年

信函：《辞海》中医学科部分征求意见稿阅后的一些看法

李迪臣同志：

你好！承你寄来的《辞海》中医学科部分征求意见稿已拜读，现将我的几点不很成熟的看法写在下面，仅供你们参考。

一

［辨证施治］条说：“由于同一疾病，可以产生不同证候；不同疾病，亦可产生相同证候……。”此话不全妥当。根据辩证法的观点，世界上等同的事物是不存在的，说不同疾病，可以产生完全相同证候恐不可能，建议改为“由于同一疾病，可以产生不同病机的证候，不同疾病，亦可产生相同病机的证候……。”

二

［阴阳］条：①说“是我国古代用以解释宇宙的一种哲学思想。阴阳这一概念早在春秋战国时期即已运用于医学领域，亦成为中医学中的名词术语和说理工具”。真荒唐！既承认阴阳是“一种哲学思想”，又说是一个“名词术语和说理工具”。哲学思想是“名词术语和说理工具”吗？这两点是对哲学思想的诬蔑，所谓“名词术语”，就是“象形文字论”的同义词。哲学上的象形文字论和工具论，都早已被无产阶级的革命导师所批驳，见《反杜林论》第 132 页，在群众性的开展学习哲学的今天，居然还把“一种哲学思想”说成是“名词术语和说理工具”，岂不是滑天下之大稽！这段文字应当改为“是我国古代用的解释宇宙的一种哲学思想。这一思想早在春秋战国时期即已运用于医学领域，后来并成为中医学术基本理论的一个组成部分。”②说“阴阳的名词，由于所代表的内容不同，各具有特殊含义。”一段，当改为“阴阳的概念，是指事物的矛盾对立运动，它在不同的情况下，包含着不同的内容。”③说“它虽具有一些朴素的唯物辩证法思想，但也掺有唯心论的内容，必须区别对待。”怎样“区别”？说空话是无济于事的。本来，我国阴阳学说在开始的时候是一种朴素的唯物观，用物质解释世界万物的起源，《易·系辞上》：“夫乾（阳），其静也专，其动也直，是以大生焉，夫坤（阴），其静也翕，其动也阖，是以广生焉”，这就阐明阴阳是指男女外生殖器，且二者交合即产生新的事物。古人以以取象比类的方法，“近取诸身，远取诸物”，“引而伸之，触类而长之”，从而说明世界一切都是由阴阳二物生成的。这是朴素的唯物主义的认识论。后来阴阳学说变成了说明事物相互对立、联系、斗争、消长转化的时候，就成为了人们认识事物的一种思想方法，成为了我国古代的一种朴素辩证法，属于方法论范围了。辩证法可以和唯物主义结合，也可以和唯心主义结合，但就它本身来说，则无所谓“唯物”或“唯心”，阴阳学说也正是这样。祖国医学中的阴阳是以医疗实践为基础的，是沿着唯物主义的道路在发展，而“堪舆家”、“星相家”的阴阳则完全是唯心主义的。

这里笼统地说阴阳学说“虽具有一些朴素的唯物辩证法思想，但也掺有唯心论的内容”是不恰当的。什么“一些”，什么“朴素的唯物辩证法”，在哪个革命导师的哲学著作里能够看得到这样的话？因此，我认为对这一段文字应该改为“它是我国古代的一种朴素的辩证法思想”。

三

［五行］条：①说“它是古代用以解释宇宙间一切事物的哲学思想。五行这一概念，早在春秋战国时期即已运用于医学领域，亦成为中医学中的名词术语和说理工具”。对五行学说既承认是“哲学思想”，又说成是“名词术语和说理工具”，同样是荒唐的！应该改为“它是我国古代用以解释宇宙间一切事物的哲学思想。这一思想，早在春秋战国时期即已运用于医学领域，并成为中医学术基本理论的一个重要组成部分。”②说“它根据木、火、土、金、水五种物质属性及其相互关系，用以概括藏器组织的属性分类，说明内藏之间的相互联系。例如，以五行的属性来区别藏府器官的特性……被称为培土生金等”。这一段写得不全面，是否可改为“它根据木、火、土、金、水五种物质属性及其相互关系，用“取象比类”的方法概括世界一切事物的属性分类，说明人体藏府组织之间和人体与外在自然之间的相互联系。例如：在人体藏府组织联系方面，以五行的属性来区别藏府器官的特性……被称为培土生金等。在人体与外在自然联系方面，如酸属木先入肝，苦属火先入心，甘属土先入脾，辛属金先入肺，咸属水先入肾等。”③说“五行理论原具有一些朴素的唯物论和自发的辩证法思想，在古代同神权迷信的斗争中对当时的医学发展曾经起过一定作用，也说明了内藏之间的一些病理现象和治疗方法。但它机械地把人体藏器、组织分成五类，用五行生克乘侮理论来生搬硬套藏府之间多种复杂的有机联系，从而成为形而上学的东西。”你看，这里说五行学说的辩证法思想时则躲躲闪闪，说“具有一些”，而说五行学说的缺点时则非常干脆，直截了当地写成“形而上学的东西。”这样颠倒五行学说的思想内容是不恰当的。这段文字，应该改为：“五行学说是我国古代的一种朴素的辩证法思想，它阐明了世界的统一性，在古代同神权迷信的斗争中对当时的医学发展曾经起过一定的积极作用，也说明了人体藏府组织之间的一些病理现象和治疗方法，但它机械地把人体藏府组织分成五类，用五行生克理论来生搬硬套藏府组织间多种复杂的有机联系，从而限制了人们对于客观世界的认识，就又阻碍了医学的发展。”我们说阴阳学说、五行学说等古代辩证法思想是“朴素的”，就是说它们不是建立在现代科学分析基础上的。它的辩证思想是不彻底的，不完备的。它不能完全揭露客观世界的实质，是不能完全解释世界的。我想《辞海》在哲学部分中，当有“朴素辩证法”、“唯物辩证法”和“朴素唯物论”、“机械唯物论”、“辩证唯物论”等辞目吧。

四

［生克乘侮］条：①说五行相生相克“这些都属于‘正常’生理范围。”不妥，这与临床不合。五行相生的理论，在祖国医学里不仅用以解释人体正常生理现象，同时也用以说明人体的病理过程，如肾病影响肝病的“水不涵木”，不就是藏府五行相生为病的一例吗？何能说“相生”只属于“正常生理范围”，五行相克的理论，当然更不是只属于“正常生理范围，”将在②中讨论。总之，五行的相生、相克，都是既说明人体的正常生理，又说明人体的病理变化。因此，“这些都属于‘正常’生理范围”一句当删去。②说“相乘即相克太过，例如木原来是克土的，但由于木的偏亢，出现乘土现象，临床上即指肝气犯脾的病症”。又用括弧说什么“（相克和相乘的概念，历来就已混称，如病理上的木乘土，一般泛称为木克土）”。这是一种“想当然”的说法。考汉代以前医学著作无“克”字，如果就因此说《内经》在阐述人体正常生理的过程中

没有五行相克思想，恐怕就是荒谬的。克，《内经》用“胜”字，《素问·玉机真藏论》：“传之于其所胜……死于其所不胜”，王注：“传所胜者，谓传于己之所剋者也……死所不胜者，谓死于剋己者之分位也，”是“胜”即“剋”字，“剋”与“克”同。这不正是以五行相克理论解释病理的一例吗？何能说“相克”只属于“正常生理范围”。且乘，亦可作“胜”字解。《吕氏春秋·慎大览·权勲》高注：“乘，犹胜也”，可证乘即克，克即乘，无所谓历来就已混称”。其实，乘字何尝只指五行相克的病理，如《伤寒论·平脉法》：“问曰：脉有相乘，有纵有横有逆有顺何谓也？师曰：水行乘火，金行乘木，名曰纵；火行乘水，木行乘金，名曰横；水行乘金，火行乘木，名曰逆，金行乘水，木行乘火，名曰顺也”。就是五行相互干犯皆叫做“乘”。又如《伤寒论·太阳病篇》：“伤寒腹满，寸口脉浮而紧，此肝乘脾也，名曰纵，刺期门。伤寒发热、啬啬恶寒，大渴欲饮水，其腹必满，自汗出，小便利，其病欲解，此肝乘肺也，名曰横，刺期门”。这是肝邪犯脾用了“乘”，而肝邪犯肺也用了“乘”，难道“相乘”就是“相克太过”吗？因此，我的意见应将这一段从“太过”以下至括弧内文字一概删去，就是说从“相乘即相克太过”至括弧内“一般泛指为木克土”一段，改为“相乘即相克”。③说“人体生理作用，本来存在着相互资生与相互制约的关系，但生克乘侮之说则属于机械硬套，脱离实际，反而局限了内藏之间多种复杂的有机联系，其理论是形而上学的”。这一段可以全部删去。谁都知道，五行学说的生克理论，阐明了世界统一性，是我国古代朴素的辩证法思想。它在祖国医学里，说明着人体藏府组织相互资生与相互制约的关系，在具体运用上有些生搬硬套。而这段文字，对它的辩证法思想连“具有一些”也不说了，而只简单地宣布“其理论是形而上学的”，这不是本末倒置在颠倒是非吗？

五

［素问］条：①说“本书阐明阴阳、五行、藏象、经络、病因、病机、治则等医学原理。”其“病机”下，应加“诊法”二字。②说“书中也掺有封建、唯心论和形而上学的内容。”其“封建”上，应加“一些”二字。

六

［温疫论］条，这个书名的“温”字有误，当改为“瘟”，作《瘟疫论》之名。

七

［临证指南医案］条：说“当时医家徐大椿对其辩症立法、选方用药，曾加以评批”。“症”字误，当改作“证”，把“辨证”写成“辩症”是完全错误的。因为“证”、“症”二字现在已发展成了两个不同的概念。

八

［小肠］条：说小肠“吸收其精华养料后，通过脾的运化以营养全身藏器组织，并将糟粕部分下送大肠，把其中水液通过肾而下渗膀胱”。试问①小肠吸收的精华养料从哪里到脾的？②小肠吸收的精华养料中水液渗到膀胱又是怎样通过肾藏这条道路的？何必把中医西医的两个不同的理论机械地搅拌在一起，这段文字请考虑把它改为“通过济泌别汁作用，将水液渗入膀胱，

将糟粕部分下送大肠。”

九

［膀胱］条：说“膀胱的功能主要是贮尿和排尿。”尿液贮藏在膀胱……这种说法不妥。《素问·灵兰秘典论》：“膀胱者，州都之官，津液藏焉，气化则能出矣。”《灵枢·本输》也说：“膀胱者，津液之府也”。明明是说“膀胱贮藏津液”，这里偏要说它只“贮尿”。如果膀胱中贮的只是“尿”，试问由桂枝、茯苓、白术、猪苓、泽泻等五药组成的“五苓散”方，何以能在治疗“小便不利”的同时而止“口渴”，因此这条文字应该改为“六府之一。膀胱的功能主要是贮藏津液和排泄小便。津液贮藏在膀胱到一定程度时，经过气化作用，剩余部分从尿道排泄于体外是为小便。”

十

［十二经脉］条：末句“十二经脉为营卫气血不断运行的通路”，应将“卫气”二字删去。

十一

［真气］条：说“真气是由藏于肾的元气、吸入自然界的大气与饮食水谷之气综合而成。”这是把“后世亦泛称真气为元气”的话同所谓“真气者，所受于天，与谷气并而充身者也”的内容综合而成的，不妥。《灵枢·刺节真邪》所谓的“所受于天”是不是就指自然界的大气，虽然二版教材的《内经讲义》中有此说，恐怕也未必是。考“所受于天”之句，还见于《灵枢·本藏》：“五藏者，所以藏精神血气魂魄者也；六府者，所以化水谷而行津液者也。此人之所以具受于天也。”《吕氏春秋·季冬纪·诚廉》中也载有此句。“性也者，所受于天也，非择取而为之也。”看来，“所受于天”，只是说的本于自然，并非说的“自然界的大气”。这一条，我的意见改为：“真气有狭义、广义之分。狭义的真气，就是藏于肾中的元气。广义的真气，是泛指人身的正气。”《太素·脉行同异》杨注：“真气，和气也”，和气即正气。《灵枢·邪客》：“邪气得去，真气坚固，”真气与邪气并列，可见真气就是正气。《灵枢·刺节真邪》中是“真气”、“正气”、“邪气”并提的这是真气，是指人身中的“正气”；这里正气，是指自然界的“正风”；这里邪气，是指自然界失常的气候。其中所说“正风者，其中人也浅，合而自去，其气来柔弱，不能胜真气，故自去。”也说明了真气是人身中的“正气”。

十二

［六淫］条：说“六淫是指六气的太过可以导致疾病”。拟改为“六淫，是指六气的失常，可以导致疾病”。

十三

［虚火］条：①说“阴虚则阳气偏亢，阳亢就易导致虚火上升，”拟改为“阴虚则阳气相对亢盛，易于导致虚火上升。”②说“……心烦少寐，脉细数等”，“脉细数”句上应加“五心烦热”一句。

十四

［薏苡］条："功能利湿清热"下，应加"排脓"二字。

十五

［黄疸］条：①说"'疸'古亦作'瘅'，是否可改为"疸，古或作'瘅'。"②说《金匮要略》分为谷疸、酒疸、黑疸、女劳疸、黄汗五种"。不妥。黑疸是由谷疸、酒疸、女劳疸发展而成的，《诸病源候论·黄病诸候·黑疸候》："夫黄疸、酒疸、女劳疸久久变为黑疸"可证，至于"黄汗"，则见于《金匮要略》的《水气病篇》，而不见于《黄疸病篇》。因此，应改为"《金匮要略》分为谷疸、酒疸、女劳疸三种"。较合适。

十六

［胸痛］条：说"噫嗳不舒"，不通。噫即嗳字。此句当改为"噫气不舒"。

十七

［子痫］条："亦可在产后发生"一句可删。

十八

［经气］条：①说经气"指运行于经络中的'气'，一般指营气和卫气。营气循行于经脉之中，卫气则弥漫散布于经络内外。"《灵枢·营卫生会》明明是说"营在脉中，卫在脉外，"《伤寒论·太阳病篇》也说"营行脉中，卫行脉外"，怎么能说，运行于经络中的还有卫气、而卫气能散布于经络内呢？尽管营卫是相互联系的。②说"营卫二气，均为水谷的精微所化生，故又称'谷气'。这有什么意思？精、血、津液都是水谷之精微化生的啊！"③说"……"。总之，这一条写的是不妥当的。我认为：经气有二，一指经络本身之气（与藏府之气同义）它起于四肢末端，上行内入，《灵枢·九针十二原》所说的"所出为井，所溜为荥，所注为腧，所行为经，所入为合"，就是这种思想，《灵枢·本输》还有十二经脉"井、荥、腧、经、合"的具体记载；二指循行于经脉之中的营气。

另外，有几个小问题，写在下面。①《生理解剖》中的"四海"条、《内儿科》中的"关格"条，均可删去。②《医史人物》中应加"王焘"条（王焘编《外台秘要》在"文献学"上是有贡献的）、《病因病理》中应加"病机"条、《内儿科》中应加"肺痿"条。

信函：云梦秦简中“麋突”“令濡”之义

你好！前承你相助在云梦秦简中为我摘出了有关“疠”的内容资料，并赐以《文物》三期，甚感。

云梦秦简中云：“以二岁时病疕，麋突，不可智其可病”之文，其中“麋突”的“突”字，我的看法，当作“短少而凌乱不顺”讲，和《庄子·说剑》中“突鬓”的“突”字同义，杨倞注《荀子·荣辱篇》“陶诞、突盗”说：“突，凌突不顺”，注《荀子·非相篇》“突秃长左”说：“突，谓短发可凌突人者”，可证。

患者两三岁时病疕，眉毛短少而凌乱不顺，后来病情加重才眉毛脱落而“无麋”，似与情况无忤？

文中“令濡”的“濡”字，我疑读“呼”字，古又作“謼”。“令呼”，是医丁令患者两呼叫以审察其音，这即古代的“闻诊”，故下文曰：“其音气败”。

当否？仅供参考。

1976年11月29日

答："《金匮要略》析疑三则"的商榷

致编辑部信函

编辑同志：

你们好！这里寄来"答李克绍同志"一文。此文希望能和李克绍同志所写《与李今庸同志商榷》之文同时全文发表，两文都不要再改动。在必要时，我还将对讨论的具体学术问题，再答李克绍同志。

此致

敬礼！

李今庸于1979年8月23日

答李克绍同志

李克绍同志对拙文"《金匮要略》析疑三则"提出了不同意见，在学术上开展了争鸣，无疑这是值得欢迎的。但是，李克绍同志在这篇大作中讨论学术的态度是不太恰当的，例如：

一

李克绍同志说拙文"引用了《素问·藏气法时论》一段：'脾病者，身重，善（《甲乙经》此下有"饥"字）、肌肉痿、足不收、行善瘈、脚下痛'，来证明'胠痛'当是'脚痛'。这里之所谓'脚'，诚如作者考据的那样，是指整个下肢。但这里的下肢痛，不是虚寒从上向下，而是脾不输精，致使肌肉痿缩，它和虚寒的从上下，是不相关的。"本来，拙文引用《素问·藏气法时论》"脾病者……脚下痛"之文，只是借以证明古代脾病有"脚痛"一证的论述，并不涉及它们的病机。然而，李克绍同志在其大作中却拿着其所谓"不相关"的病机，来宣布拙文之引文不当。既然如此，大作又为什么引用《素问·骨空论》中"督脉为病"的"冲疝"的"不得前后"、《史记·仓公传》中"火齐汤"所治的"涌疝"的"不得前后溲"呢？甚至还扯出"奔豚"之病来，说明"趺阳脉微弦"的"便难、胠痛"呢？试问它们之间又有什么相关之处？实在地说，它们不仅病机上不相关，而且在病证上也是两码事。

二

李克绍同志说拙文"根据《伤寒论》和《金匮要略》中有不少'紧则为寒'的句子，便否认‘减则为寒’就改‘减’为‘紧’,”并斥之为“这是逻辑上的错误”，说“不须辩驳就可以看出来的”。我虽不懂“逻辑”，但我并没有仅仅以《伤寒论》和《金匮要略》中有不少“紧则为寒”的句子，就改“减”为“紧”。事实上，我是在论述了本节文句语法和“减”、“紧”假借之后，才说明其“减”读为“紧”而成为“紧则为寒”之句，这个句子在《伤寒论》和《金匮要略》中是不乏其例的，从而举出了一些例句。我何尝是只“根据《伤寒论》和《金匮要略》中有不少‘紧则为寒’的句子，便否认‘减则为寒’而就要‘改减为紧’”呢？我认为李克绍同志的大作对拙文进行了歪曲，当然就“不须辩驳”了。

三

李克绍同志在其大作中指责拙文：“说补法不是治癫狂的一般规律，这并不能否定治癫狂可用补法”。试问谁在否定“治癫狂可用补法”？拙文明明写着：“在临床上，治疗‘癫’，‘狂’之病，多有用催吐、通下、化痰、泻火、开郁、通窍、重镇、安神等法，用补法治‘癫’、‘狂’之病固不乏其例，但它毕竟不是治疗‘癫’、‘狂’的一般规律。”这段文字，不是清楚表明了“用补法治‘癫’、‘狂’之病固不乏其例”吗？为什么偏要歪曲拙文是在否定“治癫狂可用补法”呢？李克绍同志虽然举出了《张氏医通》中“妇科傅青山”一案和傅青主之“化狂丹”、《辨证录》之“天半神丹”，难道这就改变了“补法不是治疗‘癫’、‘狂’的一般规律”的这个事实？

四

李克绍同志说拙文“为了将‘衰’改‘蓑’，虽下了那样大的功夫，但以‘衰’训‘重’，仍是杜撰。”这是对拙文的诬蔑！所谓“杜撰”也者，乃指唐代道人杜光庭所撰也。一般用此，其意即谓“毫无根据而凭空捏造出来之文”也。拙文在引用大量文献论证了“衰”可读“蓑”后，运用古文学家的引申原则训“衰”为“重”，何“杜撰”之有？

五

李克绍同志说：“以上《素问·藏气法时论》这两段（庸按：指‘青脉之至也……’和‘腹满䐜胀……’两段），与‘趺阳脉微弦，法当腹满，不满者，必便难，两胠疼痛，此虚寒从下上也’除了文字不同外，其内容真是若干符合，基本没有不同之处。”“真太自信！这里我且不管它们是不是只“除了文字不同之外，其内容真是若合符节”（其实并不如此），我只说一下其文所引“青脉之至也……”和“腹满䐜胀……”这两段，明明是《素问·五藏生成》中的内容，李克绍同志却再次说它们是《素问·藏气法时论》的文字；“青脉之至也”的“青脉”，明明是指“肝脉”，李克绍同志却说“就是弦脉”。这种治学态度是多么的草率和不严肃！

六

李克绍同志说拙文“因这段文字（庸按：指‘脉弦而大……’一节）在《妇人良方·崩中漏血生死脉方论》中直接写作‘弦则为紧’，因此认为本文的‘减’本来就是‘紧’字。这样的想法，也太简单了。因为《妇人良方》，是宋代陈自明撰，其书晚于《金匮要略》约1000年，因此，说他敢于改‘减’为‘紧’，是可以的，若据以证明‘减’本应作‘紧’，则不足为凭。”

拙文并没有只“因这段文字在《妇人良方·崩中漏血生死脉方论》中直接写作‘弦则为紧’，因此认为本文的‘减’本来就是‘紧’字”的，而是在祖国医学理论指导下，从文句语法和文字通假论述了其“减”字应读为“紧”以后，才引用《妇人良方》之文进一步证明其“减”当读为“紧”，而且在我之先，在宋代，就已有人对其“减”字读为“紧”了。拙文“这样的想法”，是“太简单”了；我认为李克绍同志的想法却是“不简单”，他可以说别人来自《金匮要略》的资料来证明《金匮要略》之文是“不足为凭”的，但他可以拿着虞抟、杨玄操的《难经》注文当作绝对真理来证明《难经》而斥责别人，而且还可以把古代文献记述的中医病证，不经现代医学检查就确诊为“神经衰弱症”和“精神分裂症”！李克绍同志还说：“《妇人良方》……晚于《金匮要略》约1000年……若据以证明‘减’本作‘紧’，则不足为凭”。是的，一定历史时期的文化艺术（包括语言文学），有一定历史时期的特点。研究《金匮要略》的内容，最好用与《金匮要略》时代相近的文献，《妇人良方》晚约1000年，是太晚了一些，但它这一来自《金匮要略》的资料，在一定条件下，把它再拿来作为一个研究《金匮要略》同一内容的辅助证明，也未尝不可。如果只因《妇人良方》晚于《金匮要略》约1000年，就硬说它的这一内容在任何条件下对研究《金匮要略》都是毫无价值，不足为凭，那么，这就容易使人产生这样一个认识：李克绍同志生于现代，比陈自明更晚，要晚于《金匮要略》1700多年，其所写的这篇文章，对研究《金匮要略》就更是不足为凭，更难以置信了。

七

李克绍同志说：“我们可以用《诸病源候论》去否定《金匮》，同样也就可以用《金匮》去否定《诸病源候论》。”按照李克绍同志的这一说法，古典著作内容的相互校勘是没有什么是非标准的；在研究古典著作上，校勘学方法是根本荒谬的，完全无用的；研究古典著作可以不需要客观标准而遂心所欲地想否定哪一部就否定哪一部，难怪李克绍同志坚持否定来自《金匮》的资料对《金匮》内容的校勘作用呢？李克绍同志想否定哪部书就否定哪部书，这个“权利”真是可谓大矣！可惜。就我个人言，我总是习惯于让资料讲话。

八

李克绍同志的大作，一则说拙文“改‘减’为‘紧’”，再则说拙文“改‘衰’为蓑，”三则说拙文“用《诸病源候论》去否定《金匮》。”这些说法都是没有根据的。拙文“《金匮要略》析疑三则”，只是在以祖国医学理论为基础，以训诂学知识和校勘学方法，论述了《金匮要略》这三则中的“减”、“胠”、“衰”三字的读法和古义，根本没有要“改”、要“否定”这三字，如果按照我的论述，这三字也根本用不着去“改”、去“否定”了。可是李克绍同志却要说拙文要“改‘减’为‘紧’”、“改‘衰’为‘蓑’”、“用《诸病源候论》去否定《金匮》”，这如不是李克绍同志对拙文的诬蔑，就是李克绍同志对“训诂学”、“校勘学”根本不懂。如是后者，问题不大，改一下；如是前者，那就不能容忍了。

由于我和李克绍同志的治学方法和治学态度不一样，对《金匮要略》这三则的讨论很难取得一致的结论，所以这里我对李克绍同志发表几点意见，至于《金匮要略》这三则的具体学术问题，先让给读者去评论。待实在必要时，我将写“再答”。——说实在话，李克绍同志对这三则的看法，也是多少年来的老看法，所不同者，只是为了批驳拙文，多了几条引文而已，而且有的引文与所证之文不相关，如所引《素问·骨空论》和《史记·仓公传》文；有的引文引得很牵强，如所引《素问·五藏生成》“青脉之至也……”文，又将“青脉”说成“弦脉”；有的引文则又是根据他书错引，如所引《诸病源候论·大便难诸候·大便难候》中“必大便难而胠痛”的“胠”字，就是与《山东中医学院学报》1978 年第一期上的错一模一样。

（1979 年 8 月写于湖北中医学院）

再答：“商榷”一文的再次答解

李克绍同志写出了《与李今庸同志商榷——读“〈金匮要略〉析疑三则”》一文，发表在《山东中医学院学报》1979 年第 3 期上，对拙文“《金匮要略》析疑三则”提出了异议，现答复如下：

一

关于“弦则为减”、“减则为寒”的“减”字问题。拙文“《金匮要略》析疑三则”（以下只简称“拙文”），是先从文字语法和文字通假上论述了其“减”当读为“紧”以后，又引用《妇人良方》来自《金匮要略》此条的资料为“弦则为紧”、“紧则为寒”之文来加以证明。李克绍同志所写《与李今庸同志商榷——读“〈金匮要略〉析疑三则”》一文（以下简称“绍文”，未称“李文”是因我也姓“李”，易混淆。请见谅）说这都“不足为凭”。绍文同意本条“减”和“芤”是对文，但认为其“减”和“芤”都不是脉象名词而是病机，其“减”不能读为“紧”而只能读为“减少”之“减”，它是“弦”脉的病理“阳气衰减”，而“芤”则是“大”脉的病理“外强中干”；而引用了《伤寒论》和《金匮要略》的不少条文来证明这种读法。这里把“芤”释为病理，给了人以新的思路，本来未尝不可，但它却仍然不能使人快然于心。其所引《伤寒论》和《金匮要略》的一些条文，也并不能完全准确地证明本条应读如其所说的那种读法。因为其所引《伤寒论》和《金匮要略》的一些条文，在文章结构上，均与本条不完全一致。现在且把其所引用的《伤寒论》和《金匮要略》之文选几条再全文录来，并将其原有文句以一定的方式排列出来，然后将本节原文也用同样的方式写在下面，来供比较之用：

<table>
<tr><td rowspan="2">（1）少阴脉紧而沉</td><td>紧则为痛</td><td rowspan="2">小便即难。</td></tr>
<tr><td>沉则为水</td></tr>
</table>

<table>
<tr><td rowspan="2">（2）少阴脉沉而弱</td><td>沉即主骨，沉即为肾</td><td>汗出入水中如水伤心，历节痛，</td></tr>
<tr><td>弱即主筋，弱即为肝</td><td>黄汗出，故曰历节。</td></tr>
</table>

<table>
<tr><td rowspan="4">（3）</td><td rowspan="2">寸口脉浮而迟</td><td>浮脉则热</td><td rowspan="2">热潜相搏，名曰沉</td><td rowspan="4">沉伏相搏，名曰水。</td><td rowspan="2">沉则络脉虚</td><td rowspan="4">虚难相搏，
水走皮肤，
即为水矣。</td></tr>
<tr><td>迟脉则潜</td></tr>
<tr><td rowspan="2">趺阳脉浮而数</td><td>浮脉即热</td><td rowspan="2">热止相搏，名曰伏</td><td rowspan="2">伏则小便难</td></tr>
<tr><td>数脉即止</td></tr>
</table>

绍文所引《伤寒论·辨太阳病篇》“脉浮而大，浮则为热，大则为虚”之文不可靠，遍查该篇无其文，只有“脉浮而大，浮则为风，大则为虚”，因而不便引用，这里只有全引《金匮要略》之文。上面所列第（1）、第（3）两条为《金匮要略·水气病》文，第（2）条为《金匮要略·中风历节病》文，下面再将《金匮要略·血痹虚劳病》本条之文录出。

<table>
<tr><td rowspan="2">脉弦而大</td><td>弦则为减，减则为寒</td><td rowspan="2">虚寒相搏，此名为革，妇人则半产漏下，男子则亡血失精。</td></tr>
<tr><td>大则为芤，芤则为虚</td></tr>
</table>

这里我们只要把上面所引三条原文的文章结构和本条比较一下，就不难发现：上引第一条

“少阴脉紧而沉”下，虽有“紧则为痛，沉则为水”，是从脉象论到病机，但它没有“痛则……，水则……”之文，显然与本条的文章结构不完全一样；上引第二条“寸口脉沉而弱”下的“沉即主骨，弱即主筋，沉即为肾，弱即为肝”，与本条“脉弦而大”下的“弦则为减，大则为芤，减则为寒，芤则为虚”的文章结构很相似，惜其“沉即为肾，弱即为肝”的“沉”、“弱”二字，不是“沉即主骨，弱即主筋”的“骨”、“筋”二字，仍保留了其为“寸口脉沉而弱”的脉象名词而不是病机，这就使得它的文章结构与本条仍然不完全一样；上引第三条的文章结构更是与本条不完全一样，这里且先不管该条前半段的实际价值怎样。基于上引三条原文在文章结构上都具有各自的特点，那么，就应该允许本条也有自己的特点。如果硬说各条“从脉象论病机”都是一样的，试问在张仲景的著作中哪里还能找到“芤”字不是脉象名词而是病机的实例？再说，把“外强中空”的芤脉形象说成是“病机”的“外强中干”，试问病人的病情已达到“气血改革”而为“虚劳”的“半产漏下”或“亡血失精”，其“中干”的形体又何能“外强”？请注意，这一条不是“男子平人，脉大为劳，极虚亦为劳”的病情，更不是论“血痹”之文的“尊荣人，骨弱肌肤盛”。

根据上面所述情况看来，绍文要否定拙文读“减”为“紧”的论点，其说服力还是不够的。因为拙文毕竟在从文字语法和文字通假上论述了其“减”当读作“紧”以外，还有《妇人良方》所载“弦则为紧”、“紧则为寒”的明文依据。

话还得补充说一点，拙文引用《妇人良方·崩中漏血生死脉方论》中“寸口脉弦而大，弦则为紧，大则为芤，紧则为寒，芤则为虚，虚寒相搏，其脉为革”之文，是在祖国医学理论指导下，从文句语法和文字通假上论述了其“减”字应读为“紧”以后，才引用这段文字进一步证明其“减”字当读为“紧”，而且在我之前，在宋代，就已有人对其“减”字读为“紧”了。拙文并不是只“因这段文字在《妇人良方·崩中漏血生死脉方论》中直接写作‘弦则为紧’，因此就认为本文的‘减’本来就是‘紧’字”的，请再看一看拙文第一则的全文。绍文还说《妇人良方》“晚于《金匮要略》约1000年……若据此证明‘减’本作‘紧’，则不足为凭。”是的，一定历史时期的文学艺术（包括语言文字），有一定历史时期的特点。研究《金匮要略》的内容，最好用与《金匮要略》时代相近的文献，《妇人良方》一书晚约1000年，是太晚了一些，但它这一来自《金匮要略》的资料，在一定条件下，把它再拿来作为一个研究《金匮要略》同一内容的辅助证明，也未尝是不可以的。如果只因《妇人良方》晚于《金匮要略》约1000年，就硬说它的这一内容在任何条件下对研究《金匮要略》都是毫无价值，不足为凭，那么，请问我们这一代人要晚于《金匮要略》1700多年，所写的一些有关《金匮要略》的文章和文章中所引的《金匮要略》内容究竟还有没有一点参考价值？

二

关于“两胠疼痛”的“胠”字及“此虚寒从下上也”句的问题。这条的全文是：“趺阳脉微弦，法当腹满。不满者，必便难、两胠疼痛，此虚寒从下上也。当与温药服之。”拙文对此条的读法，是基于下列想法提出读“胠”为“脚”、读“从下上也”为“从上向下也”的，即：其“微弦”之脉加于“趺阳”，趺阳候脾胃而主腹，故其病“法当腹满”，其腹“不满”者，则出现“便难”、“两胠疼痛”。如这里“胠”字读为“胠肋”之“胠”，当然是在腹部的外上方，而“便难”的“便”毫无疑问是在腹部的下方，法当导致腹满的脾的虚寒，趋于胠肋则“两胠疼痛”而为虚寒之从下上，趋于大便则“便难”而为虚寒之从上下，这样又上又下，则本条原文所谓“此虚寒从下上也”之说则不确矣！如是，拙文遂据《诸病源候论·大便病诸候·大便难候》和《外台秘要·淋并大小便难病门·大便难方》所载《金匮要略》此条“胠”字作

“脚”，又据训诂学知识证明“胠”字在古代可读为“脚”，而“脚”字在古代可写为“胠”，且“脚”字是指“整个下肢”，这就表明了“便难”在“腹的下方”，而“两胠（脚）疼痛”也是在“腹的下方”，从而告诉我们：《诸病源候论·大便病诸候·大便难候》载《金匮要略》此文作“此虚寒从上向下也”是比较正确的。正是由于这个原因，拙文就用它订正了今本《金匮要略》此句的文字。绍文虽然不能不同意拙文所提出的“胠”字在古代可以作“脚”字用，但却仍然坚持认为这里的“胠”字还只能读为“胠肋”之“胠”而斥拙文读“胠”为“脚”是什么“推理”，从而对拙文《金匮要略》此条的读法表示了强烈的反对，并引用了一些古文献的内容作为其批驳拙文的论据。可惜的是，所引用的这些古文献的内容并不能支持绍文的论点，帮不了绍文多少忙。现在我们就来讨论这个问题。

首先应该确定，《金匮要略》此条所论述的病机是“脾胃虚寒”，所论述的病证其腹不满即为“趺阳脉微弦”、“便难”、“两胠疼痛”。然绍文所引之文和此条之义并不完全相同，甚至是根本完全不相同，如：

（1）绍文说：“《素问·藏气法时论》中有这样一段话：‘青脉之至也，长而左右弹，有积在心下支胠，名曰肝痹。得之寒湿，与疝同法’。‘青脉’就是弦脉，这样的脉象，反应出‘有积在心下支胠’，既然‘支胠’，就会‘两胠疼痛’，治疗时当‘与疝同法’。”这段文中的引文，在《素问·藏气法时论》中是没有的，它是《素问·五藏生成》之文，其“有积”字下均还有一“气”字。这里“青脉”实是表示“肝脉”，绍文说它“就是弦脉”，这是缺乏慎重态度的。其下句明明谓其脉象“长而左右弹”，如是“弦脉”，何以“左右弹”？所谓“长而左右弹”者，“紧脉”也，观下文“得之寒湿”之句亦可证。其“紧脉”见于“肝痹”之病，与“脉微弦”见于趺阳部位的“脾虚”之病有差异；其证“有积气在心下支胠”，与“便难、两胠疼痛”有差异；其因“得之寒湿”，与因“虚寒从下上”有差异。二者虽均为寒，但前者为寒实，后者为虚寒。总之，它们之间从病因到脉证均有差异。

（2）绍文说：“《素问·藏气法时论》又云：‘腹满䐜胀，支鬲胠肋，下厥上冒，过在足太阴、阳明。’足太阴阳明就是脾与胃。细绎这段的意思是：脾虚受寒，法当腹满䐜胀，若出现‘支鬲胠肋’，这是下厥上冒，‘下厥上冒’实际就是虚寒从下上。其总的病因是‘过在足太阴阳明’有寒积。足太阴阳明有寒积，趺阳脉岂能不微弦？”这段文中的引文，同样在《素问·藏气法时论》中是没有的，它也是《素问·五藏生成》之文。它所叙述的“腹满䐜胀，支鬲胠肋”，如果说是病在脾胃、邪从下上是可以的，如果硬说它是“脾虚受寒”病“有寒积”而是“虚寒从下上”则未必。《金匮要略·腹满寒疝宿食病脉证治第十》说：“病者腹满，按之不痛为虚，痛者为实”。说明腹满一证是有虚有实的，而《素问·五藏生成》此条所说的“腹满䐜胀，支鬲胠肋”未及其“喜按”或“拒按”，这就无法确定它是具体的或虚或实、或寒或热的病证。如果把它当作某一个具体病证来运用，当然也可以。既把它作为某一个具体病证，又说它是“寒积”，又说它是“虚寒”，这就不妥当了。因为寒积属“实”，虚寒属“虚”。如说它是虚实夹杂，那就与《金匮要略》本条之纯属“虚寒”者不同了。——当然，它们本来就是不同的。众所周知，祖国医学认识病机，是以临床证候（包括疾病过程，下同）为依据，并且是从临床证候开始的，《素问》此条所述的临床证候为“腹满䐜胀，支鬲胠肋”同时存在，而没有论及脉象，然《金匮要略》此条所述的临床证候为“趺阳脉微弦，法当腹满”，其腹不满者，则为“趺阳脉微弦……便难，两胠疼痛”。其“腹满”、“两胠疼痛”不并见（这二证在临床上是可以并见的，但不是此条之义），而“两胠疼痛”兼见有“便难”，且其“趺阳脉微弦”，这就表明了《素问》此条和《金匮要略》此条所论述的病证是不太相同的。绍文说“足太阴阳明有寒积，趺阳脉岂能不微弦？”这才是真正的不确切的推论！试问病“有寒积”属实证，其“趺阳脉”何必定要“微弦”？何必定要“弦”见于“微”中？

据上所述，《素问·五藏生成》这两段，与《金匮要略》此条是不完全相同的，绍文却说“这两段，与‘趺阳脉微弦，法当腹满，不满者，必便难，两胠疼痛，此虚寒从下上也’除了文字不同外，其内容真是雷同，基本没有不同之处”，给读者以似是而非的认识，这是不恰当的。

（3）绍文说：“……‘便难’是怎样一种病机呢？《素问·骨空论》讲督脉为病中有‘此生病，从少腹上冲心而痛，不得前后，为冲疝’，《史记·仓公传》：‘齐郎中令循病，众医皆以蹶入中而刺之，臣意诊之曰：涌疝也，令人不得前后溲。’‘不得前后’或‘不得前后溲’就是‘便难’。可见‘便难’是冲疝、涌疝的见证”。从而把所谓“冲疝”、“涌疝”和《金匮要略》此条的病证混而为一了。考《金匮要略》此条的所谓“便难”，乃指“大便难”，未涉及小便，《诸病源候论·大便病诸候·大便难候》，《外台秘要·淋并大小便难门·大便难方》载此文可证，绍文却硬把所谓“冲疝”的“不得前后”和所谓“涌疝”的“不得前后溲”的“大小便难”说成“就是”这个“便难”；《金匮要略》此条病证的病机，在部位上属脾胃，在性质上属虚寒，这怎么能够和所谓“冲疝”的“督脉为病”的“督脉”部位混为一谈呢？这又怎么能够和所谓“涌疝”而治以“火齐汤”的“中热”病机混为一谈呢？再说，所谓“冲疝”的“从少腹上冲心而痛”，并不等于《金匮要略》此条的“两胠疼痛”，所谓“涌疝”的“右口气急”或“右口脉大而数”，更不同于《金匮要略》此条的“趺阳脉微弦”。它们之间，不仅病机不相关，而且证候也是两码事，简直可以说是风马牛不相及了，然而绍文却偏要把它们拉扯到一起，混之为一，真是牵强附会，莫此为甚！

绍文还说“本节是以‘趺阳脉微弦’来说明寒邪内干，可能出现腹满或寒疝两种不同的症候，腹满和寒疝实际也是一种病的两种反应，这也就是张仲景为什么要把腹满、寒疝、宿食合成一篇的原因。如果不了解这一点，抽掉了腹满和寒疝的内在联系，又改胠为脚，改下上为上下，是不恰当的。”这里说“寒邪内干，可能出现腹满或寒疝两种不同的症候”是对的，但据此以说“腹满和寒疝实际也是一种病的两种反应，这也就是张仲景为什么要把腹满、寒疝、宿食合为一篇的原因”这就不对了。谁都知道，在祖国医学里，疾病有的是以病因病机命名的，有的是以突出证状命名的。《金匮要略》本篇的腹满病是以“腹部膨满”为主，可能出现“腹痛”；寒疝病是以“脐腹疼痛”为主，可能出现“腹满”；宿食病有“腹满”、“腹痛”，所以张仲景把它三者合为一篇。如果按照绍文的说法，似乎《金匮要略》中“宿食病”的发病原因，主要也是由于“寒邪内干”了，这当然不恰当；其笼统地说什么“腹满和寒疝实际也是一种病的两种反应”，当然也是不恰当的，试问“腹满病”的“腹满不减，减不足言，当须下之，宜大承气汤”、“按之心下满痛者，此为实也，当下之，宜大柴胡汤”等在病机上与“寒疝病”有什么关系？拙文根据祖国医学理论和古文献资料，主张读“胠”为“脚”、读“下上”为“上下”，它仍然是“虚寒”，并没有什么抽掉虚寒腹满和寒疝的应有的联系，这有什么“不恰当”？其实，倒是绍文漫无边际地把涌疝“不得前后溲”的“中热”和本条“大便难”的“虚寒”赋予了内在联系，把“腹满不减，减不足言”的“实热”和“寒疝绕脐痛，若发则白汗出”的“寒实”也赋予了内在联系，才是实在有点不恰当。

拙文引用《素问·藏气法时论》中“脾病者……脚下痛”，之文，本来只是借以证明古代脾痛有“脚痛”一证的论述，根本不涉及它们的病机，绍文却故意地扯到病机上说它们二者“不相关”。人家说这你说那，这有什么意思呢！

我们知道，我国古代著作在长期流传过程中，由于种种原因，都不可避免地要遭到脱讹错简的同一命运，阅读时必须运用校勘学方法订正其文字，才有可能较正确地理解它们的原意，所以常言有说：“书不校勘，不如不读”（见《光明日报》1963 年 3 月 10 日“文学遗产版”引）。这话固然未免有些言之太过，但在阅读古书的某些情况下，是有实际意义的。拙文正是根据这点，在阅读《金匮要略》时，也运用了校勘学方法，用《诸病源候论》的有关内容订正了《金匮要略》的个别文字。绍文指责说："我们可以用《诸病源候论》去否定《金匮》，同样也就可以用《金匮》去否定《诸病源候论》。"这种说法，对阅读古书来说，是毫无道理的。拙文对《金匮要略》个别文字的订正，间或是订正得不够准确，其所运用的校勘方法也未可厚非，也不能说这是什么"否定"。如果按照绍文的这一说法，古典著作内容的相互校勘是没有什么客观的是非标准的，完全是在相互否定，因而在研究古典著作上，校勘学方法是根本无用的，只要随心所欲地解说一番就够了。这怎么能算正确的治学方法呢？

三

关于"阴气衰者为癫，阳气衰者为狂"的"衰"字问题。"衰"字可以作为"衰弱"、"衰少"讲，这是任何一个认得"衰"字的识字人的普通常识，我何尝不知道？拙文是根据一些《金匮要略》注家提出本条"阴气衰者为癫，阳气衰者为狂"与《难经·二十难》"重阳者狂，重阴者癫"的思想有矛盾，而又考虑到张仲景的学术渊源，在写《伤寒杂病论》的时候撰用了《八十一难》当不致相对立而才提出来"衰"字读"蓑"而训为"重"的。绍文生气了，遂斥责说：拙文"为了将'衰'改'蓑'，虽然下了那样大的功夫，但以'衰'训'重'，仍是杜撰。"这里用得上绍文自己的话，这种斥责"是不恰当的"。我们知道，所谓"杜撰"也者，其意即谓"毫无根据而凭空捏造之义"也。拙文在引用大量文献论证了"衰"可读"蓑"后，运用古文字学的引申原则理解本条之"衰"为"重"义，何"杜撰"之有？

绍文认为这里的"衰"字只能作"衰少"讲，而阴气衰少所发生的癫证和阳气衰少所发生的狂证，不仅和《难经·二十难》"重阳者狂，重阴者癫"没有对立，并且正是发展了《难经》的这一学术思想。然在张仲景的著作里，即现在流传的《伤寒论》和《金匮要略》二书中，如果去掉本条"阴气衰者为癫，阳气衰者为狂"二句，则无法找到和《难经·二十难》"重阳者狂，重阴者癫"相同的文字和思想。这怎么能够叫做对《难经》的这一学术思想的发展呢？

绍文为了否定拙文对"阴气衰者为癫，阳气衰者为狂"二句的读法，坚定地把《难经·二十难》"重阳者狂，重阴者癫"的"重阳"、"重阴"说成"不是指的病机，而是指的脉象"。他说："《难经·二十难》是在论脉的阴阳更相乘、更相伏，才提出'重阳者狂，重阴者癫'的，实际是指的脉象"，并引用了杨玄操、虞抟二人对《难经》的注语作为证明。其实，杨玄操、虞抟对《难经》的这一注释，还不如滑寿在《难经本义》中所谓"此《五十九难》之文，错简如此"的注释更接近正确，因为《五十九难》正是论述"狂"、"癫"之病的。既然"重阳者狂，重阴者癫"是《五十九难》之文错简如此，当然就谈不上它是什么"在论脉的阴阳更相乘、更相伏"之后"才提出"，因而它是指的什么"脉象"了。话退一步来说，即使是它"是在论脉的阴阳更相乘、更相伏"之后才提出，也不见得它一定是指的脉象而不是指的病理，因为先论脉象继述病机病证的笔法，在《难经》稍晚的《伤寒论》和《金匮要略》里是有不少例子的，尽管它们的文字结构不完全相同；话在退一步来说，就算其"重阳"、"重阴"之文是指的脉象，脉象是病理的反应，用以来说明癫狂的病理又有什么不可呢？不是已承绍文批准"是可以的"吗？

绍文说："……一词一字，仅仅能在病理上讲得过去，这是不够的，还必须涵义明确，不许有丝毫含糊。无论是主词，还是旁证材料，都应这样。"这里且不管绍文自己在这方面做的程度怎样，但总得感谢他的"启发"。现在就来讨论一下《金匮要略》本条的全文意义吧。

绍文在引述了《金匮要略》本条的全文以后，说"这一段的描写，实即现代的神经衰弱症。如果出现魂魄妄行，也就可能是精神分裂症。衰弱也罢，分裂也罢，其病理都是'血气少''心气虚'。由于血气少、心气虚，所以症状表现是'畏'、'欲眠'、'精神离散'、'魂魄妄行'。这就肯定不是‘重阳’、‘重阴’的实证。这种病情如果再进一步发展，就可能是癫，是狂。所以最后作出‘阴气衰者为癫，阳气衰者为狂’来总结全文。这就可以清楚地看出，本节是看重阐明‘阴气衰’、‘阳气衰’在精神方面的病理反应。如果硬把‘衰’字训为‘重’字，这岂不是与全文脱节了吗？”本条文字写于1700年前的古代，所述病证未经现代医学检查，拙文不知道它是不是“神经衰弱症”和“精神分裂症”。但是，拙文在把“阴气衰者为癫，阳气衰者为狂”的“衰”字读“蓑”而训为“重”义的时候，是考虑了《金匮要略》本条的全文的，对本条全文作过了连贯思考，没有让“阴气衰者为癫，阳气衰者为狂”这两句和它上面之文脱节（尽管它可能是《五十九难》之文错简如此）。恰恰相反，倒是绍文自己没有让本条的全文上下连贯起来而使其中的上下文脱了节，如把“阴气衰者为癫，阳气衰者为狂”和上文“血气少”、“心气虚”连贯起来读这是对的，大概这也就是绍文坚持要把此文读为阴气衰弱则为癫、阳气衰弱则为狂的根本原由，但是，有意地把本条开头“邪哭，使魂魄不安者”之文丢掉不读而使其上下之文脱了节则是不对的。本条正是由于“邪哭，使魂魄不安者”之句的发端引出了本条的全文，因而它在本条之中就不是可有可无的句子，我们不应该简单地把它搁置一边而需要把它和全文连贯起来加以讨论才好。这里“邪哭”二字不能成义，既不能把它理解为病邪哭泣，也不能把它说成是病人哭泣，从文章结构看，它也不能是一个证状，徐彬、沈明宗、黄元御诸注均谓其“哭”字是“入”字之讹，这是可取的。从而说明了“邪哭”则当是“邪入”。《素问·宣明五气篇》所谓“邪入于阳则狂”、《灵枢·九针论》所谓“邪入于阳则为狂”等语正是作的“邪入”。这样，本条全文大致是：先论病因，次述病机，后及病证。本条之文既然是“邪入”，则当和上面所引《素问》、《灵枢》中的“邪入”同义，那它就可能是实证而不是虚证。本条“邪入使魂魄不安者，血气少也”，与《素问·评热病论》中“邪之所凑，其气必虚”之义相类，所谓血气的“虚”、“少”，只是相对的，是“邪实”，而“正虚”，是所谓“邪去而正自复”的“正虚”，不是“虚则补之”而需要补益气血药物治疗的虚证。在张仲景的著作里，论邪实的病证而述病机为“虚”是不乏其例的，如《金匮要略·惊悸吐衄下血胸满瘀血病篇》：“心气不足，吐血衄血，泻心汤主之。”张仲景用“大黄”、“黄连”、“黄芩”三药组成的泻火清热的“泻心汤”方，治疗“吐血衄血”，其病机明是邪热实盛，而说的却是“心气不足”；又如《金匮要略·血痹虚劳病篇》：“五劳虚极，羸瘦，腹满不欲饮食……内有干血，肌肤甲错，两目黯黑，缓中补虚，大黄蟅虫丸主之。”张仲景用“大黄”、“蟅虫”、“水蛭”、“虻虫”、“干漆”、“桃仁”等药组成的破血攻瘀的”“大黄蟅虫丸”方，治疗“腹满不欲饮食……肌肤甲错，两目黯黑”，其病机明是“内有干血”，而说的却是“五劳虚极”，且把治法叫做“缓中补虚”。怎么能够仅据“血气少”、“心气虚”两句，就硬说“阴气衰者为癫，阳气衰者为狂”完全是虚证而不能读“衰”为“蓑”呢？阅读古典著作，不深入到实质里去，只停留在文字表面是不行的。

拙文主张读“阴气衰者为癫，阳气衰者为狂”的“衰”字为“蓑”而训“重”，以合于《难经·二十难》“重阳者狂，重阴者癫”之义，丝毫不意味着否定癫、狂之病还有应当用补药治疗而属虚者的存在。绍文却故意地叫嚷什么“说补法不是治癫狂的一般规律，这并不能否定治癫狂可用补法”。试问谁在否定“治癫狂可用补法”？拙文明明写着：“在临床上，治疗‘癫’、‘狂’之病，多有用催吐、通下、化痰、泻火、开郁、通窍、重镇、安神等法者，用补法治‘癫’、‘狂’之病固不乏其例，但它毕竟不是治疗‘癫’、‘狂’的一般规律。”这段文字，不是已经清楚表明了“用补法治‘癫’、‘狂’之病固不乏其例”吗？谁在否定“治癫狂可用补法”呢？

既然“用补法治‘癫’、‘狂’之病固不乏其例”，而补法是可以治愈某些癫、狂之病的，那么，在浩如烟海的大量祖国医学文献里找几例用补药治愈的癫狂病案当然是不难的，然而要在这些文献里找一些用非补药治愈的癫狂病案则更是容易的。如果企图摘来一则用补药治愈癫狂的病案和两个治疗癫狂的补药药方，加以夸张，以攻击祖国医学治疗“癫”、“狂”的临床实际和否定拙文所说“用补药……毕竟不是治疗‘癫’、‘狂’的一般规律”，那将是徒劳的。

不知绍文是什么目的，把拙文在祖国医学理论指导下所用的校勘学方法说成是“否定”，所用的训诂学知识说成是“杜撰”，所用的旁证材料说成是“不相关”是“逻辑上的错误”，所用的后世文献说成是“不足为凭”，试问阅读《金匮要略》这一部古书，究竟应该用什么方法？难道用寒热不分、虚实混淆、张冠李戴、曲解古义的读书方法会是正确的？

（1979 年 10 月再写于湖北中医学院）

对所谓“是动”、“所生病”解释的一点商榷

《灵枢·经脉》这一篇，是专门讨论人体十二经脉循行的篇章。它详细论述了十二经脉在人体的分布和循行的具体部位与走向，从而阐明了营气在人体内运行环周的规律，并在所述各条经脉具体循行路径的后面，分别叙述了十二经脉在致病因素作用下发生变动所出现的病候。这里具举所载肺手太阴经脉之文为例，它说：“肺手太阴之脉，起于中焦，下络大肠，还循胃口，上膈，属肺，从肺系横出腋下，下行臑内，行少阴、心主之前，下肘中，循臂内上骨下廉，入寸口；上鱼，循鱼际，出大指之端；其支者，从腕后直出次指内廉出其端。是动则病肺胀满，膨膨而喘咳，缺盆中痛，甚则交两手而瞀，此为臂厥，是主肺所生病者，咳，上气，喘渴（喝），烦心，胸满，臑臂内前廉痛厥，掌中热，气盛有余，则肩背痛，风寒（衍）汗出中风，小便数而欠；气虚则肩背痛寒，少气不足以息，溺色变。为此诸病，盛则写之，虚则补之，热则疾之，寒则留之，陷下则灸之，不盛不虚以经取之。盛者寸口大三倍于人迎，虚者则寸口反小于人迎也。”其述十二经脉的体例均如此。

东汉时代问世的《八十一难经》一书，据说它是“本《灵枢》、《素问》之旨，设难释义”的。然而，众所周知，它在阐释《内经》之“难”的过程中，虽对《内经》理论作了一些发挥和发展，但在不少处所却对《内经》理论的原意进行了误解和歪曲，其《二十二难》对《灵枢·经脉》中有关内容的解释就是明显的一例。

《难经·二十二难》说：“《经》言脉有是动，有所生病，一脉变为二病者何也？然：《经》言是动者，气也；所生病者，血也。邪在气，气为是动；邪在血，血为所生病。气主煦之，血主濡之。气留而不行者，为气先病也；血壅而不濡者，为血后病也。故先为是动，后所生病也。”这就把《灵枢·经脉》中的所谓“所生病”与所谓“是动”并举作为了相对之文，把每条经脉变动的病候分成了两类，即所谓“是动”者则为“气病”，所谓“所生病”者则为“血病”。这种解释，乍然一看，颇似有理，但稍一细究，即可发现它与《灵枢·经脉》中有关内容的原意不相符合。《灵枢·经脉》中原文明明只说“三焦手少阳之脉……是主气所生病”、“胃足阳明之脉……是主血所生病”，而且还明确指出了：“大肠手阳明之脉……是主津所生病”，“小肠手太阳之脉……是主液所生病”，“膀胱足太阳之脉……是主筋所生病”，“胆足少阳之脉……是主骨所生病”，怎么能说“十二经脉”的“是动”一概都是“气病”而所谓“所生病”一概都是“血病”呢？这种解释，当然是难以令人置信的。张介宾在《类经·疾病类·十二经病》注中对《难经》的这个解释就曾经指出：“观此以是动为气，所生为血，先病为气，后病为血，若乎近理，然细察本篇之义，凡在五藏，则各言藏所生病；凡在六府，则或言气，或言血，或脉，或筋，或骨，或津液。其所生病，本各有所主，非以气血二字统言十二经者也。《难经》之言，似非《经》旨。”正因为如此，所以后世一些研究《内经》的学者，对《难经·二十二难》的这个解释，除莫士枚《研经言》表示赞同态度并以“荣”、“卫”二字为其“气血之释”进行辩解外，多数都是提出了异议，表示了他们自己的不同看法，如张志聪《灵枢集注》说：“夫是动者，病因于外；所生者，病因于内”，徐大椿《难经经释》说：“是动诸病，乃本经之病；所生之病，则以类推而旁及他经者”，等等。然而，这些学者，看出了《难经·二十二难》所释之谬误，这是好的，但没有脱离《难经·二十二难》之窠臼，仍把《灵枢·经脉》中十二经脉变动

的病候分为所谓“是动”和所谓“所生病”以为对文，从而给人同样令人难以置信的解说，也是谬误的。如果按照《难经·二十二难》或《研经言》的说法，则《素问·阴阳应象大论》中“肝……在变动为握”，“心……在变动为忧”，“脾……在变动为哕”，“肺……在变动为咳”，“肾……在变动为慄”，《素问·刺禁论》中“刺中心，一日死，其动为噫”，“刺中肝，五日死，其动为语”，“刺中肾，六日死，其动为嚏”，“刺中肺，三日死，其动为咳”，“刺中脾，十日死，其动为吞”，“刺中胆，一日半死，其动为呕”，等等，都只是“病于气”或都只是“病于卫”了；《素问·通评虚实论》中“黄疸，暴痛，癫狂，久逆之所生也”，“五藏不平，六府之所生也”，“头痛耳鸣，九窍不利，肠胃之所生也”，《灵枢·癫狂》中“狂，目妄见，耳妄闻，善呼者，少气之所生也”，《灵枢·玉版》中“夫痈疽之生，脓血之成也，不从天下，不从地出，积微之所生也”，《灵枢·刺节真邪》中“有一脉生数十病者，或痛，或痈，或热，或寒，或痒，或痹，或不仁，变化无穷……此皆邪气之所生也”，《灵枢·百病始生》中“善怒不节则伤藏，风雨则伤上，清湿则伤下……此内外三部之所生病者也”等，都只是“病于血”或都只是“病于荣”了；《灵枢·四时气》说：“百病之起，皆有所生”，就是百病的发生皆有“血”或皆有“荣”了；《素问·阴阳应象大论》说：“按尺寸观浮沉滑涩而知病所生”，就是按尺寸观浮沉滑涩而知病“血”或而知病“荣”了；《灵枢·卫气》说：“能别阴阳十二经者，知病所生”，就是能别阴阳十二经者知病之“血”或知病之“荣”了；《灵枢·终始》说：“必先通十二经脉之所生病，而后可得传于终始矣”，就是只通十二经脉之“血”或者只通十二经脉之“荣”，而后就可得传于终始，不必穷阴阳之气了。如果按照《灵枢集注》的说法，则《素问·阴阳应象大论》中“肝……在变动为握”，“心……在变动为忧”，“脾……在变动为哕”，“肺……在变动为咳”，“肾……在变动为慄”，《素问·刺禁论》中“刺中心，一日死，其动为噫”，“刺中肝，五日死，其动为语”，“刺中肾，六日死，其动为嚏”，“刺中肺，三日死，其动为咳”，“刺中脾，十日死，其动为吞”，“刺中胆，一日半死，其动为呕”等，都只是“病因于外”了；《素问·通评虚实论》中“黄疸，暴痛，癫狂，久逆之所生也”，“五脏不平，六府之所生也”，“头痛耳鸣，九窍不利，肠胃之所生也”，《灵枢·癫狂》“狂，目妄见，耳妄闻，善呼者，少气之所生也”，《灵枢·玉版》中“夫痈疽之生，脓血之成也，不从天下，不从地出，积微之所生也”，《灵枢·刺节真邪》中“有一脉生数十病者，或痛，或痈，或热，或寒，或痒，或痹，或不仁，变化无穷……此皆邪气之所生也”，《灵枢·百病始生》中“喜怒不节则伤藏，风雨则伤上，清湿则伤下……此内外三部之所生病者也”等，都只是“病因于内”了；《灵枢·四时气》说：“百病之起，皆有所生”，就是百病的发生皆有“病因于内”了；《素问·阴阳应象大论》说：“按尺寸观浮沉滑涩而知病所生”，就是按尺寸观浮沉滑涩而知“病因于内”了；《灵枢·卫气》说：“能别阴阳十二经者，知病之所生”，就是能别阴阳十二经者知病之“病因于内”了；《灵枢·终始》说：“必先通十二经脉之所生病，而后可得传于终始矣”，就是只通十二经脉之“病因于内”，而后就可得传于终始，不必穷阴阳之气了。如果按照《难经经释》的说法，则……《灵枢·终始》说：“必先通十二经脉之所生病，而后可得传于终始矣”，就是只通十二经脉之“以类推而旁及他经者”，而后就可得传于终始，不必穷阴阳之气了。当然不是如此。

我认为，《灵枢·经脉》中十二经脉循行后所述各条经脉病候的文字，不存在近2000年来误读的那个所谓“是动”和所谓“所生病”的相对之文。我们今天只有离开《难经·二十二难》的读法，才有可能得到一个比较接近正确的理解。

考《素问·脉解》，乃西汉武帝太初以后的作品。“脉解”也者，乃解释《灵枢·经脉》中所载经脉发生变动所见病候的机理者也。唐代王冰，宋代林亿等均曾指出这一篇的内容是解释《灵枢·经脉》中的经脉病候的，《素问·脉解》王冰注说：“此一篇殊与前后经文不相连接，别释经脉发病之源，与《灵枢经》流注略同……”，林亿等新校正说：“此篇所解，多《甲乙经》

‘是动’、‘所生’之病，虽復少有异处，大概则不殊矣”。而所谓《甲乙经》“是动”、“所生”之文，则全录自《灵枢·经脉》，这是人所共知的。

既然《素问·脉解》是解释《灵枢·经脉》中经脉病候的，现在我们来把《素问·脉解》所载的经脉病候和《灵枢·经脉》中所载的病候加以查对，加以比较，加以研究分析，从而发现我们在《灵枢·经脉》中有关经脉病候的文字读法上的问题，将是很有益处的。这里为了简化文字而又内容明了，特将这两篇所载的经脉病候列表比较，由于《素问·脉解》中只记述了足太阳、足少阳、足阳明、足太阴、足少阴、足厥阴等足六经的经脉病候，所以在这一表内对《灵枢·经脉》中所载的有关。

《素问·脉解篇》、《灵枢·经脉》所载“经脉病候”比较表

	《灵枢·经脉》		《素问·脉解》
	所谓“是动”	所谓“所生病”	
足阳明	洒洒振寒，善伸数欠颜黑，病至则恶人与火，闻木声则惕然而惊，心欲动，独闭户塞牖而处，甚则欲上高而歌，弃衣而走，贲響腹胀	狂、疟，温淫，汗出鼽衄口㖞，唇胗，颈肿，喉痹，大腹水肿膝膑肿痛，循膺乳、气街、股、伏兔骭外廉，足跗上皆痛，中指不用，气盛则身以前皆热，其有余于胃，则消谷善饥，溺色黄，气不足则身以前皆寒慄，胃中寒则胀满	洒洒振寒，胫肿而股不收，上喘而为水，胸痛少气，甚则厥，恶人与火，闻木音则惕然而惊，欲独闭户牖而处，病至则欲乘高而歌，弃衣而走，头痛鼽衄，腹肿
足太阴	舌本强，食则呕，胃脘痛，腹胀，善噫，得后与气则快然如衰，身体皆重	舌本痛，体不能动摇，食不下，烦心，心下急痛，溏瘕泄，水闭，黄疸，不能卧，强立，股膝内肿厥，足大指不用	病胀，上走心为噫，食则呕，得后与气则快然如衰
足太阳	冲头痛，目似脱，项如拔，脊痛，腰似折，髀不可以曲，腘如结，踹如裂	痔、疟，狂巅疾，头顖项痛，目黄，泪出，鼽衄，项、背、腰、尻、腘，踹，脚皆痛，小指不用	肿，腰椎痛，偏虚为跛，强上引背，耳鸣，甚则狂巅疾，浮为耳聋，入中为瘖
足少阴	饥不欲食，面如漆柴，咳唾则有血，喝喝而喘坐而欲起，目䀮䀮如无所见，心如悬，若饥状，气不足则善恐，心惕惕，如人将捕之	口热，舌干，咽肿，上气，嗌干及痛，烦心，心痛，黄疸，肠澼，脊股内后廉痛，痿厥，嗜卧，足下热而痛	腰痛，呕咳上气喘，色色不能久立，久坐起则目䀮䀮无所见，少气善怒，恐如人将捕之恶闻食臭面黑如地色，咳则有血
足少阳	口苦，善太息，心胁痛，不能转侧，甚则面微有尘，体无膏泽，足外反热	头痛，颔痛，目锐眦痛，缺盆中肿痛，腋下肿，马刀侠瘿，汗出振寒，疟，胸胁肋髀膝外至胫，绝骨外踝前及诸节皆痛，小指次指不用	心胁痛，不可反侧，
足阳明	洒洒振寒，善伸数欠，颜黑，病至则恶人与火，闻木声则惕然而惊，心欲动，独闭户塞牖而处，甚则欲上高而歌，弃衣而走，贲响腹胀	狂病温淫，汗出鼽衄。口㖞，唇胗，颈肿，喉痹，大腹水肿膝膑肿痛，循膺乳、气街、股伏兔骭外廉，足跗上皆痛，中指不用，气盛则身以前皆热，其有余于胃，则消谷善饥，溺色变，气不足则身以前皆寒慄，胃中寒则胀满	上喘而为水，胸痛少气，甚则厥，恶人与火，闻木音则惕然而惊，欲独闭户牖而处，病至则欲乘高而歌，弃衣而走，头痛鼽衄，腹肿

续表

	《灵枢・经脉》		《素问・脉解》
	所谓"是动"	所谓"所生病"	
足太阴	舌本强，食则呕，胃脘痛，腹胀，善噫，得后与气则快然如衰，身体皆重	舌本痛，体不能动摇，食不下，烦心，心下急痛，溏瘕泄，水闭，黄疸，不能卧，强立，股膝内肿厥，足大指不用	病胀，上走心为噫，食则呕，得后与气则快然如衰
足太阳	冲头痛，目似脱，项如拔，脊痛，腰似折，髀不可以曲，腘如结，踹如裂	痔、疟，狂巅疾，头囟项痛，目黄，泪出，鼽衄，项、背、腰、尻，腘，踹，脚皆痛	肿，腰椎痛，偏虚为跛，强上引背，耳鸣，甚则狂巅疾，浮为耳聋，入中为瘖
足少阴	饥不欲食，面如漆柴，咳唾则有血，喝喝而喘，坐而欲起，目䀮䀮如无所见，心如悬，若饥状，气不足则善恐，心惕惕，如人将捕之	口热，舌干，咽肿，上气，嗌干及痛，烦心，心痛，黄疸，肠澼，脊股内后廉痛，痿厥，嗜卧，足下热而痛	腰痛，呕咳上气喘，色色不能久立，久坐起则目䀮䀮无所见，少气善怒，恐如人将捕之，恶闻食臭面黑如地色，咳则有血
足少阳	口苦，善太息，心胁痛，不能转侧，甚则面微有尘，体无膏泽，足外反热	头痛，颔痛，目锐眦痛，缺盆中肿痛，腋下肿，马刀侠瘿，汗出振寒，疟，胸胁肋髀膝外至胫，绝骨外踝前及诸节皆痛，小指次指不用。	心胁痛，不可反侧
足厥阴	腰痛不可以俛仰，丈夫㿉疝，妇人少腹肿，甚则嗌干，面尘脱色	胸满，呕逆，飧泄，狐疝，遗溺，闭癃	㿉疝，妇人少腹肿，腰背痛不可以俛仰，㿉癃疝，腹胀

表中打波浪线的表示两篇中所载经脉病候的相同点。这里且不管两篇的内容在2000多年来的流传过程中所发生的个别字句错讹和脱误，然从上表中可以清楚地看到，《素问・脉解》所载经脉病候，除足太阳经脉病候中"甚则狂巅疾"一证和《灵枢・经脉》所载足太阳经脉病候所谓"所生病"的"狂癫疾"一证相合外，其余足阳明、足少阳、足太阴、足少阴、足厥阴等经脉病候，凡与《灵枢・经脉》所载与此相应经脉的病候相合的，则皆在《灵枢・经脉》所载与此相应经脉病候的所谓"是动"之中。据此，似可考虑《灵枢・经脉》足太阳病候中所谓"所生病"的"狂癫疾"之上脱落"甚则"二字，并从上文所谓"是动"的"踹（腨）如裂"下被误置于此。这样，《素问・脉解》所释《灵枢・经脉》中的经脉病候，均不为其所谓"所生病"的病候，除部分病候不见于今本《灵枢・经脉》外，则均是其所谓"是动"的病候。《素问・阳明脉解》，是专释《灵枢・经脉》中足阳明经脉病候的。这一篇也对《灵枢・经脉》中足阳明经脉的所谓"所生病"的病候无释，它只解释了《灵枢・经脉》中足阳明经脉的所谓"是动"的某些病候。这就给我们一种启示：《灵枢・经脉》中所载十二经脉的文字，有很大可能至"是主×所生病者"句止为《灵枢・经脉》原文，其余文字则为后人注语而被误入正文的。果真如此，则"是动则病……"为各条经脉病候的起句，而"是主×所生病者"则为各条经脉病候的结语。从文章结构来讲，也是完全可通的。"是动则病……"句，是承上文经脉循行而来，其"是"字，作"此"字讲，犹今之"这"字，指上文所述的各条经脉；动，变也，见《吕氏春秋・季秋纪・知士》高诱注，亦即《素问・阴阳应象大论》中"在变动为握"等的"变动"。这条经

脉发生变动，则病某证某证，某证某证。在述完这条经脉的病候后遂结之曰“是主×所生病者”。这种以“者”字作结语之文的笔法，在《灵枢经》一书中是不乏其例的，如《灵枢·本输》说：“……是六府之所与合者”，《灵枢·五变》说：“……此言其浑然者”，等等均是。这个“者”字，可以读“也”，《经传释词》卷九说：“者，犹‘也’也”，可证。“是主×可生病者”，就是“是主×所生病也”。马莳《灵枢·注证发微》注引此句作“是主×所生病耳”或“是主×所生病也”，是有意思的，他也是把“是主某所生病者”一句作为每条经脉病候的结文的，惜其对“是主×所生病者”一句之后的文字，未能作出妥当的处理，是令人感到十分遗憾的。——《灵枢·经脉》的十二经脉中“是主×所生病者”一句之后的文字，我疑其为西汉武帝太初以后、东汉桓帝延熹以前这段时间对《灵枢·经脉》中十二经脉所加的注语并被混入正文的。因而，我就未敢苟同一些学者在《灵枢·经脉》的十二经脉病候中抽出所谓“是动”和所谓“所生病”来作为相对之文的读法。

（1980年6月）

对发展祖国医学的一点看法

祖国医学早在我国历史上的战国时期就形成了它自己的理论体系。它以我国古代朴素的辨证法思想为指导，以医疗实践为基础，以辨证施治为特点，2000多年来在保障人民健康的医疗工作中一直发挥着积极作用，受到了医疗实践的严格检验，促进了我国古代医学的不断丰富和发展。近代以来，由于我国现代自然科学的发展缓慢，以致它没有能够和现代科学相结合以奠定它迅速发展的牢靠基础，又加之半封建半殖民地的思想影响，使它的发展受到了严重的阻碍而一直停滞不前。

在现代自然科学迅速发展的今天，祖国医学必将有一个大的发展，才能跟上现代科学日新月异的步伐，以发扬祖国医学的优势，发挥祖国医学的更大作用。

根据30年的实践经验，“中西医结合”这句话的本身还不算错，但把它搞成“以西医理论代替中医理论”或者“以西医理论夹杂中医理论”这就是荒谬的。因为多年的事实证明了：把它用于治疗工作，中医临床疗效降低了；把它作为教学内容，其中无内部联系，讲课不能深透，教学效果不好，教出来的学生中医质量不高。它确实没有使祖国医学的发展向前跨进一步，也没有使人们对医学世界的认识提高半点。把它当作是我国医学发展的唯一道路，它就成为了发展祖国医学的桎梏。发展祖国医学，如果不是把祖国医学的理论加以提高，而是丢掉了它的理论或是把它的理论搞得支离破碎，这还叫什么“发展”？我们现在必须解放思想，端正态度，实事求是，冲破这个框框，让祖国医学在其传统理论的基础上，根据自己的特点，按照自己的面貌，沿着自己的道路去发展。只有这样，才能符合它的发展规律，也才有可能使它得到真正的发展。

在发展祖国医学理论过程中，我们还有一个严重的继承问题。没有继承就没有发扬。我们必须认真的钻研祖国医学，踏踏实实地学习和掌握祖国医学的传统理论，把继承工作切实做好，从而奠定发展祖国医学理论的基础。现在我们必须在唯物辩证法的思想指导下，对祖国医学在继承的基础上，努力发展它的理论，发展它的优势，发展它的经验，丰富它的内容，提高它的素质和效能，以促进它的飞速发展。因此，我们在发展祖国医学的工作中应当紧紧把握住下列三点：

第一，努力学习和掌握祖国医学理论，并以现代的知识水平，根据祖国医学的传统观点，把它的基本理论一个一个地加以整理，使之更加系统化，并用现代语言加以阐述，以便于初学祖国医学的人易于接受、易于理解和迅速掌握，为祖国医学的现代化创造有利的条件；

第二，根据祖国医学的传统理论，在辨证施治的基础上，从临床医疗实践中，对现代各种科学检查方法加以运用，摆脱西医学在这方面所作的已有的结论，而努力从这方面积累祖国医学临床实际的新资料，进行分析研究，找出新的规律，使之为辨证施治服务，充实辨证施治的内容，扩大辨证施治的应用，从而促进辨证施治的发展；

第三，贯彻“实践第一”观点，采用现代科学而不是现代医学的知识和方法，对祖国医学的基本理论和实际经验加以研究，探讨出它的实质，给以科学的解释，把它提高到现代科学水平上来使之现代化，从而把它的理论牢靠地置于现代科学研究的基础之上。近年来的“气功研究”给我们树立了良好的榜样。

上述三点，第一点是发展祖国医学的基础，第二点是丰富辨证施治的内容，第三点是使祖国医学理论现代化，为其而后的飞速发展奠定可靠基础。只有做好了这三点，祖国医学就会迅速发展了。所谓“中西医结合”，也必须从这三点做起，也必须是做好了这三点才有可能。因为祖国医学现代化了，水到则渠成，中西医也就自然而然地会结合了。自然科学史早已证明：任何科学的发展，都有它自己的内部规律。违反了它的规律，无论任何人都是要碰壁的。因而对待祖国医学的发展，不遵循它的规律，否定或支解了它的理论，抛弃了它的特点，无论用什么形式，都无异乎是在“揠苗助长”，徒劳无功，且是无益而有害的。30年来在这方面所得到的经验教训不应忘记！

（1980年7月）

信函："在胎儿期及新生儿饮食未进之先，有无荣卫二气"的答复

胡俊生同志：

四月一日来信收悉。关于询及人"在胎儿期及新生儿，饮食未进之先，有无荣卫二气"的问题，答复当然是"有"的。《灵枢·本藏》说："人之血气精神者，所以奉生而周于性命者也"。人之血气精神，是奉养生身而周于性命的。人体没有血气精神的存在，人的生命是无法周全的。胎儿期或新生儿饮食未进之先也是有生命的，因而肯定是有血气的。《难经·三十二难》说："血为荣，气为卫"，血流行于经脉之中为荣（营），气温养于皮肤肌腠之间为卫，从而表明了胎儿期或新生儿饮食未进之先是有荣卫二气存在的。

《灵枢·本藏》说："……五藏者，所以藏精神血气魂魄者也；六府者，所以化水谷而行津液者也。此人之所以具受于天也。无愚智贤不肖，无以相倚也。"这就明确地指出了人之"血气"是"具受于天"的，即先天就具有了的，而且无论任何人都是一样。

至于《灵枢·营卫生会》所谓"人受气于谷，谷入于胃，以传与肺，五藏六府皆以受气，其清者为营，浊者为卫……"一段，是论述"人体生成之后"的"营卫之所出"的，不能据之就认为人在胎儿期或新生儿饮食未进之先就没有荣卫二气的存在。

专此以复。供参考。

致

礼！

李今庸

1981年4月

答：读史小识——“脉”字当训为“诊”说

郭炳恒同志的《与李今庸同志商榷》一文已读。该文表示以“开展争鸣，共同提高”的精神，对拙文《读史小识——“脉”字当训为“诊”说》提出了商讨意见，无疑这是应当表示欢迎的。特在这里对该文提出的一些商讨意见，作出如下答复：

一

首先说明一下，我在人体特异功能的启发下，再读《史记·扁鹊仓公列传》，写出了这篇短文，开始的标题，只作“读史小识”四字，意谓扁鹊虽善于切诊，然尤精于望诊，故论及到了“至今天下言脉者，由扁鹊也”中“脉”字的训解。编辑同志删去了拙文中“能‘尽见五藏症结’，具有了今人所谓‘透视’水平，从而表明了”等二十三字，加上了“‘脉’字之义当训为‘诊’说”的标题。这个标题与拙文之论的本意虽有差异，但它标出了拙文中所论“脉”字作“诊”解则是准确的。这里所谓“‘脉’字之义当训‘诊’，”是说“脉”字在古代文献中有“诊”之一义，不是说所有的“脉”字皆训为“诊”，更不是说所有的“脉”字是“诊”的同义字而均可改为“诊”。

二

郭炳恒同志说拙文中“首引《史记·扁鹊仓公列传》说：‘至今天下言脉者，由扁鹊也’，并明言‘众所周知，扁鹊是善于诊脉法的……扁鹊似已掌握了望、闻、问、切四诊。’这无异是赞扬了扁鹊在诊法上的成就，尤善于脉法；对这点我是没什么异议的。……若把此文改为‘至今天下言诊者，由扁鹊也’，似也说得过去，但却否定了前面所讲的‘扁鹊是善于切脉法的……’，也误解了司马迁为扁鹊立传时所写这段话的本意，我看此段正是讲扁鹊擅长切脉法，而非言诊法，若强把‘脉’字之义训之为‘诊’，是没有多大意义的。”首先，郭炳恒同志在这里据拙文说过“扁鹊是善于诊脉法的”一句话，就说拙文“赞扬了扁鹊在诊法上的成就，尤善于脉法”，而训“脉”字为“诊”就否定了拙文“前面所讲的扁鹊善于诊脉法……”。这完全是误会！拙文“是赞扬了扁鹊在诊法上的成就”的，但没有说他“尤善于脉法”。拙文之“善于诊脉法”句上无“尤”字，故与“尤善于脉法”之句的意义是不太相同的。拙文不是明确说过扁鹊在诊法上“尤精于望诊”吗？拙文说扁鹊“善于诊脉法”，而又“尤精于望诊”，这有什么矛盾呢？

郭炳恒同志说“至今天下言脉者，由扁鹊也”这段文字，“正是讲扁鹊擅长切脉法，而非言诊法”。这种理解，是以往一般学者见解，而这种见解，与《扁鹊仓公列传》所载的实际内容是不相符合的。查《史记·扁鹊仓公列传》记载扁鹊诊察了赵简子、齐桓侯、虢太子等三个病案，均无法看出扁鹊特别擅长于切脉，其对齐桓侯是望色而知病浅深，对虢太子是向中庶子喜方者问之而知病未死，对赵简子是“入视病”而知寤之日，况且其《传》还明谓扁鹊能“尽见五藏症结”，怎么能据之以作出“扁鹊在诊法上是擅长于切脉法”的结论而不是“尤精于望诊”呢？既然在扁鹊这个本《传》里是记述了扁鹊尤精于望诊，将“至今天下言脉者”的“脉”字之义训为“诊”，不得更符合其《传》的内容实际吗？不正是司马迁为扁鹊立传时的本意吗？怎么能说“没有多大意义”呢？

三

郭炳恒同志说：“《内经》明训：‘夫脉者，血之府也’……难道此处的‘脉’字之义可引申为‘诊’吗？由此而变成：‘夫诊者，血之府也’。切脉诊变成‘切诊诊’，这样做是否有点荒诞呢？”试问谁说过“夫脉者，血之府也”的“脉”字之义也训为“诊”？拙文说过：“《素问·脉要精微论》说：‘夫脉者，血之府也’。脉为人体的经脉。经脉的变动，即为人体的疾病。人体有病，可参合在人体脉动部以手循按审察经脉的变动情况而诊断之。这种以手循按而审察经脉的变动，叫做切脉。切脉，又叫‘切诊’，又叫‘脉诊’，又叫‘切脉诊’，是祖国医学的重要诊法之一。因为‘切脉’是一种诊法，故‘脉’字之义可引申而为‘诊’。这明明是说脉是以行血气的，故可切脉以诊病，而切脉法是一种诊法，故“脉”字之义又可引申而为“诊”，何曾有改“夫脉者，血之府也”而为“夫诊者，血之府也”之意？郭炳恒同志还硬说这段文字要使“切脉诊变成切诊诊”而斥之为“荒诞”，这岂不是“冤哉枉也”吗？

四

郭炳恒同志说：“文中（指拙文）引用《素问·金匮真言论》说：‘……故冬藏于精者，春不病温，夏暑汗不出者，秋成风疟，此平人脉法也’。引文开头删去了‘身之本也，故藏于精者’关键的两句话，从而把这段经文曲解为讲诊断疾病的方法，由此推出‘平人之脉法也’可用‘平人之诊法也’取而代之。”接着引用清代张志聪（隐庵）和近人《黄帝内经素问白话解》编者的注文阐明自己的见解后，即斥责拙文“弃本求末，只要后段，不要前段，巧取论据”，“断章取义”。说清楚，拙文这里引文是省略了“夫精者，身之本也”两句，却未删掉“故藏于精者”之文。然拙文省略了“夫精者，身之本也”两句，也不是什么“巧取论据”。“断章取义”，请不要诬陷！拙文是在论证“脉”字，只取后面之文就行了，故省略了前两句，这完全是为了节省篇幅。如不省略前两句，这段文字的大意是：“夫精者，身之本也”两句，是“故（冬）藏于精者，春不病温，夏暑汗不出者，秋成风疟”等文的起句，说明精气是人身的根本，精气的藏泄，决定着人体的发病与否；“此平人脉法也”一句，是“故（冬）藏于精者，春不病温，夏暑汗不出者，秋成风疟”等文的结语，说明其文是辨别人体病与不病的诊法。郭炳恒同志引张志聪“此篇论经脉之道，故曰精者身之本，曰此平人之脉法”之文为说，请问“此篇”是“论经脉之道”的吗？此“脉”字又是指的“经脉”吗？若如此，则“此平人脉法也”一句之义，就成为“此正常人之经脉之道”了，这恰当吗？只见此一“脉”字即概指“此篇”为“论经脉之道”对吗？至于《黄帝内经素问白话解》认为“此平人脉法也”一句“与前后文义不相连属，疑是衍文”之说，因读书作者对“此平人脉法也”一句之义尚未作深入研究，认为其“与前后文义不相连属”而“疑为衍文”，这是可以的，但郭炳恒同志把这个《黄帝内经素问白话解》编者本人尚未定论的疑义拿来作为根据以否定拙文对“此平人脉法也”的理解，这是不够严肃的。细看“夫精者，身之本也。故（冬）藏于精者，春不病温；夏暑汗不出者，秋成风疟”等文，根本未及于“脉”，故其下“此平人脉法也”的“脉”字，如释为“经脉”或者“切脉诊”，自当“与其前后文义不相连属”，然训为“诊”字则此句“与其前文”实相贯而理通。

五

郭炳恒同志说："文（指拙文）中引《素问·示从容论》：'臣请诵《脉经上下篇》甚众多矣，别异此类……明引此类从容，是以名曰《诊经》。'此段经文（包括省略的）主要讲明《脉经》上下两篇内容多，而其中又有许多不同和类似的脉象，随之又讲了一些脉象的主证主病，最后说明这两篇脉经中有丰富的脉学诊断材料，而诊法也可包括脉诊，故也可名为诊经，而非脉义当为'诊'。"这种说法，是与此段经文实际内容的主旨不相合的。考这段经文除前面部分文字是论述了几个"不同和类似的脉象"外，较多文字主要是黄帝、雷公二人讨论了两个病案。现为了便于分析，特牺牲一点篇幅将它全文抄录在下面：

（1）"雷公曰：于此有人，头痛，筋挛，骨重，怯然少气，哕噫，腹满，时惊不嗜卧，此何藏之发也？脉浮而弦，切之石坚，不知其解。复问所以三藏者，以知其比类也。帝曰：夫从容之谓也。夫年长则求之于府，年少则求之于经，年壮则求之于藏。今子所言皆失，八风菀熟，五藏消烁，传邪相受。夫浮而弦者，是肾不足也；沈而石者，是肾气内著也；怯然少气者，是水道不行，形气消索也；咳嗽烦冤者，是肾气之逆也。一人之气，病在一藏也，若言三藏俱行，不在法也。"

（2）"雷公曰：于此有人，四支解惰，喘咳血泄，而愚诊之以为伤肺，切脉浮大而紧，愚不敢治，粗工下砭石，病愈多出血，血止身轻，此何物也？帝曰：子所能治，知亦众多，与此病失矣。譬以鸿飞，亦冲于天。夫圣人之治病，循法守度，援物比类，化之冥冥，循上及下，何必守经。今夫脉浮大虚者，是脾气之外绝。去胃外归阳明也；夫二火不胜三水，是以脉乱无常也；四支解惰，此脾精之不行也；喘咳者，是水气并阳明也；血泄者，脉急血无所行也。若夫以为伤脾者，由失以狂也。不引此类，是知不明也。夫伤肺者，脾气不守，胃气不清，经气不为使，真藏坏决，经脉傍绝，五藏漏泄，不衄则呕，此二者不相类也，譬之天之无形，地之无理，白与黑相去远矣。"

这两则讨论，明明是证脉合参，论述了病证机制，后一则还言及了治疗，何当是讲"一些脉象的主证主病"？至于说这段经文"最后说明这两篇脉经中有丰富的脉学诊断材料"，更不知其有何所据？其最后只有"明引比类从容，是以名曰《诊经》，是谓至道也"等文，难道"明引比类从容"六字就是说的"这两篇脉经中有丰富的脉学诊断材料"吗？显然不是这回事。

现在我们再来看看《脉经上下篇》的内容是不是专论切脉诊的，从而探讨此处"脉"字的训解。考《素问·示从容论篇第七十六》所说的《脉经上下篇》一书，又叫《上下篇》，其所载"子言《上下篇》以对"之文是；又叫《上下经》，《素问·阴阳类论篇第七十九》说："帝曰：却念《上下经》阴阳从容……"，王冰注："帝念《脉经上下篇》阴阳此类……"，可证。其《脉经》之书有"上篇"、"下篇"，故又分别称之谓《上经》、《下经》，《素问·疏五过论篇第七十七》所谓"上经下经，揆度阴阳……"者是也。

关于《上经》、《下经》两篇的内容，《素问·病能论篇第四十六》概括地指出了其内容："《上经》者，言气之通天也；《下经》者，言病之变化也。"这个概括，和《内经》其他篇章所引《上经》、《下经》文字的内容是完全相吻合的，如《素问·气交变大论篇第六十九》所载"《上经》曰：'夫道者，上知天文，下知地理，中知人事'"；《素问·痿论篇第四十四》所载"……故《下经》曰：'筋痿者，生于肝使内也'；……故《下经》曰：'肉痿者，得之湿地也'；……故《下经》曰：'骨痿者，生于大热也'。"等等均未言及"脉"。其《脉经上下篇》之书虽已早佚，但据上述《内经》所引该书之片断文字，亦仍足以表明这个《脉经上下篇》的内容不是专论切脉诊的。既然不是专论切脉诊，而将其书名《脉经》的"脉"字仍读为"切脉"的

“脉”就不妥当了，只有用它的引申义而训为“诊”，才是合乎其书的实际内容的。

六

郭炳恒同志指拙文说：“又引用《金匮要略·肺痿肺痈咳嗽上气病脉证治》‘问曰：病咳逆，脉之何以知此为肺痈，当有脓血，吐之则死？其脉何类？’……先师仲景在《金匮》、《伤寒》诸著作中，十分注意脉证合参，尤其注意脉象，此处接连两处提及脉，即‘脉之何以知此为肺痈’，‘其脉何类’，主要是加重语气提请后世医家注意脉象在诊断此病的重要性，说明了肺痈病的诊断从很大程度上依靠脉象”。这里说张仲景在《金匮》、《伤寒》诸著作中，“十分注重脉证合参”，这是对的；但说张仲景在“此处接连两次提及脉，即‘脉之何以知此为肺痈’，‘其脉何类’主要是加重语气提请后世医家注意脉象在诊断此病的重要性，说明了肺痈病的诊断从很大程度上依靠脉象”则是不大确切的。诚然此处是接连两处提及“脉”，但两“脉”字的概念并不是相同的，前者“脉之何以知此为肺痈”句中之“脉”字，与“之”字连用，是动词，“脉之”意即“诊之”；后者“其脉何类”句中之“脉”字，是名词，指脉象。即使把“脉之”理解为“切脉诊”，也和“其脉何类”句中的“脉”字概念不完全相同，因而此处两“脉”字的出现，并不是什么“加重语气”，更不能由此推论出什么“提请后世医家注意脉象在诊断此病的重要性……肺痈病的诊断从很大程度上依靠脉象”之说来。谁都知道，切脉法，在祖国医学里是一个重要的诊察疾病方法，而且是一个不可缺少的诊察疾病方法，是祖国医学中的一个宝贵遗产，但它并不是唯一的诊察疾病方法。在临床诊疗工作中，忽视切脉法的作用是不对的，无原则地夸大其作用而将其神化同样是不恰当的。然张仲景是正确地对待了切脉法的。他对诊察各种疾病，总是“十分注意脉证合参”，对肺痈一病也如此，《金匮要略·肺痿肺痈咳嗽上气病脉证治》第一条之文清楚地表明了这一点。郭炳恒同志硬说“肺痈病的诊断从很大程度上依靠脉象”，那么请问仅凭此条所述脉象“微而数”而无其他证象供辨证何能诊断为肺痈病？其“微数”之脉未必只见于肺痈之病而不能见于伤寒等其他疾患？肯定地说，临床上如不见咳引胸痛而唾浓痰腥臭或脓血腥臭等证象，仅只见其“脉微而数”，是无法确定其为肺痈病的。从而表明了唯脉论观点是不全面的，只有“望”、“闻”、“问”、“切”四诊合参才能符合于诊疗工作的实际而是正确的。既然如此，此条“脉之”二字训为“诊之”之义至少是可能的。至于“脉”字之义训为“诊”于字书无据的问题，这是由于字书作者在写其书时遗漏了脉字此义的关系。字书的遗漏，确实是有的，例如《黄帝内经素问》中“烦冤”的“冤”字，诸字书不仅遗漏了其字之义，并且连其“冤”字的本身也被遗漏而未载。难道可以因此而说古代无此“冤”字？当然不能如此。

这里还必须指出：学术讨论，应该真正本着“开展争鸣，共同提高”的原则，摆事实，讲道理，以理服人。郭炳恒同志在《与李今庸同志商榷》一文中，却盛气凌人，不断斥责拙文是什么“故弄玄虚”、“掐头去尾”、“化整为零”、“巧取论据”、“牵强附会”、“使中医文献中的字词更神秘莫测”、“有点荒诞”等，极尽了诬蔑、粗暴之能事，这是不正确的。这不是讨论学术的态度！应该知道，在学术讨论中，简单粗暴和诬蔑攻击都是无济于事的。

（1981年10月）

答：《黄帝内经》成书及“侯王”“将军”二词的起始

丁二同志写的《与李今庸同志商榷》一文已读。该文引用了不少资料，提出了“侯王”、“将军”二词均不是始于战国，使我得到了很大启发，将在这里表示衷心的谢意！

不过，这里我也还有一点看法，即是春秋前有了诸侯的称王，并不一定就应时有“侯王”一词的出现。就我目前所看到的资料，包括丁二同志此文所引在内，其“侯王”一词还是首先见于《老子》一书。然《老子》之书的著作时代，学术界的认识一直就没有统一过，这就需要我们进一步去考查。而丁二同志现在却硬说它是春秋时人老子所作，从而肯定“侯王”一词“不是战国期间出现的事情而是春秋期间出现的事情”，这也未免有点欠妥当了。

另外，丁二同志说拙文所作“《黄帝内经》成书于战国后期”的结论，是仅以“侯王”、“将军”二词为论据，这也是不太确切的。拙文如果只有这“侯王”、“将军”二词作为论据，是无论如何也不会作出“《黄帝内经》成书于战国后期”这样的结论的，因为我从来没有认为过“侯王”、“将军”二词是战国后期才出现的。至于我的其他各种论据，已见拙文，这里就不复赘了。谨就正于丁二同志！

（1981 年 11 月）

一点商榷：《金匮要略》中的“白汗”释义及其断句

《湖北中医杂志》1981年第3期所载“《金匮要略》断句一则”之文，指出了《金匮要略·腹满寒疝宿食病脉证治第十》中第十七条“寒疝饶脐痛，若发则白汗出”的“白汗”如释之为“冷汗”则欠妥，这是有一定道理的。因为此条所述寒疝痛甚而致“汗出”的“汗”虽然可能是“冷汗”，但“白汗”一词的本身意义并不是冷汗。然而，该文作者说“……再看其他中医典籍，亦只有‘汗出’、‘绝汗’、‘劳汗’、‘自汗’或单写‘汗’字者，未曾出现‘白汗’一词”，主张将“若发则白汗出”一句的读法改为“若发则白，汗出”，这却是值得商榷的。

首先，其文如改作“若发则白”，则其义是未足的，必须于“白”字上，或加一“面”字，或加一“色”字，或者加上“面色”二字，始能使其文句之义足，《金匮要略》一书正是这样用文的。如其《藏府经络先后病脉证第一》所载“色白者，亡血也”和“肝色青而反色白”，其《百合狐蜮阴阳毒病脉证治第三》所载“其面目乍赤乍黑乍白”，其《血痹虚劳病脉证并治第六》所载“面色白，时目瞑兼衄”等等，均是如此。即如该文作者所引《灵枢·决气》和《素问·诊要经终论》之文，亦均于“白”上有一“色”字。可见，如其句只作“若发则白”，则于文即欠周而于义即嫌未足矣。然该文作者对其句作了“若发则白，汗出”这样的断句之后又接着解释说：“……‘白’此系指面色苍白；‘汗出’则指冷汗出”。这是在“加字”以“足义”，似不是妥善的解经之法，我故未敢苟同！

至于说“再看其他中医典籍……未曾出现‘白汗’一词”，这实在不合实际。“白汗”一词，在中医典籍里是有记载的，如《素问·经脉别论篇第二十一》所载“厥气留薄，发为白汗”，《备急千金要方》卷七第二所载“风湿相薄……白汗出而短气”等是其例。白汗，在《内经》一书里，又常写作“魄汗”，如《素问·生气通天论篇第三》说：“魄汗未尽，形弱而气烁”，《素问·阴阳别论篇第七》说：“魄汗未藏，四逆而起”，《素问·通评虚实论篇第二十八》说：“魄汗不尽，胞气不足，治在经俞”，《素问·至真要大论篇第七十四》说：“魄汗不藏，四逆而起”等。这些所谓“魄汗”者，均是说的“白汗”，盖古时“魄”、“白”二字可通也。

考“白汗”一词，不仅每见于我国古代医学典籍里，而且在我国其他古代典籍中也是常被使用的。《淮南子·修务训》说：“挈一石之尊，则白汗交流”；《论衡·言毒篇》说：“孔子见阳虎，却行，白汗交流”；《战国策·楚策》说：“蹄申膝折，尾湛胕溃，漉汁洒地，白汗交流”，鲍彪注：“白汗，不缘暑而汗也。”根据祖国医学的观点，“暑则皮肤缓而腠理开”（见《灵枢·岁露论》），人身当汗出。其不缘暑而汗出，必因他故相迫使然，所以称其“汗”为“白汗”。是所谓“白汗”者，犹言其为“迫汗”也，他故迫然而致其汗出也。本条所述寒疝之“大乌头煎证”，乃寒实内盛而非暑热，其“汗出”乃痛甚所致，宜其称之谓“白汗出”也。

《淮南子·精神训》说：“盐汗交流，喘息薄喉”，许慎注：“白汗咸如盐，故称盐汗”。是“白汗”古时又称为“盐汗”也。

据上所述，“白汗”乃我国古代典籍里的一个常用之词，而《金匮要略·腹满寒疝宿食病脉证治第十》中第十七条之文，如读为“若发则白，汗出”，其“汗出”之义固可通，但“若发则白”之文实未足义，所以我的意见，还是按照历代注家的读法，读作“若发则白汗出”为句，似更恰当些，不知吴、陈二同志以为然否？

（1981 年 12 月）

关于《内经》教材注释的几个问题

这次我院（湖北中医学院）编写《内经》教材的过程中，对不少学术问题争论很激烈，这是可喜的、正常的现象。现就教材中四处原文的注释谈点自己的看法，算是百家争鸣中的一家之言吧！

一、《素问·生气通天论》“阴平阳秘”一段的注释

教材把“阴平阳秘”的“秘”和前文“阳密乃固”的“密”同释为“致密、充足”，把“平”释作“平和、安定”，把“阴平”和“阳秘”看成互文，意思是阴阳双方处于平衡、协调状态，这从中医阴阳理论上是讲得通的。但是，就这段文字本身而言，我看不能这么读。如果这里的“平”是平衡，“秘”是“致密”，而“阴平阳秘”即是阴阳平衡的话，那就把“秘”字之义丢了，因为“秘”并没有平衡、协调的意思。而且“秘”作“致密”解，则“阳密”就成为“阳气致密”了。致者，细也。阳气怎么个“细密”法泥？于文理欠通。“致密”一般用于描述皮肤、腠理等才恰当。实际上，这段原文的“密”、“秘”、“平”都是静的意思，先秦书籍上有大量例句证实这一点。所谓“阳密乃固”，是说人身的阳气安静而不躁动，生命才能长久。“乃固”的“固”与《阴阳应象大论》“生乃不固”的“固”同义，王冰皆注为“久长”，是正确的。而“阴平阳秘”当是“阴阳平秘”之误，方与下句“阴阳离决”为对文。“阴阳平秘”是谓阴阳之气都要相对安静，人体才能保持健康，即所谓“精神乃治”。《内经》对阴阳之气相对安静的重要性是反复强调的。例如本篇就有“苍天之气清净（净通“静”）则志意治，顺之则阳气固”，“清静则肉腠闭拒，虽有大风苛毒，弗之能害”等语，还说“阳气者，精则养神，柔则养筋”，这里的“精”和“柔”也释为静，不过一作用于内藏，一作用于形体。《素问·痹论》说：“阴气者，静则神藏，躁则消亡”，则进一步说明阴气也必须安静。《素问·至真要大论》更明确地指出：“夫阴阳之气，清静则生化治，动则苛疾起”，可以看作是“阴阳平秘”的简明注语。当然，我们所说的“静”是相对的，并非绝对静止不动，为此本篇也同时指出了阴阳之气的运动特点，如“阴者，藏精而起亟也；阳者，卫外而为固也”，“欲如运枢”等。至于“故阳强不能密，阴气乃绝”，“阴阳离决，精气乃绝”，“阳气者，烦劳则张，精绝”等，则是阴阳一方或双方失静而妄动所造成的病理变化及不良后果，从反面证明了“阴阳平秘”的重要意义。

以上分析说明，对于“阴平阳秘”这段原文应从《内经》写作时代的字义和学术观点去探索，而不能用现在的字义和学术观点去硬套，才能作出比较符合《内经》本文的解释，并真正领会阴阳以清静为常为顺、以躁动为变为逆这一基本学术思想。

二、《素问·脉要精微论》“夫五藏者，身之强也”一段的注释

“夫五藏者，身之强也”一句中的“五藏”（藏，音义同现在的“脏”字，下同），历代注家多释作“五神藏”——心、肝、脾、肺、肾。如果察看本段所述“五藏”的具体内容，就不难发现这种解释欠妥。“五藏”之一的“头者，精明之府”的“精明”，教材释为“精气神明”，

意思是说头部的脑髓、五官等的活动无非“精气神明”的集中表现。这是否《内经》的原意呢？本篇这一部分原文连续四次提到“精明”一词，它们的含义应是一个。例如“切脉动静而视精明察五色”，表明“精明”是进行望诊的一个部位，“夫精明五色者，气之华也”，是说“精明”的“五色”是体内精气的外在表现，而“夫精明者，所以视万物，别白黑，审短长”，则点出了“精明”——眼睛的功能。杨倞注《荀子》说：“精，目之明。”可见，本段的“精明”是指眼睛，所谓“头者，精明之府”，就是说头是眼睛所居之处。因此把“精明”释为“精气神明”，就是离开原文任意扩大其词义，这不是严肃的治学态度。下句“精神将夺矣”的“精神”和“精气”在《内经》中可以互通，如《素问·五藏别论》“所谓五藏者，藏精气而不泻也”，其中的“精气”据《新校正》引全元起本等就作“精神”。《灵枢·大惑论》说：“五藏六府之精气皆上注于目而为之精”，亦说明视觉功能的维持依赖于精气的供养，因而“头倾视深”是精气夺失的征兆。可见“精明之府”并不牵涉到“神”，后面四个“府”与“神”亦无直接联系。由于头、背、腰、膝、骨五者都是形体的基本组成部分，也是显示形体强弱盛衰的重要标志，所以同为“身之强也”。为什么原文既称此五者为“五藏”，又在分别叙述时称其为“×之府”呢？这是因为古文的“藏”和“府”字皆有藏、聚之义，因而《内经》中的“藏”和“府”有时亦互通。例如《素问·离合真邪论》“调之中府，以定三部”，所谓“中府”即是内藏；《素问·三部九候论》有“神藏五，形藏四，合为九藏”之语，其中“形藏”据王冰注乃头角、耳目、口齿、胸中，以其“如器外张，虚而不屈，含藏于物”而得名。由此可知，头、目、胸中等在《内经》中既可称“府”又可称“藏”。再如“凡十一藏取决于胆也”（《素问·六节藏象论》），“愿闻十二藏之相使”（《素问·灵兰秘典论》）等，其“藏”字皆总括五藏六府而言。正因头、背、腰、膝、骨五者分别是人体某些藏器、组织所藏或所聚之处，本段原文才将其或称“藏”、或称“府”，而吴昆而径直把原文改作“夫五府者，身之强也”了。须指出，“藏”和“府”互通是有条件的，这就用得着“散文则通，对文则异”这句老话。就是说，“藏”和“府”单独使用时可以互通；二字对举或连用时，则各有所指而不能混淆。例如《素问·金匮真言论》“言人身之藏府中阴阳，则藏者为阴，府者为阳”就是其例。

本篇“五藏者，中之守也”的“五藏”，也不一定指“五神藏”，可释作体内藏器。它和“五藏者，身之强也”有一内一外之别，其大意都在阐述望、闻、问等诊法。于此亦可看出，本篇的篇名——“脉要精微论”中的“脉”字乃诊察之意，非独指切脉；“微”字即衰微而非微妙之意，因本篇论述了精气衰微的大量临床表现，而“五色精微象见矣，其寿不久也”句中的“精微象见”，就是精气衰败的征象出现，并和下句“如是则精衰矣”同义。

三、《素问·五藏生成》“此四支八溪之朝夕也”一段的注释

正确理解此段文字的着眼点在于对“属”和“朝夕”的训释。教材认为“朝夕”乃“时刻不可分离”之意。“朝夕”的确含有早晚、经常之义，但“朝夕”却无“不可分离”之意，这就叫“加字足义”，读古书切忌这样。如果读古书者都按自己的想法任意为书中字词增添含义，那么不仅其训释难于统一，而且其本义反被掩盖了。只有从古代文字的固有含义及其具体文字环境中寻求解释，才是正确的读书方法。“朝夕”释作潮汐，在古书中屡见不鲜，而且潮汐一词的早期字形就是“朝夕”，“潮汐”是后来才发展的字形，有些注家在这里就是以“潮汐”作注的。那么教材为什么不释作“潮汐”呢？大概主要顾虑是：潮汐具有流动性和时间的周期性，以其比喻血、气尚可，用来描述脉、髓、筋就不好理解了。我看这种顾虑是大可不必的。

本段的五个“属”字都作“会”字解，“会”就是指某一时间其气在某一部位聚会。人体各种物质皆有气、皆是气，气是运动不息的，不仅血、气如此，脉、髓、筋之气同样是不断运行

的。因而《难经·四十五难》说："筋会阳陵泉，髓会绝骨，血会鬲俞，骨会大杼，脉会太渊，气会三焦外一筋直两乳内也。"可见筋、髓、血、骨、脉、气等都是在人体内运行不息的，它们既可会聚于此，也就可会聚于彼，"四支八溪"这些大关节处当然更是其会聚之所。既曰"会"，也就有不"会"的时候，或其"会"在一定的时期内有盛衰（量）的相对变化，这同海水潮汐涨落的性质相似，因此古人就用这一人所熟知的自然现象比喻说明这一医学道理，这也是《内经》常用的一种笔法。而且人体是一小天地，它同自然界这个大天地存在着相应的关系，把人体内血、气、脉、髓、筋等精微物质的运动形式同潮汐相类比，亦正体现了"天人相应"的整体恒动观。这样，勿用加字，本段的医学理论和观点就清晰地揭示出来了。至于《内经》中"朝夕"作潮汐解的例句，并非仅此一句，如《素问·移精变气论》"贼风数至、虚邪朝夕"一句，就是说虚邪贼风对人体的侵袭是屡次发生并有时间性的，因为外邪是与时令密切相关的。

四、《素问·痿论》"肺热叶焦，则皮毛虚弱急薄著，则生痿躄也"一句的注释

这次教材把"肺热叶焦"，释作"肺叶受热而津液干枯"，意思是对的；然而把"著"字断属下句，注"急薄"为"急，危困。薄，减少"，就值得商榷了。"虚弱"乃衰败之象，这是好理解的。"急"、"薄"连在一起读，就是急迫之意，但是痿证是不当出现急迫之象的。而《内经》中"薄"与"著"字连用则较多见，如《灵枢·根结》说："皮肤薄著，毛腠夭焦"，其文正与本句同。因此，"薄"字在此宜读作"附"，"薄著"即附着之意，是形容肌肤干枯萎缩而附着在骨头上。《内经》中所谓"真邪相搏"、"寒与热相搏"等句的"搏"字皆通"薄"，亦是指二者相附、相合而为病。"急"字夹在此句中显得不伦不类，可能是衍文，因为"虚弱急薄著"之语于文理医理欠明，而且《内经》中再也找不到与此相同的说法。另外，"痿躄"是足不能行走的病证，由肺热所致，此即后世的"皮痿"证，这一点应加以说明。

（于1982年李今庸讲述，成肇智整理）

信函：就撰写《中国古代身形名词疏证》谈及中医古籍中身形名词的注解问题

志恒同志：

在京一别，久逾二月有余，近来身体可好？祝工作顺利！

我拟撰写《中国古代身形名词疏证》之事，得到了你的赞许，幸甚！

在中医古籍里，有许多关于身形的名词，历代注家，直至我们今天的注解，均没有详考实核，多有囫囵吞枣，模糊不清，甚至谬误迭出，也有不注不释，顺笔滑过者；还有存疑不能作释者。如此等，都给继承发扬中医学术带来了不便。现举数例如下：

（1）《素问·骨空论》中“督脉……其络循阴器，合篡间，绕篡后”之“篡”字，今人多宗日人之说，谓“两阴之间，有一道缝处，其状如纂组，故谓之纂”。这里且不管其所指部位是否准确，而说此文“篡”字取义于“纂组”则是不符合历史事实的。

（2）《金匮要略·腹满寒疝宿食病篇》中“两胠疼痛”之“胠”字，诸注均释为“胠胁”之“胠”，显然是不对的，只要联系其上下文考虑一下学理和思想规律，就可发现其注之误。

（3）《五十二病方·足臂十一脉灸经》中“枝之下胂”之“胂”字，释文指出是“人体部位名”而云“未详”。其实，这个字的部位是完全可以注清楚的。

（4）《五十二病方·足臂十一脉灸经》中“尫（鼽）汭（衄）”之“尫（鼽）”字，释文谓“鼽，鼻流清涕”。此乃缘历代《素问》注之误。“鼽”之一字，在古代确有“鼻流清涕”之义，但此乃“鼻衄”连文，则不当再训为“鼻流清涕”矣。若然，试问“鼻流清涕”和“鼻出血”二症在临床上有什么必然联系？何以中医古籍上经常连用？杨上善训“鼽”为“鼻形”是对的，盖“鼽”与“頄”通，而“頄”有“鼻”和“颧骨”两训。

（5）《灵枢·邪客》中“岁有三百六十五日，人有三百六十（五）节”之“节”字，人们误读为“骨节”之“节”而反诬中医学连骨数搞不清，错把骨头说成了三百六十五块。其实，此文“节”字与《素问·疟论》“日下一节”之“节”不同义。此文之“节”，指穴会，《灵枢·九针十二原》所谓“节之交三百六十五会……所言‘节’者，神气之所游行出入也，非皮肉筋骨也”是也。

例子只举这些，不再举例了，其例是不胜枚举的。正因为如此，所以我才萌生了撰写这个《中国古代身形名词疏证》的念头。按照我的设想和构思情况，工作任务是较大的。主要因下列两种原因：

第一，身形名词散见于中医和其他各种书籍里，而我国书籍又汗牛充栋，多得无比。然我又初步打算将唐代以前的所有书籍包括地下出土的在内，其身形名词都尽量给以收集，对于宋以后书籍中身形名词则有选择地适当收集。这样，就首先要具有这些书籍，其次是翻阅这些书籍，其次则是摘录这些书籍中的身形名词制成卡片。

第二，在我国古代书籍里，所记载的身形名词，往往是：一个部位，有几个名称；而一个名词，又有几个部位，且有的名词所指的一个部位，有时范围较大，有时范围较小。在疏证时，首先要研究清楚不同地方出现的具体身形名词的具体义训，还要处理好各相关身形名词之间的相同之点和相互区别。“頭”、“首”、“𦣻”、“𦣹”、“巅”、“颠”、“天”、“顶”、“定”、“顁”、“题”、“上”、“末”、“颅”、“𪔂”、“𩠐”等字之义，都是指整个头部。但有的字，有时又只指头部的某一部位，有时又指身形的其他部位，如“顶”、“定”、“顁”、“𪔂”、“𩠐”等字有时又指百会穴处的头顶部，“颠”、“巅”有时又指百会穴处头顶部，有时还指脑户穴处的枕骨部，“题”字有时又指额部；“末”字有时又指项肩部，有时还指四肢部；“天”字有时又指额部，有时还指整个身体，等等。

这里我只是谈了而且只是举例谈了几个字的情况，没有引出书证来，然我正式撰写书稿时，其书既然叫“疏证”，对每一个字义，当然是言必有据，一定要有书证的，而且要有尽量多的书证，以增强其字的说服力。我还考虑在可能的情况下，对身形某些部位为什么叫某些名称的意义加以阐述。全部名词都做到这点，我的水平不够，对部分名词做到这点，我是可以的。现在我已搜集了部分资料，而且还在搜集资料中，但是否能真正写成《中国古代身形名词疏证》这个较高要求的中医工具书，目前还无确切把握，其原因就是如同孔子所说过的一句话：“文献不足故也”。要解决这个困难，我个人的力量有限，而这个工作的重要性和难度往往又不被人们所理解，无法得到应有的支持。因此，我也只有从客观实际出发，对这个工作做得到多少，是多少；这一生能不能把它写成，我也就不计较了。——当然，如果能够得到一定的支持，创造了一定条件，老天再假我以年，我还是希望能够及早把它撰写成功！

我的这个《中国古代身形名词疏证》如果撰写成功了，不仅对研究中医古籍从一个方面带来了方便，对继承发扬中医学术有好处，而且对研究中国其他古籍也在一个方面具有重要的参考价值。

专此奉候 顺祝

政安！

李今庸

1986年10月

熨斗疗法发明在中国古代

1991年7月7日《文摘报》第4版“体育与健康”栏中，转载了6月23日《珠海特区报》一则消息，即所谓“日本的熨斗健康法”，说“日本出现了一种新式健康法——用熨斗熨人身。发明这种新颖健康法的日本大阪健康顾问名田茂说，用熨斗疗法对肩膊疼痛、便秘、发冷等症十分有效。不过并非身体每个部位都可以熨……。”这里把熨斗疗法的发明，说成是日本人名田茂，是不符合历史事实的。只要翻开中国历史，就可以清楚地看到，早在2000多年以前，熨斗疗法就被中国古代医学家发明出来而运用于临床治疗上了。现在这里就来稽考一下熨斗之为物及其在我国用于治疗疾病成为一种治疗方法的情况。

“熨斗”一词，从所见到的文献看，它首先见于《晋书·韩伯传》，所谓“母方为作襦，令伯捉熨斗”者是也（《太平御览》载，《帝王世纪》有“纣先作大熨斗”，《三辅故事》有“董卓坏铜人十枚为小钱熨斗”之文）。然则何为“熨斗”？熨字本作“㷉”，隶书作“尉”，其“熨”乃俗体。㷉、尉、熨三字，形虽异而义则同也。《玉篇·火部》说：“㷉，于贵切，申帛也”；《广韵·入声·八物》说：“㷉，火展帛也”；《说文·火部》说：“㷉，从上按下也，从㷉又持火，所以申缯也”。段玉裁注，“𡰥，古文仁。𡰥又，犹‘亲手’也。”是“熨”乃“亲手持火以伸展缯帛使其皱折舒平”也。所谓：“亲手持火”者，实有所依也。如谓亲手直接操持其火，则火必先灼其手，何能伸展其缯帛为？然其所依者，则“斗”是也。何谓“斗”？《说文·斗部》说：“斗，十升也，象形，有柄”，是“斗”乃“有柄”之“量器”也。其既为量器，则必可受盛，而能用作“容器”矣。《诗·大雅·生民之什·行苇》说：“酌以大斗，以祈黄耇”，毛苌传：“大斗，长三尺也”，孔颖达疏：“大斗，长三尺谓其柄也”，《大戴礼记·保傅》说：“太宰持斗而御户右”，王聘珍解诂：“斗，所以斟也”。是“斗”乃“有柄之酌酒容器”也。斗为容器，既可盛酒以酌，亦可盛火以熨，《晋书·韩伯传》所载“火在斗中，而柄尚热”之语，正证明了这一点。惟其斗中盛火，故称其曰“火斗”。斗中盛火而熨以伸展缯帛，故《广韵·去声·八未》引应劭《风俗通》说：“火斗曰尉”，《小学钩沉》卷七载《通俗文》亦说：“火斗曰尉”手持火斗以伸展缯帛曰“熨”，故后又称其火斗曰“熨斗”。

熨斗之为用，本在于用其温热效应以伸展缯帛皱折，而我国古代医家则援之以治人体因寒邪所致气血不平的疾病，从而发明了治疗疾病的“熨法”，现又称之为“熨斗疗法”。

我国发明熨法治病的时间，这里且撇开《史记》所载虢国中庶子所言上古医家俞跗就已掌握熨法治病的传说不论，至迟在春秋战国时代，熨法已被发明出来而常用以治疗疾病，扁鹊治疗虢太子尸厥病，在针刺三阳五会太子苏醒后，就使子豹为其进行了“五分之熨”以治之。我国现存战国末期的一部划时代医学著作《黄帝内经》，就把熨法作为重要治病方法之一，《灵枢经·病传第四十二》所载“余受九针于夫子，而私览于诸方，或有导引、行气、乔、摩、灸、熨、刺、焫、饮药之一者，可独守耶？将尽行之乎？”等文可证。《黄帝内经》还指出了多种病证都适宜于熨法治疗，《素问·玉机真藏论篇第十九》说：“今风寒客于人……或痹不仁肿痛，当是之时，可汤熨及火灸刺而去之”；《素问·血气形志篇第二十四》说：“形苦志乐，病生于筋，治之以熨引”等是也。《黄帝内经》并记载了古代医家在熨法基础上，又发明了“药熨法”，《素问·调经论篇第六十二》说：“病在骨，焠针、药熨”，《灵枢·寿夭刚柔第六》说：“……刺大人者，以药熨之。黄帝曰：药熨奈何？伯高答曰：用醇酒二十升，蜀椒一升，干姜一斤，桂心一斤，凡四种，皆㕮咀，渍酒中，用棉絮一斤，细白布四丈，并内酒中，置酒马矢煴中，盖封涂，勿使泄，五日五夜，出布，棉絮曝干之，干复渍，以尽其汁，每渍必晬其日乃出干，并用滓与棉絮，复布为复巾，长六七尺、为六七巾，则用之生桑炭炙巾，以熨寒痹所刺之处，令热入至于病所，寒复炙巾以熨之，三十遍而止，汗出以巾拭身，亦三十遍而止，起步内中，勿见风。每刺必熨，如此病已矣。”这种药熨法，用药酒渍布以为巾，炙巾置于肌肤而行熨，无疑加大了熨法的作用。是故病在筋肉者，可治以熨法，而病在骨者，则必用药熨为治，此《黄帝内经》之所以有“药熨”之创也。长沙马王堆汉墓出土的《五十二病方》也记载了多种病证用熨法治疗，如：

（1）《伤痉》：“痉者，伤，风入伤，身信（伸）而不能诎（屈），治之，爒（熬）盐令黄，取一斗，裹以布，卒（淬）醇酒中，入即出，蔽以市，以熨头。熬则举，适下。适下为口裹更（熨）寒，更爒（熬）盐以熨，熨勿绝。一熨寒汗出，汗出多，能爒（屈）信（伸），止。熨时及已熨四日内，口口衣，毋见风，过四日自适。熨先食后食次（恣）。毋禁，毋时，令。”

（2）《婴儿索痉》：“索痉者，如产时居湿地久，其肎（肎）直而口钔，筋挛难以信（伸）。取封殖土冶之，口口肎二，盐一，合挠而（蒸），以扁（遍）熨直肎（肎）挛筋所。道头始，稍口手足而已。熨寒口口复（蒸），熨乾更为。令。”

从以上引文，可以清楚地看出，这时熨法治病，已扩展到不用熨斗，而根据不同病情，选用不同药物，加热，布裹，乘热以烝病体。故其又有“烝熨法”之称，《华氏中藏经》卷中第四十七所谓“夫病……有宜蒸熨者”是也。该书卷中第三十九、第四十七中还对熨法的治疗作用、治证和禁忌，都作了简明阐述，熨则助其阳也”，“蒸熨，辟冷煖，洗生阳”，“脉迟则熨之”，“宜蒸熨而不蒸熨，则使人冷气潜伏，渐成痹厥”，可见熨法在临床上的治疗作用。但“皮肤不痹，勿蒸熨”，则熨法又不可滥用矣。《金匮玉函经》也记述了熨法的治证和禁忌，前者如《辨可火病形证治》所载“下利，谷道中痛，当温之，以为宜火熬末盐熨之，一曰炙枳实熨之”之文是；后者如《辨不可火病形证治》所载“伤寒，脉阴阳俱紧，恶寒发热，则脉欲厥………熨之则咽燥”之文是。《伤寒论·辨太阳病脉证并治中》还记载了熨法误例：“太阳病二日，反躁，反熨其背，而大汗出，大热入胃，胃中水竭，躁烦，必发谵语……。”

在两汉魏晋南北朝时期，我国熨法治病，已经逐渐积累了丰富的经验，成为医家治病的重要手段之一，以致一些官吏论事也喜援之以为说，《南史·郭祖深列传》所谓“医诊则汤、熨、散、丸”是其例。隋代巢元方所著《诸病源候论》一书每谓“其汤、熨、针石，别有正方”也可证熨法在当时医疗上的地位。宋代《圣济总录·治法篇》也对熨法作了专题论述。

熨法使用简便，不仅为医家所掌握，而且亦为广大民间所使用。在我国农村，常可看到人们肢体寒痹，则用瓦砖置桑柴火中烧热，取出，布裹，乘热以蒸熨；腹部寒痛，则用麦麸炒热，盛小碗中，布裹，乘热以蒸熨。二者均注意防止烫伤。这与熨法发明早期以熨斗盛火行熨治病在工具形态上虽不相同，但其利用温热治病则完全一致，犹如起初用有柄之铜斗盛火以申缯，后改用有柄之铁制长方形板块俗所谓“烙铁”者置火中烧热取出以申缯，今又改用有柄之金属棱形熨具通电以申缯。三者形虽异，而其用热申缯并行熨时缯上垫以含湿之布则一，故其虽已无盛火之处，至今仍称之日“熨斗”也。从而有力地证明了“熨斗疗法”乃是中国古代医家早在数千年前已发明，而不是日人今日所初创也。

（1991年7月）

附：中国人民政治协商会议湖北省委员会主席沈因洛同志的批文

李教授：

建议您写篇文章在国内或国外有影响的报刊上发表，以正视听请酌！

沈因洛

8月8日

关于我国婚姻史的发展概况学术研讨函

赵树森同志：

近好！我们在中医男科专业学术研讨会上议论过古人的性观念。

我国在太古时期，曾经一度出现过“男女杂交”，即“血族群婚制”，《吕氏春秋·恃君览·恃君》说：“昔太古尝无君矣，其民聚生群处，知母不知父，无亲戚兄弟夫妻男女之别，无上下长幼之道，无进退揖让之礼，无衣服履带宫室蓄积之便，无器械舟车城郭险阻之备”。此文之“知母不知父”一句，正点中太古时期的“群婚制”现象。古代文献中记载之“简狄吞燕卵而生契”、“姜嫄履大人跡而生弃”，都是在神话笼罩中言其“知母不知父”也。

《史记·五帝本纪》记载：“众皆言于尧曰：‘有矜在民间，曰虞舜’……于是尧妻之二女”。张守节正义：“二女，娥皇、女英也”。是尧之二女娥皇、女英姊妹二人同匹配于舜，嫁于舜为妻，而《孟子·万章上》却载舜弟象之话说：“二嫂使治朕栖”，是象又与娥皇、女英同眠也。从而表明娥皇、女英姊妹二人既以舜为夫，又以象为夫；而舜、象兄弟二人既以娥皇为妻，又以女英为妻。此殆即所谓“亚血族群婚”之象徵也。

后来，大概在周代，社会发展使婚姻进入了“一夫一妻制”且夹以“一夫多妻”。孔子之父叔梁纥，与母亲徵在，“野合”而生孔子，未闻有第三者。所谓“野合”，言叔梁纥、徵在未祠高禖而不交合在寝庙也，当时风气为然，非男女通姦也。相传秦时修筑长城数年不归的范杞良，与千里寻夫哭倒长城的孟姜女，就是一对被秦暴政分开的夫妻，也未闻有第三者。孟子答齐宣王好色，说应“与百姓共之”，做到“内无怨女，外无旷夫”，也是说的“一夫一妻制”。当时还颇有“一夫多妻”现象，以国君后宫多嫔妃，士大夫则有多妻妾，就是《孟子·离娄下》所述那个“外乞熘冢，内娇家人”的齐人，也“有一妻一妾而处室”。于时则出现了“同姓不婚”的礼制。

在甲骨文里，有“⊥”、“ᘯ”等字，象形。为男性生殖器；有“匕”字，象形，为女性生殖器。男性生殖器之“⊥”字，加饰一横则为“士”，故“士”字之义引申为“男子”。而“⊥”倒悬之则为“⊤”，加饰则为“不”为“示”，故《甲骨文字研究·释祖妣》说：“示为牡神”，又说：“蓋示之初意本即生殖神之偶像也”。其“祭祀”之“祭”从“示”，本亦从“匕”作“㸚”，今“祭”行而“㸚”废。可见古人曾有过生殖器崇拜，京山屈家岭文化遗址中就出土了一枚“陶祖”，即陶制男性生殖器也。

《礼记·婚义》说：“婚礼者，将合二姓之好，上以事宗庙，而下以继后世也”。《孟子·万章上》说：“男女居室，人之大伦也”。男女婚姻嫁娶，有关上以纪念祖先，下以传宗接代，是人伦之大事。男女室家，人生所不能免焉，故论及有关男女生殖结构与两性之事少有隐讳，无低级、庸俗、邪秽、羞恶之感，在古代文献中每有言之者，《孟子·告子上》说：“食，色，性也”，惟之言生也，谓生而有之也；《礼记·礼运》说：“饮食，男女，人之大欲存焉”，此文“男女”二字，乃指“男女性生活”也；《老子》第五十五章说：“未知牝牡之合而峻作”，牝指女性生殖器，牡指男性生殖器，峻，乃谓男孩之阴茎也；《周易·系辞上》说：“乾道成男，坤道成女……夫乾，其静也专，其动也直，是以广生焉，夫坤，其静也翕，其动也闢，是以大生焉”；《周易·系辞下》说：“男女构精，万物化生”，“乾，阳物也，坤，阴物也。阴阳合德而刚柔有体，以体天地之撰，以通神明之德”；《周礼·地官司徒下·媒氏》说：“仲春之月，令会男女。于是时也，奔者不禁，若无故不用令者罚之，司男女之无夫家者而会之”；《礼记·月令》说：“仲春之月……玄鸟至，至之日以太牢祠于高禖，天子亲往，后妃帅九嫔御，乃礼天子所御”；《诗·国风·周南·关雎》说：“窈窕淑女，君子好逑”；《诗·国风·郑风·溱洧》说：“女曰观乎，士曰既且”；《诗·国风·召南·野有死麕》说：“有女怀春，吉士诱之”；《论语·子罕》说：“吾未见好德如好色者也”；《孟子·万章上》说：“好色，人之所欲……知好色则慕少艾”；《孟子·梁惠王下》载齐宣王对孟子说他自己：“寡人好色”；《礼记·礼运》说：“合男女，颁爵位，必当年德”，连汉代大儒董仲舒在他所著《春秋繁露·循天之道》中也说：“养身以全使，男子不坚牡不家室，阴不极盛不交接”。

古人认为，男女以礼交者为夫妻，当促成之，保护之；不以礼交者为淫乱，当防范之，禁止之。《淮南子·本经训》说：“阴阳之情，莫不有血气之感，男女群聚杂处而无别，是以贵礼”，《礼记·乐记》说：“礼者，所以缀淫也”，此文《史记·乐喜》作“礼者，所以闭淫也”；《礼记·曲礼上》说：“娶妻不娶同姓，故买妾不知其姓则卜之。寡妇之子，不有见者，非有见焉，弗与为友”，“男女不杂坐，不同椸枷。不同中栉，不亲授，嫂叔不通问，诸母不漱裳，外言不入于梱，内言不出于梱，女子许嫁缨，非有大故，不入其门。姑姊妹女子子已嫁而反，兄弟弗与同席而坐，弗与同器而食。父母子不同（疑文有脱误）。男女非有行媒不相知名，非受幣不交不亲”，《礼记·坊记》说：“寡妇之子，不有见焉，则弗友也，君子以辟远也，故朋友之交，主人不在，非有大故，则不入其门。以此坊民，民犹以色厚于德”，以致如《礼记·经解》所说“婚姻之礼废，则夫妇之道苦，而淫辟之罪多矣”，礼之所不禁，则继之以刑，《礼记·坊记》所谓“刑以坊淫”，犯者以宫刑，“男子去势，女子幽闭”，即男者摘去睾丸、女子摘去卵巢也。其时虽对此“导之以礼，齐之以刑”，然有“刑不上大夫”之制，则宫刑之于公族淫乱者则无以施其用矣。故楚平王“父纳子妻”以乱伦；公子小白杀公子纠夺得齐国王位而“宫中姑姊不嫁者七人”；陈厉公数如蔡以淫蔡女，而蔡人杀厉公；甚至陈灵公与其大夫孔宁、仪行父三人共淫于夏姬，着内衣戏于朝堂，后又饮于夏氏，公戏谓夏姬儿子夏徵舒似二大夫，二大夫亦戏谓徵舒“似公”。夏徵舒怒，逐射杀灵公，孔宁、仪行父奔楚，太子午奔晋而陈国以亡。还有楚之门伯比淫于郧子之女，齐之法章私于莒太史之女，而齐国孟尝君的夫人却与其舍人相爱，《韩非子·内储说下·六微》说：“燕人李季好远出，其妻私有通于士”，所谓“通”者，《小尔雅·广义》说：“旁淫曰通”，是谓“男女暗行淫乱”，今则谓之“通姦”也。男女淫乱，有伤风化，礼不能止，刑不能禁，以致夫妻反目家庭破裂者有之，残伤肢体、戕害性命者有之，俗所谓“人命出于姦场”也。因而人们对男女淫乱深恶痛绝，对男女性事则讳莫如深，以免“诲淫”之嫌。且提倡贞操，鼓励夫妻相敬，改古之男子续弦、女子更适，为婚姻之约，终身守之。近数十年来，由于西方文化的影响，人们对性的认识和婚姻观念发生了变化，冲破了旧礼教，男女思想开通了，恋爱自由，婚姻自主，男女平等，共建文明，发展了我国传统的家庭文化。但也出现了一种鼓吹“性解放”现象，女人外出会情人，男人无动于衷，不问不闻；女人见到男人拥抱另外的女情人，则视若无睹，听之任之。如此发展下去，势必导致社会实际的“一夫多妻”和“一妻多夫”，而把历史车轮拉向了倒退，这显然不符合我国传统的文化思想。近些年，我国夫妻离婚率上升，出现了离婚后子女得不到很好教养，已给社会带来了不良后果。因而，我们在医学科学研究的必要时，对有关性事和男女生殖问题，自然应当心怀坦荡大大方方地毫不回避地加以认真研讨和明白论述。但在日常生活和交际场合上，则不得以其为戏谑、图一时之快，而无意中伤害社会风气、促进男女淫乱也。

上文简论了对我国婚姻史的发展概况，不知阁下以为然否？

顺颂！

夏安！

李今庸

2001 年 7 月 27 日

信函：《内经学》中的几个问题

洪图同志：

近来可好！大札和资料已收到几天了，勿念。

关于七年制教材《内经学》中几个小问题，这里提出我的一些看法，供参考。

（1）“尻骨空”：尻，非骨名。《说文》“尻”、“髀”互训，《释名·释形体》说：“尻，廖也，尻所在廖牢深也。”据此，浑言之则尻亦指髀，析言之则尻为屁股沟也。尻既非骨名，自当无“骨空”可言。考此文“尻”字，乃“凥”字因形近而误然也。“凥骨”在腰骨之下、骶骨之上、八髎穴所在处也，人卫社《素问》影印本不误。凥，一般通作“居。”

（2）“思维工具”：思维言“工具”欠妥，宜改为“思维方式”为好。

（3）“十二职官”：此“十二官”之“官”不是“职官”、“官宦”、“官僚”之“官”。如释为“职官”则于文为不通矣，因文中有“君主之官”，君主是“君”不是“官”，《说文》：“官，吏事君也”，是事奉君主的“臣子”称为“官”。况文中还有“受盛之官”、“津液之官”等，历史职官中何有此种设置？读《黄帝内经》，望文生义是不行的。篇中前言“十二藏”，后称“十二官”，乃变文耳，其义一也。“官”字从“宀”，从“𠂤”而“𠂤”即“师”字，师者众也。“众”在“宀”下，是“官”亦有“聚藏”之义。

（4）“命门”：此“命门”之“命”，乃“明”字之借。命门者，明门也。目之视曰明。目能视万物而了然于心，故称其为“明门”，此文明言“命门者，目也”。文本朴实无华、简捷明了。如扯上《难经》以后的肾中命门，加上肝肾胆三焦膀胱心包为相火根于命门，则甚嫌其为蛇足矣。

（5）“土作十一之误……”：此数句可删。《素问》中“凡十一藏取决于胆也”之句不误。此文正与上篇“胆者，中正之官，决断出焉”之文相应相符，何误之有？如将“十一”改作一“土”字而释作脾土受胆木所克制，则只脾土一藏受胆木克制，此句上何有“凡”字？凡者，非一也，自当概有五藏六府也。

（6）“《内经》的成书……”：我在上次信中说过，其文作者费了那么大的劲，写出了这大一篇“《内经》的成书”一稿，我说出来了他未必都能接受，更难要求他能修改了。所以我不坚持我的意见。而且我在这封信里也难得写清楚，加之眼病较重，书写困难，也无法耐心写清楚，现提出数点供你和其文作者商量修改时参考：

1）此文认定现在流传的《素问》、《灵枢》二书，就是《汉书·艺文志》记录的《黄帝内经》，这只是根据皇甫谧说：“《黄帝内经》十八卷，今有《针经》九卷，《素问》九卷，二九十八卷，即《内经》也”，之文，而皇甫谧并未说明他这话的可靠根据，东汉张仲景《伤寒杂病论集》里说，他“撰用《素问》、《九卷》”，却并未称其为《黄帝内经》，因而皇甫的无据之说，究竟有多大的可靠性？现在人们（也包括我们）都把《素问》、《灵枢》称作《黄帝内经》者，因为皇甫这样说了，人们都随着这样说，我们也随着这样说，用起来方便些，但作为文献的学术考究来说，就不能这样随便了，必须言之有据。

2）此文认定现在流传的《素问》、《灵枢》二书共162篇，都是西汉成帝年间汇编成书所为《黄帝内经》的。若果如此，则下面的几个问题何以说通：①汉代避讳是比较严的，如汉明帝叫

“刘庄”，而“庄光”则改姓叫“严光”，吕后名“雉”，而禽鸟之“雉”则改称为“野鸡”，可证。在《黄帝内经》里，有“盈”字，未避惠帝刘盈讳，有“雉”字，未避吕后吕雉讳；有“啟”字，未避景帝刘啟讳，有“彻”字，未避武帝刘彻讳；有“弗”，有“陵”字，未避昭帝弗陵讳；有“旬”、“眴”字，未避宣帝刘询讳。②《素问》第66～74篇，其中佚2篇，存7篇，一般称其为“运气七篇”或“七篇大论”，王冰明说是他次注《素问》时补进去的，而且这“七篇大论”，据我的考证是东汉以后甚至是三国时代的作品，怎么会提前到西汉成帝时由李柱国汇编入《内经》中去呢？③长沙马王堆3号汉墓出土的简帛医书14种，并不见得都是秦汉之际抄写的，尤其应把相比较的几种帛书的抄写年代搞确切。还应该注意；其抄写年代，并不等于其著作年代。

（7）历史断代混乱不清，提出了“现代”和“晚近”。在现代学者中，竟包括了明代郎瑛、宋代聂吉甫以及生活年代相当于我国清朝中叶的日本人丹波元简、丹波元胤父子。这是不确切的。写教材，不能带有随意性，应有严肃认真，注意科学性。据我知道，我国历史，在1840年鸦片战争后进入了近代社会，“五·四”运动后，进入了现代社会。据此，则上述郎瑛、聂吉甫以及丹波父子，都是我国近代以前的人物，当然，就更不会属我国现代学者。

是否有当，供参考。

祝

撰安！

李今庸复

2003年4月19日

就“脑主神明”一文

——与王新陆同志商榷

《天津中医药》2007年12月第6期上，发表了王新陆先生《“脑主神明”对中医理论发展的重要性》一文（以下简称“王文”），读后觉得颇有可商之处，特在此提出与王新陆先生商榷，并就正于全国同道。

一

王文说：“中医学藏象学说对藏府功能的认识主要来源于《素问·灵兰秘典论》中的一段论述：‘黄帝问曰：愿闻十二藏之相使，贵贱何如？……凡此十二官者，不得相失也……戒之戒之’”。这种说法是不妥当的。众所周知，《黄帝内经》是现世流传的最早和比较完整的一部古典医籍，是战国末期各地医疗经验在“求大同，存小异”的原则下总结整理成书的。它奠定了中医学理论体系，指导了中医药学临床实践，规定了中医药学发展方向。在长期的社会实践中，这个理论体系又代有发展，从而《黄帝内经》的内容，在秦汉魏晋南北朝又续有补充。今本《素问》中的《灵兰秘典论》一篇，既不见于《黄帝内经太素》，也不见于《针灸甲乙经》，而只见于全元起注本《素问》的第三卷中。这就表明它极有可能是魏晋南北朝作品在全元起注释《素问》时被其补入其中的。若然，则在《灵兰秘典论》一篇问世以前，《黄帝内经》其他篇章早已具有中医学藏府理论即作者说的“藏象学说”了，何得说中医学“对藏府功能的认识主要来源于《素问·灵兰秘典论》中的一段论述”？作者把《灵兰秘典论》的写作时间，提前到春秋战国时代，并引《说文解字·宀部》“官”字条之文作了“与众不同”的句读，以“官”与“吏”字连读为“官吏”一词而作“官吏事君也”。殊不知《灵兰秘典论》中的诸“官”字，不是“官吏”之“官”，而是《灵枢经》中“官针”、“官能”之“官”，《荀子·天论篇》说：“耳目鼻口形能，各有接而不相能也，夫是之谓天官”，杨倞注：“官，犹任也，言天之所付任有如此者”，或如《灵兰秘典论》本篇前者言“十二藏”，后者言“十二官”，官、藏义通，是“官”即“藏”也。

在此十二藏中，心主身之血脉，藏神，为人身之主宰，这是以实践经验为基础的。《灵枢·邪客》说：“心者，五藏六府之大主也，精神之所舍也”，《灵枢·口问》说：“心者，五藏六府之主也……故悲哀愁忧则心动，心动则五藏六府皆摇……”，《淮南子·原道训》说：“夫心者，五藏之主也。所以制使四支，流行血气，驰骋于是非之境，而出入于百事之门户者也”。《管子·心术上》说：“心之在体，君之位也，九窍之有职，官之分也”，《荀子·天论篇》说：“心居中虚以治五官，夫是之谓天君”，又《解蔽篇》说：“心者，形之君也，而神明之主也”，《子华子·北宫意问》说：“夫心者，五六之主也，精神之舍也”，《尸子·贵言》说：“心者，身之君也”，《鬼谷子·符言》说：“心为九窍之治，君为五官之长”，《文子·符言》说：“耳目鼻口，不知所欲，皆心为之制，各得其所”，《春秋繁露·通国身》说：“身以心为本，国以君为主”，《白虎通·性情》说：“心为支体主”，又说：“心之为言任也，任于思也”，《孟子·告子上》说：“心之官则思”，《释名·释形体》说：“心，绒也，所识绒微无物不贯也”等。表明了心在人体的主导作用，是我国古代医学家、哲学家的普遍共识。

《灵兰秘典论》首先提出了十二藏相互为用，其功能在人身的大小主次不是等同的。他们都在心神的主导下，通过经络运行血气到全身的各部组织，以保持十二藏整体功能的协调发展和各自的功能活动。这是中医学实践经验升华的理论阐述。

二

王文在引用了赵献可《医贯》所说“若以心之官为主，则下文主不明则十二官危，当云十一官矣”之后，即大加称赞的评论说：“赵献可已经敏锐地认识到此文存在悖论”。赵献可贬低心神主导人身的作用，在“十二”、“十一”数字上玩弄把戏，就是为了塞进他的“命门相火”之说，这种说法只是徒自扰耳，无法见其有“敏锐”之处，其“十二官”之论，又何“悖”之有？譬如在当今一个学校里，有十二人组成一个教研室，其中一人为不脱产的教研室主任，负责召集会议，安排各教师包括自己的教学任务等。这在教研室的编制上，是说十二人呢？还是只说有十一人？不言而喻，应当是说“有十二人”。可见《灵兰秘典论》中“十二官”之论是毋庸置疑的。

王文还依据赵献可的思路延伸，说“在中医学理论中，心、肝、脾、肺、肾并称五藏，分属五行，依五行之生克制化关系完成人体各种生理功能，本属同类，关系平等，心岂能凌驾于其余四藏之上而为君主？”上面已经讲过，《灵兰秘典论》中诸“官”字，非“官吏”之“官”，可读为“功”。“官”、“功”一声之转，理应可通，今犹有疾病所谓“官能症”者，亦谓之“功能症”也，可证。“心者，君主之官”句，是把心的功能活动类比于君主的作用；“肺者，相傅之官”句，是把肺的功能活动类比于相傅的作用，等等。都是在说自然科学的藏府功能活动，而不是说社会行政组织，十二藏的功能活动不一样，这已为长期实践经验所证实，这何有“此藏凌驾于彼藏之上”而“不平等”之说？再说，人体藏府各种生理功能，并不是全由五行之生克制化关系完成的，还有“藏府升降”、“经络表里”、“藏府位置”、“功能过程”以及“人之寤寐休作，饮食情欲”等等。

《素问·解精微论》说：“夫心者，五藏之专精也”，言五藏精气任心之所使，以为神明之府也，其功能虽具有神思之用，但它仍然还是藏象学说的一个“藏”，是故《灵兰秘典论》称之曰“十二藏”，而《六节藏象论》所谓“十一藏取决于胆也”者，以彼篇言“膻中”，而此篇未言“膻中”，实数少一藏，故止言“十一藏”也。然“胆”亦“盛精汁三合”，其气与心通，主情志的功能于心为小，故《素问·刺禁论》称其为“小心”也。至于王文说“肺为藏之长”，也类似于“心为君主之官”之语，这是撇开了文字环境，望文生义而读出的“类似”，不足为训。《素问·痿论》所说：“肺者，藏之长也”，是言其居于高位，为心之盖，就是《平人气象论》所谓“藏真高于肺”也。肺藏魄与心藏神不一样，故不宜与心“君主之官”比拟也。尤其王文引用《素问·阴阳类论》中雷公答黄帝问：“春，甲乙，青，中主肝，治七十二日，是脉之主时也，臣以其藏最贵”，而提出了“肝藏为至尊”，然雷公的这种见解，当即就遭到了黄帝驳斥，说“子所言贵，最其下也”。否定了雷公以“肝藏为最贵”的观点。作者治学态度缺乏严肃，这种断章取义的方法是绝对不足取的。

三

王文说：“《黄帝内经》成书年代大约在春秋战国时期……脑是天子，是周朝……”这里怎么冒出一个“脑是天子，是周朝”呢？于是作者在“或许”方法下，最大限度地启用了他的

“创造”能力，前者说“把《内经》置于当时的文化和社会背景中看，或许《内经》本来就认为脑是凌驾于五藏六府之上更重要的器官”，后者说“《内经》中这段论述（指《灵兰秘典论》中前面所引十二官一段）或许可以更改为：‘脑者天子也，安天下而帅百官；心者君主之官，从一人而控群臣……’”这种“创造”，严重地违背了历史事实，自己却偏要说“更符合当时的历史背景”。那么，我要请问在我国春秋战国时期，是中国医学还是外国医学发现过“脑主神明”的功能活动？我们知道西方古医学在16世纪已消亡断裂，近现代医学走上了实验科学道路，虽然可以发现脑的功能活动，但它只有400多年的历史，于我国春秋战国时期相距太远。在我国古代，虽然发现了脑的存在，但所看到的只是脑的外部形态，《周礼·考工记·弓人为弓》载脑字作“𦙶”，知道“脑形”有许多“迴溝”，并不知道“脑主神明”的功能，直到东汉时期，许慎著《说文解字》才在“思”字的文字结构上，体现出了脑与思想的一定关系，然中医学早已按五行思想的五分法，将神志活动分为五者归属于五藏，《素问·宣明五气》说：“心藏神，肝藏魂，肺藏魄，脾藏意，肾藏志”。且又按阴阳对立互根思想将情志活动分为虚实，所谓“神有余则笑不休，不足则悲”，“肝气实则怒，不足则恐”是也。然五藏之神志又皆统于心，故《灵枢·邪客》说：“心者，五藏六府之大主也，精神之所舍也”，况且脑能思维，也是心气上于脑使然。思，篆文作“恖”，《说文·思部》说：“思，容也，从心，从囟”，可证。如果一旦突然打破这个体系，将其统归之于脑，它是会严重影响临床医疗的辨证施治的。如此，中医学还有什么优势、特色可言？

作者用西医学为标准，把《灵兰秘典论》中十二藏府的功能，比附于春秋战国的政治体制，抬出“脑”来为“天子”以主导人的全身，于是就谈起了春秋战国的历史，弄出了不少笑话，如：

（1）王文说：“在当时（指春秋时），周朝下面所有的诸侯国，如秦、汉、楚、魏等称为君国”。请问春秋时“汉”国在今版图上的位置何在？它的国都在今天的什么地方？其实，魏国也是在“三家分晋”以后才有的，国都在大梁，即今之开封，古又称“梁国”，孟子所见的梁惠王，就是战国中期的一个魏王。

（2）王文说：“当时（指战国时）吏治排列为东周下面有魏、燕、赵、齐、秦（韩、楚二国呢？）等诸侯国”。春秋时，周天子还有一个偶像，被大国掌握以讨伐小国，所谓“挟天子以令诸侯”也。至战国时，平王东迁，王纲堕落，各国诸侯纷纷僭称王号，周已经降落成一个诸侯国地位，根本不存在“东周在上面，七国在下面”的次序排列。

（3）王文说：“脑是天子，是周朝，这是当时的吏治。当时吏治……”天子不是吏，天子有自己一套典章制度治理天下，根据《辞源·口部》“吏”字条之释：所谓“吏治”者，乃“指古代地方官吏统治人民的方法和政绩”。天子、外吏之事不分，岂不有天子，外吏混同不分之嫌？

（4）王文说：“孔子讲三月未见周公，这里的周公是天子”。考《礼记·王制》说：“王者之制禄，爵公、侯、伯、子、男，凡五等”，《白虎通·爵》说：“《王制》曰：‘王者之制禄，爵凡五等’，谓公、侯、伯、子、男也。此据周制也”。在周朝，天子称“王”不称公。公、侯、伯、子、男皆臣也。周公，明明是指孔子他所仰慕的制礼作乐而创立周朝典章制度的周公旦，何乃是说周天子？把孔子说的“梦见”，改成“三月未见”，这就太失真了，孔子永远就不可能面见周公，因为孔子要晚于周公三四百年。可见作者对春秋战国的历史是不太清楚的。

四

王文说：“藏府的功能是多样性的，藏府之间的联系是十分复杂的，运用五行的特性并不能解释藏府的所有功能，五行的生克制化规律也很难全面解释五藏之间十分复杂的生理联系”。作者并未全面认识和正确运用五行思想，只把五行学说当作唯一的解释藏府功能及其相互联系的规律。无怪乎感到五行学说这也不合味、那也不顺眼。为什么不把中医学各种理论综合起来根据需要加以运用？五行学说对藏府全部功能及其相关系的解释是不尽理想的，但如果抛弃了五行学说，就连这个“不理想的解释”也没有了，因而只能在临床实践的基础上，在保持中医特色的原则下，对包括五行学说在内的中医学进行发展和理论创造。作者不愿全面认识和合理运行五行学说，而只拿着唯一的五行生克在中医学里找岔子，如：

（1）王文说：“肺与肝的关系，主要体现在人体气机升降的调节方面，肝升和肺降，即相互制约，又相互为用，而绝不是简单的金克木关系”。肝属木，居东方，在左，为阴中之少阳；肺属金，居西方，在右，为阳中之少阴。《素问·阴阳应象大论》说：“左右者，阴阳之道路也”，论述了“肝木”、“肺金”之气是怎样“升降”的。故《素问·刺禁论》有所谓“肝生于左，肺藏于右”也。这正是五行学说的内容之一，因为五行学说中也有阴阳学说的存在，这是其一。其二，肝属木，王于春，主生；肺属金，王于秋，主杀。《素问·阴阳应象大论》说：“金木者，生成之终始也”。论述了事物发展的全过程，事物都是有始有终，有生有灭的，故物件可以称“东西”而不可以称“南北”。其三，当病人发生“肝郁”之证，证见“胁肋疼痛、口吐酸水”时，治以“佐金丸”方以“佐金平木”，正是用的“金克木”理论，难道这不是五行生克的思想？

（2）王文说：“如心肾之间本是水火既济的关系，相互资生又相互制约，心火下降既能温肾阳又能制肾水，肾水上腾既能滋心阴又能制心火，而绝不只是‘水克火’的关系”。《素问·阴阳应象大论》说：“水火者，阴阳之征兆也”，水火，是阴阳的体现。水火既济，体现出阴阳互根，伤寒少阴热化证导致了“心肾不交”而“水火未济”，用“黄连阿胶汤”方“黄连泻心火，阿胶补肾水”以“交通心肾”而达到“水火既济”。这里“心火”、“肾水”虽不是“水克火”关系，但它仍然是五行学说的内容，以五行学说中同样含有阴阳也。实际上，这也是心火反侮肾水导致的“心肾不交”。

（3）王文说：“肺肾之间最常见的本是肾阴滋养肺阴，而绝不仅是‘金生水’的关系”。考《备急千金要方》卷十七第三说：“凡肺劳病者，补肾气以益之，肾王则感于肺矣”，这就是“子能令母实”。它是“五行相生”在特殊情况下的另一种理论表述。

够了，这里不再列举，总而言之，五行学说只是从一个方面阐明人体藏府的生理功能、病理变化以及组方和用药规律的，它不是万能，也不可以机械套用。

五

王文说：“藏象理论由于受五行学说的影响和限制，藏府只能有五藏六府（府还得去掉三焦才能合于五行），以至于“脑”、“胰”等重要藏器或变成奇恒之府或干脆弃而不论，无法体现其重要作用，甚至不能进入中医藏象理论中，这显然不符合客观事实”。这的确“显然不符合”西医学的“客观事实”。然我们研究传统的古代医学，只能用辩证唯物主义和历史唯物主义的立场、观点和方法，探讨它的科学内容和学术价值，不能要求古人说出我们现代阐释的话来。必须透过文字的表面，深入到学术内容里面去，才能找出事物的本质。脑，前文已经讲过，东汉年间发现了脑与人的思维关系，这时中医学早把神志分属于五藏而又统归之于心，心气上于脑而有思维。这里就不再赘述了。关于“胰”，《难经·四十二难》说：“脾重二斤三两，扁广三寸，长五寸（有谓‘长一尺’或‘一尺二寸者’），有散膏半斤，主裹血，温五藏，主藏意”，《素问·太阴阳明论》说：“脾者，土也，治中央……脾与胃以膜相连……故为胃行其津液”，《释名·释形体》说："脾，裨也，在胃下，裨助胃气，主化谷也"。是脾形扁长，在胃下方，与胃以膜相连，助胃消磨水谷，化生津液，又为胃行其津液于十二经脉，藏意，为五神藏之一，主要就是指的"胰藏"。它是中医藏象学说的重要成员，何谓"弃而不论"?《难经》所说"主裹血，温五藏"的功能，或指在人体内左胁下如"马蹄形"或"缶形"的解剖学上脾藏。二者的形态和部位都是不一样的。在中医学理论里，脾只有"统血"作用而尚没有"生血"之说。胰之宣濡，亦令人甚感"不辞"。

六

王文说："膀胱贮尿与排尿"。把膀胱说成是完全贮尿的东西，唐代就有人这样说过，但它被临床实践所否定。《灵枢·本输》说："膀胱者，津液之府也"，则膀胱所贮存的是人体还需用的津液，并不完全是无用的尿。故伤寒太阳"膀胱蓄水证"，其见"脉数、发热、口渴、小便不利"者，以"五苓散化气行水"，使膀胱之气化功能复，则津液下出者为小便利，外出者为汗出而发热退，上升者为气以濡布口舌而口渴止。方中无止渴生津药，服之则气化津升而口渴自止也。可见膀胱非贮尿之器，膀胱津液只有下入到"脬"然后才是尿。《诸病源候论·小便病诸候·尿床候》说："小便者，水液之余也，从膀胱入于胞为小便"，胞，乃"脬"之借字，《通俗文》说："出脬曰尿"，可证。

七

王文说："胆储存与排泄胆汁"。根据中医学理论，胆汁可以储存但不能排泄。胆是"奇恒之府"之一，《素问·五藏别论》明谓其乃"地气之所生也，皆藏于阴而象于地，故藏而不泻"。如果把胆"藏精汁三合"的功能改为排泄，试问它何异于其他五府而能"主决断"?《素问·宣明五气》说："胆为怒"，我曾在20世纪80年代根据这一理论用"柴胡加龙骨牡蛎汤"，治愈了两例"发则善怒而欲持刀杀人"的狂证患者，现在已数十年没有再发病了。中、西医本是两种不同医学理论体系，为什么偏要以西医学的理论为标准来进行自我"改造"? 现在美国已将中医从辅助疗法里剥离出来，承认其有自己的理论体系和实践体系，而我们自己却仍然在那里自暴自弃，自己不相信自己!

八

王文说："可以说，传统中医理论中脑和经络的关系是指十二经脉与五官九窍的关系，其实与脑联系最为密切是督脉"。考：十二经脉与奇经八脉，除督脉"上至风府，入属于脑"、膀胱足太阳脉"从颠入络脑"外，其余无任何经脉与脑有直接联系，如果因十二经脉是循环整体、奇经八脉是纵横交错循环于十二经脉之中的"经脉连经脉"如俗话所说"亲戚连亲戚，一直连到北京里"的间接方式与脑联系，试问这种联系在实践上有什么意义? 须知十二经脉都各属有一藏，当气血流注到各经脉时，其经脉所属之本藏主事，与脑何与? 至于脑与五官九窍之关系，所引《灵枢·邪气藏府病形》之文，所述十二经脉、三百六十五络之血气止上于面部而即急走空窍，并未尝言及脑。其"目之视"、"耳之听"、"鼻之嗅"、"口之味"，反映了一定的神志作用，如不用西医学上脑的十二对神经中"视神经"、"听神经"、"嗅觉神经"、"舌神经"等理论解释，就中医传统理论，则是《荀子·天论篇》所言"心居中虚以治五官"、《白虎通·性情》所言"目为心视，口为心谭，耳为心听，鼻为心嗅"，或分之于五藏，则如《灵枢·五阅五使》

之说，鼻者肺之官也，目者肝之官也，口唇者脾之官也，舌者心之官也，耳者肾之官也。这已为医疗实践所证实。

九

王文说："张锡纯更是在《医学衷中参西录》中把《内经》中的"薄厥、煎厥、大厥"分为脑充血和脑贫血"。这里且不说三者是否都是脑里多血或少血，只例举"大厥"来加以讨论。大厥，见于《素问·调经论》，它说："血之与气，并走于上，则为大厥，厥则暴死，气復反则生，不反则死"，按照作者的观点，"血之于气，并走于上"，当然就是"脑充血"了。然而尚在脑充血"暴死"之时，请用脑的知识阐明一下：何以"气复反"而得"生"？或者气"不反"而必"死"？其理安在？

十

王文说："因为拘泥于'心主神明'之说，在辨治头痛、眩晕、中风、癫狂、昏迷、颅脑外伤、郁证等神经、精神、心理疾病时，不能明确脑在神志活动中的作用，多以五藏求因论治，给病因病机的解释及辨证治疗带来诸多不便。"把"心主神明"改为"脑主神明"，以"明确脑在神志活动的作用"而抛弃"从五藏求因论治"，就能"给病因病机的解释及辨证治疗"会"带来诸多"方便？绝对不可能。这无异于是在"痴人说梦"！应该知道，藏府的审证求因辨证施治，具有很大包容性，尽可在实践中发展、充实，比如"眩晕"之治，我们或用"虚则补其母"滋肾补肝的"左归饮"为治，或用温化肾气的"《金匮》肾气丸"为治，或用温胆化痰的"温胆汤"为治，或用平肝息风的"天麻钩藤饮"为治，或用化气行水的"五苓散"为治，或用健脾制水的"苓桂术甘汤"为治，也还有风热表证眩晕而用辛凉发表的"银翘散"加"慈石"为治者等等，何谓"给辨证治疗带来诸多不便"？又比如所谓"不寐"即"失眠"之治，我们遇到"心血瘀阻"者，曾用"血府逐瘀汤"为治；遇到"水气凌心"者，曾用"二陈合桂苓术甘汤去甘草加甘遂"为治；遇到"肝阴不足"者，曾用"酸枣仁汤"为治；遇到"胆府痰郁"者，曾用"温胆汤"为治；遇到"心脾血虚"者，曾用"归脾汤"为治；遇到"肾阴不足"者，曾用"六味地黄汤加麦冬、五味子"为治。这何"不便""医疗辨治"之有？

古人赵壹说过："所好则钻皮出其羽毛，所恶则洗垢求其瘢痕"。作者带着"好恶"的感情研究中医学，必不能做到客观和实事求是，而以其"所恶"对待"五行学说"，以其"所好"对待"脑"，把"脑"奉为"周天子"，并赋予其"主神明"的功能。作者以为这样一来就把中医学里他所说的一些问题都解决了，殊不知方法不对，只能是与自己的主观愿望相反而"治丝愈纷"。应该相信，在经过长期医疗实践检验的中医学传统理论知识中，脑是受"五神藏"在"心"的主导下整体支配的；脑的现代研究的最新成果，网上文章《钱学森论中医现代化问题》则认为："大脑是人体的信息处理中心"，"大脑自身并不会自由地处理信息，它只不过是体现整体意志的一个容器"，"大脑虽然是'高'居于整体之上的，但它不可能超越于整体的控制"，"大脑不过是整体意志的一种体现，它也不可能像通常我们所想象的那样凌驾在整体之上。"因此，提出"脑主神明"，也是不能解决中医学里存在的一切问题的。

（2008年4月5日于湖北中医学院）

读《金匮要略校注》后

——与何任先生商榷

《金匮要略校注》一书，乃浙江何任先生主编，殷品之、杨百弗、刘渡舟、欧阳锜等专家审定，于1990年8月出版，为卫生部、国家中医药管理局文献研究课题之一，该书给人读书以启迪，然读后使人感到颇有可商之处，为了中医药学术之发展，特根据“百家争鸣”精神，顺序摘出疑点如下。

依据历史唯物论的观点，一定历史时期的文学艺术（包括语言文字），有一定历史时期的特点。因此，对于研究对象，必须把它纳入特定历史范围内予以察考，才有可能得出比较正确的结论。

一

《校注》谓“实气相搏，气，指血气。实气相搏即实邪与血气相互搏结。”按：此说可商，此文“实气相搏”之“气”不能训之为“血气”二者，全句也不能成为“实邪与血气相互搏结”。此文“卒厥”即《素问·缪刺论》“脉动如故”、“其状若尸”之“尸厥”。《金匮要略·杂疗方篇》说：“尸蹷，脉动而无气，气闭不通，故静而死也”。林亿等注云：“脉证见上卷”，即指此条之文。然此文亦待校勘而始通。《备急千金要方》卷二十八第六说：“寸口脉沈大而滑，沈则为血实，滑则为气实，血气相搏，入藏即死，入府即愈”。据《千金要方》则“寸”下当补一“口”字作“寸口”，“沈”与“沉”通，“沉则为”下补一“血”字，作“沈则为血实”。下句“实气相搏”之“实”字连上读，作“滑则为气实”。“血气入藏即死”之“血气”二字，其“气”为衍文，而“血”字当冒于“气相搏”三字之上，作“血气相搏，入藏即死”而“搏”则为“薄”字之借。所谓“薄”者，“丛薄”也。《素问·缪刺论》说：“五络俱竭，令人身脉皆动而形无知也，其状若尸，或曰尸厥”，《针灸甲乙经》卷十一第三说：“尸厥，死不知人，脉动如故”。“厥”、“蹷”字通。脉动如故，其状若尸，故曰尸厥。“脉动如故”者，谓脉仍跳动不休，非谓脉跳动正常也。然其病发卒暴，则因之名曰“卒厥”，卒，读曰“猝”，亦曰“暴厥”，《素问·大奇论》所谓“脉至如喘，名曰暴厥，暴厥者，不知与人言”是也，此“血气相搏，入藏即死，入府即愈”者，正《素问·调经论》所谓“血之与气，并走于上，则为大厥，厥则暴死，气复还则生，不还则死”。何则？血气相并，不循营卫之道，则转化为实邪，逆于藏府，神明昏愦，猝倒无知，若唇口青而身冷，则为实邪入藏，《素问·五藏别论》说：“五藏者，藏精气而不寫也”，五藏之功能特性是“藏而不寫“，邪入不可复出，五藏元真不能通畅，藏气壅塞，升降将绝，是气“不还则死”，故曰“入藏则死”也。如其身和汗自出，则为实邪入府，《素问·五藏别论》说：“六府者，传化物而不藏”也，六府之功能特性是“传而不藏”，邪入于府，虽气机一时阻滞，猝倒无知，但终究传邪外出，气机复常，“气复还则生”，故曰“入府即愈”也。

二

《校注》说："发其汗者，其脉如蛇"之"如蛇者，乃脉道不利，如蛇行走之状也"。其说可商。加字以足义，非读经典之好方法。殊不知此文"其脉如蛇"，与其后《五藏风寒积聚病篇》"曲如蛇行者死"之义完全不同。据《脉经》，此文"其脉如蛇"字上有"浛浛"二字，其下条之"暴"字则可与之连读，作"其脉浛浛如蛇暴"，暴，读"暴露"之"暴"。谓发汗得法，则痉病沉紧弦直之脉象，变为如水和泥而有蜿蜒如蛇状暴出之象，故曰："为欲解"。据《五十二病方》所。载"婴儿索痉"之例所记，腹胀满乃痉病一证，非向愈之兆，《校注》谓"至其痉病见暴腹胀大为欲解，乃痉病入府易愈，这与首篇'入府则愈'相呼应"。痉病、卒厥二病风马牛不相及，卒厥乃有"入藏"、"入府"之说，而"痉病为项背腰脊痉强而不能屈伸也"之病，不应相混。

三

《校注》说，瘅疟"则热而少气烦冤"，改《金匮要略》之"寃"字为"冤枉"之"冤"，欠妥。"寃"字少末笔一"、"，不读"冤"而读"懑"，读"烦懑"之"懑"。此字许慎《说文解字》虽漏收，但在古典著作里多有用之者，如《素问·阴阳应象大论》说。"齿干以烦寃"，《素问·玉机真藏论》说："少腹寃热而痛"，《素问·疟论》说："则少气烦寃"，《素问·气交变大论》说："民病飧泄食减体重烦寃"，"民病腹痛清厥意不乐体重烦寃"，"则体重烦寃"，"烦寃足痿"，《素问·示从容论》说："皆令人体重烦寃"，"咳嗽烦寃者，是肾气之逆也"等，皆作"寃"。《楚辞》《文选》亦皆有用"寃"字者。寃，从"宀"而"免"声，《灵枢经》一书无"寃"字，有"悗"字，从"忄"而"免"声。"寃"、"悗"二字俱谐"免"声，例则可通。故《灵枢经·本神篇》"意伤则悗乱"，又《寒热病篇》"舌縱涎下烦悗"，又《血络论篇》"色不变而烦悗者"等"悗"字，史崧《音释》皆音"闷"，而《素问·阴阳应象大论篇》"齿乾以烦寃"之文，在《针灸甲乙经》卷六第七载之亦作"齿乾以烦闷。"是"寃"、"悗"、"闷"三字形虽异而字则同也。因而此文为"则热而少气烦寃"无疑矣。

四

《校注》说："分肉，指肌肉。肌肉外层为白肉，肌肉内层为赤肉，赤白分明，故名分肉"。可商。一般说来，皮层之下为肌肉，肌肉之中有分间，故肌肉又称"分肉"，此正"卫行脉外"，"昼日行于阳"而温养循行之部位，乃《素问·痹论》所谓"卫者，水谷之悍气也，其气慓悍滑利，不能入于脉也，故循皮肤之中，分肉之间"，《灵枢·本藏》所谓"卫气者，所以温分肉，充皮肤，肥腠理，司开阖者也"。肌肉有分间，故称肌肉曰"分肉"，分间依肌肉，则称分间曰"肉分"。分间，又可以叫"肉分"，《素问·气穴论》所谓"肉分之间"之"肉分"是也。又可以单称为"分"，《黄帝内经太素·经输所疗》所谓"随外（'外'字衍）分痛"，杨上善注："随分痛者，随分肉间痛也"是也。事实上，许多分肉疾病之邪气即在"肉分"之间，《素问·调经论》说："肌肉蠕动，命曰微风……取分肉间，无中其经，无伤其络，卫气得复，邪气乃索"，王冰注："肉蠕动，即取分肉间，但开肉分以出其邪……"是《黄帝内经》中之治"肌肉蠕动"，主以"取分肉间"，王冰则指明"开肉分以出其邪"也。《黄帝内经太素·刺法》说："因其分肉，在别其肤"，杨上善注："肤，皮也，以手按得分肉之穴，当穴皮上下针，故曰在别其肤”。如分肉果为《校注》所说乃“赤白分明”处，试问《素问·调经论》所说“病在肉，调之分肉”，《灵枢·官针》所说“针于分肉间，以取肌痹”等怎样进针？

五

《校注》谓“温疟者，其脉如平”之“平，平人。《素问·平人气象论》‘平人者，不病也’，即健康无病之人”。欠妥。《金匮》说“脉如平”，而校注者解之以“健康人”，竟顾左右而言他而言不及义。此言温疟伏邪外发，其脉“如平”而非平，实非平脉，当若《难经·五十八难》所说“温病之脉，行在诸经，不知何经之动也，各随其经所在而取之”，当观其变动之经而疗之也。

六

《校注》谓“白虎加桂枝汤证”之“温疟”，“并非无寒”。可商。此文温疟“身无寒但热”有明文，而《校注》见“白虎加桂枝汤”方中有“桂枝”，且见《素问·疟论》专论病因者有“先热而后寒”为“温疟”之文，即谓此文温疟“表有寒邪”，且肯定“温疟并非无寒，只是热多寒少而已”。难道“身无寒但热”与“热多寒少”是同一个概念？显然不是。殊不知此文温疟乃伏邪为病，冬日感于寒邪，未即发病，邪气深藏，至春夏阳气升发，伏气化热外出，寒蓄久而变热，故不作寒。肾合骨，热从少阴出外，舍于肾之所合，故骨节烦疼。热，火之性也，火必就燥，故上并于阳明而时呕。治以白虎汤清金泻热，加桂枝则因势利导而引骨节之热外达于表也。

七

《校注》将“葶苈大枣泻肺汤证”之“肺痈”与“蓄结痈脓”之“肺痈”相混不分。可商。考古代“痈”、“壅”、“癰”、“雍”等字声同义通，可以通用。故“壅塞”之“壅”，有写成“雍”字者，有写成“癰”字者，有写成“痈”字者。如：《素问·大奇论》说：“肺之雍，喘而两胠满”。古与“壅”通，《汉书·元帝纪》说：“是故壬人在位而吉士雍蔽”，颜师古注：“雍读曰壅”；《骈字分笺》说：“辟雍；……雍之为言壅也”，可证。是“肺之雍”，即“肺之壅”也，然《甲乙经》卷十一第八载此文，即作“肺之痈”。

《难经·五十六难》说：“令人洒淅寒热，喘咳，发肺壅”，而《脉经》卷六第七引此文，即作“令人洒淅寒热，喘咳，发肺痈”。

还有《灵枢·论疾诊尺》说“视人之目窠上微痈，如新卧起状”，即“视人之目窠上微壅，如新卧起状”，而杨上善注此则说：“癰，微肿起”也；《素问·病能论》说：“夫痈气之息者，宜以针开除去之”，即“夫壅气之息者，宜以针开除去之”也。

综上所述，是“痈”字在古代可作为“壅”用，则此文之所谓“肺痈”，据其“先服小青龙汤一剂”又治以“葶苈大枣泻肺汤”方，自当是“肺气壅闭”之“肺壅”，而不是“蓄结痈脓”之“肺痈”也。且“葶苈”之为用，《神农本草经》卷三说：“葶苈，味辛寒，主癥瘕积聚，结气，饮食寒热，破坚，一名大室，一名大适，生平泽及田野”。根本没有言及其有治疗痈脓之功效，何以言其能治蓄结痈脓之肺痈病？

八

《校注》谓“三焦竭部，指三焦各部所属藏府之功能衰减”。按：此说可商。此三焦竭部，止是三焦某部阻遏壅滞，而非功能衰减也。《说文·立部》说：“竭，负举也，从立，曷声”，又《辵部》说：“遏，微止也，从辵，曷声”，从而表明“竭”、“遏”二字俱谐“曷声”，郝懿行《尔雅·释言》义疏说：“凡借声之字，不论其义，但取其声”，是“竭”，“遏”二字可声借而为用矣。如此，则此文三“竭”字皆当读为“遏”也。所谓“上焦竭善噫”者，乃言“上焦遏善噫”也；所谓“下焦竭即遗溺失便”者，乃言“下焦遏即遗溺失便”也。然则“遏”字之义若何？《说文·辵部》说：“遏，微止也”，微止者，言止之于幽微也。故《尔雅·释诂下》说：“遏，止也”。“止”有“阻塞”义，而“阻塞”则为“壅遏”矣。此文三“竭”俱读为“遏”，义为滞塞壅阻。人体上、中、下三焦分部阻遏，气机不顺，导致发生疾病，且随其阻遏部位之不同而临床见证各异。其阻遏在中焦者，气机不降而逆升于上焦，出于咽嗌，证见噫气；其阻遏于下焦者，气机不升而二便失其约束之用，不能自禁，证见遗溺失便。其病乃气机壅遏，正气未损，而人体正气总是以“流行不止”为特性，待正气流通，营卫气血和调，壅遏消去，气机复常，则其证自己，无论如此文所述其壅遏于何部而见何证也，故文末特结之曰“不须治，久则愈”。

九

《校注》谓“消渴小便利淋病篇之”利，《金匮要略衍义》作‘不利’，可从”。要改“小便利”为“小便不利”，未妥。考《黄帝内经》一百六十二篇，除“七篇大论”为晚出者外，凡用字皆作“癃”不用“淋”，如《素问·宣明五气》“膀胱不利为癃”，又《气厥论》“胞移热于膀胱，则癃溺血”，又《奇病论》“有癃者，一日数十溲”，《灵枢·本输》“实则闭癃”等，乃因张仲景生于东汉末年，其著作应避东汉殇帝刘隆之讳也。《史记·孝景本纪》说：“丁卯封长公主子蟜为隆虑侯”，司马贞索隐：“音林闾，避殇帝讳改之”；《史记·外戚世家》说：“次为林虑公主”，司马贞索隐：“本名隆虑，避殇讳，改名林虑”；《汉书·高后纪》说：“南越侵盗长沙，遣隆虑侯竈将兵击之”，应劭曰。“隆虑，今林虑也，后避殇帝讳，故改之”；《汉书·地理志》说：“隆虑”，应劭曰：“隆虑山在北，避殇帝名，改曰林虑也”，《后汉书·耿弇列传》说：“宝弟子承袭公主爵为林虑侯”，李贤注：“林虑，即上隆虑也，至此避殇帝讳改焉”。张仲景必避其讳而用“淋”不用“癃”矣。“可见“癃”之为义，概诸“小便不利”，“小便涩痛”，“小便点滴不通”之“癃闭”都在内，故其治“小便不利”之方如“五苓散”、“猪苓汤”、“蒲灰散”等以治“石淋”或“淋痛”而获效。如改“小便利”为“小便不利”，则与“淋病”义复矣。另一方面，则又否定古代“小便利多证”之存在。古人即叫“小便利”，亦叫“消中”。古人于此亦积累有不少经验，见《诸病源候论》、《备急千金要方》、《外治秘要》等书有关篇章，《千金翼方·药录纂要》中还列有“止小便利”类药十六种。《金匮要略》此篇言“小便利”内容较少者，疑是《伤寒杂病论》向《金匮玉函要略方》过渡时被人误删太多也。后世亦创制有“缩泉丸”等名方。

十

《校注》说：“《水气病篇》第八条是脉象变化而“脉浮转沉”与“数脉变伏”。可商。按：

《脉经》卷一第一说："数脉，去来促急"，小注；"一曰'一息六、七至'。"又说："迟脉，呼吸三至，去来极迟"。是"脉数"者，谓"脉来一息六至以上"也："脉迟"者，谓"脉来一息三至以下"也。据此，则此文"脉迟"、"脉数"二者同时并见于一人之身虽分之于手足殆亦不可能也。然《校注》对其未提出任何见解，既未说文字有误，也未表示要对文义进行考证，又不考虑临床实际，更不理睬作者行文之"变文"、"对文"等文法特点，随意性地置"脉迟"、"脉数"之论于不顾，竟将此文水气病之病机，说成水气病之脉象变化而"脉浮转沉"与"数脉变伏"，真不足以为训也明矣。

考：寸口脉"浮而迟"，趺阳脉"浮而数"者，寸口，趺阳，脉皆见"浮"，上文说"浮则为风"是也。"迟"者，《说文·辵部》说："迟，徐行也，从辵，犀声……迟，籀文迟从屖"，《说文·禾部》说："稺，幼禾也，从禾，屖声"。是"稺"和籀文"迟"俱谐"屖"声，例得通假。此文乃假"迟"为"稺"。《方言》卷二说："稺，小也"，张湛注《列子·天瑞篇》亦谓"稺，小也"。是"浮而迟"，乃谓"浮而小"也。其趺阳脉"浮而数"之"数"者，《说文·攴部》说。"数，计也，从攴，娄也"，《说文·宀部》说："窭，无礼居也，从宀，娄声"，"数"、"窭"二字俱谐"娄"声，义可通也，《释名·释姿容》说："窭数，犹局缩，皆小意也。"是"浮而数"者，乃谓"浮而小"也。上言"浮而迟"，此言"浮而数"，变文耳，皆言"浮而小"也。

十一

《校注》谓"跌蹶，跌同跗，足背曰跌。蹶，《说文·足部》：'僵也'……"可商。"跌"、"蹶"两字不同。跌，应是'趺之坏文，《方言》卷十三说："跌，蹷也"《广雅·释言》亦说："跌，蹶也"。跌蹶谓"失足倒地"也。《黄帝内经太素·经脉厥》说："足太阳脉厥逆，僵仆呕血善衄"，杨上善注："后倒曰僵，前倒曰仆"。其人不慎致跌蹶仰而后倒，误被尖状物"刺腨入二寸"伤及"禁刺"之"承筋穴"，导致其人行走"但能前行，不能后却"，此是"足太阳经脉受伤"然也。仲景已说明其病乃"太阳经伤也"。不知校注者何以肯定是"足阳明经循行部位"之"足背僵（当做'强'）直"？

读《黄帝内经太素新校正》后

——与钱超尘先生商榷

近读2006年3月出版的钱超尘先生等校正日本仁和寺原钞古卷子本《黄帝内经太素》，获益良多，尤其书中俗体字甚多，并皆释之，给读者以方便，扩大了文字视域的知识，然书中亦感有几点可商之处，特写出以就正于钱超尘先生（以下皆称《校正》）。

一

《黄帝内经太素·经脉连环》说："心主手厥阴心包之脉……其支者，别掌中，循小指、次指出其端。"

按：此文"循小指次指出其端"句，《校正》于"循小指"字下逗断，而作"循小指、次指出其端"，误。考：手厥阴心包之脉，入掌中劳宫穴，循中指出其端之中冲穴而终。其支脉，别掌中劳宫穴部，循小指次指即今之"无名指"出其端之关冲穴，而交三焦手少阳之脉，与手小指无涉。所谓"小指次指"者，乃谓"小指之次指"，非谓"小指"又"次指"也。

二

《黄帝内经太素·督脉》说："督脉起于少腹以下骨中央，女子入繫廷孔，其孔溺孔之端，其络循阴器，合篡间，绕篡后，别绕臀，至少阴与巨阳中络者，合少阴上股内后廉，贯脊属肾，……其男子循茎下至篡，与女子等。"

按：此文"合篡间，绕篡后"及"其男子循茎下至篡"等诸"篡"字，钱超尘先生等《校正》谓"篡，'篡'字之讹"，是。然因要附会"纂组"之说而谓"纂，交纂之义，谓两便争行之所，前后二阴之间"，以疑"篡"为"纂"讹则非是。经文明说"女子入繫廷孔"，"男子循茎下至篡，与女子等"、又说"合篡间，绕篡后，别绕臀"。《说文·门部》说："间，隙也。"怎么能说成"两便争行之所，前后二阴之间"之"会阴穴"部？王冰注："督脉别络，自溺孔之端分而各行，下循阴器，乃合篡间也。所谓间者，谓在前阴、后阴之两间也"。清楚地阐明了"篡"是"前阴、后阴之两间"，而不是前、后两阴之间也。《针灸甲乙经》卷八第一下说："寒热，篡反出，承山主之"，"寒热，篡后出，瘈瘲……大便难，承筋主之"，卷九第十一说："丈夫癞疝，阴跳，痛引篡中，不得溺"，"痔，篡痛，飞扬，委中及承扶主之"，"痔，篡痛，承筋主之"。说明"篡"在于前、后二阴之窍也。《素问》引"篡"字，非用其"篡夺"之本义也，《吕氏春秋·孝行览·本味》说："隽觾之翠"，高诱注："翠，厥也"，厥乃"臀"之借；《礼记·内则》说："舒雁翠"，郑玄注："翠，尾肉也"。高诱训"翠"为"臀"，郑玄训"翠"为"尾肉"，其义同也。黄侃《训诂研究〈广雅疏证〉笺识》说："……'翠'转为'篡'，《内经》之'篡间'、'篡后，是也"。"翠"为鸟尾之肉，为鸟之后阴，古人常以后阴说前阴，如《尚书·尧典·虞书》说："鸟兽孳尾"，孔传："乳化曰孳，交接曰尾"，是其例。是故动物相交曰"交尾"也。从而王冰注此文所谓"篡间"，是在前阴、后阴之两间当无疑义矣。

其实，在本书后面卷十一《骨空篇》与此相同一段文字中，《校正》也开始有了比较与经文相符合之训释，但由于第一，坚持“篡”为“篡夺”之义而改“篡”为“纂”以附会“纂组”而确定其在“会阴部”之“前后二阴之间”；第二，引《千金方》之文，无前阴之病证，只能证明后阴，且与“前后二阴之间”的“纂组”之说不合，致使临床证候之“反出”，“伤痛”，俱不可解也。

三

《黄帝内经太素·骨空篇》说“腰痛不可以转摇口，急引阴卵，刺九扇与痛上，九扇在腰凥分间”。

按：上《气穴篇》“耶出凥脉”之“凥”和《气府篇》“侠脊以下至尻廿—节十五间各有一”之“凥”，《校正》并谓其为“尻”之俗字，证诸《素问》，极是。然此文“在腰凥分间”之“凥”未出校，则为“尻”之误字，以其上有“八扇穴”也，而《素问》作“尻”。且《素问·骨空论》说：“尻骨空在髀骨之后相去四寸”，王冰注：“是谓尻骨八髎穴也”。髎，借作“窌”。“尻”为一骨节名称，正在腰髁下方，《素问》一书屡用之，如《藏气法时论》“尻阴股膝髀腨胻足皆痛”，《刺腰痛篇》“足太阳脉令人腰痛，引项脊尻背如重状”，“刺腰尻交者”，《骨空论》“脊骨下空在尻骨下空”等皆是。

《备急千金要方》卷五上第一说：“凡生后……百八十日，尻（原误为凥，今改）骨成，能独坐”。是“尻骨”主管人之“坐”也。《说文·几部》说：“凥，处也，从尸几，尸得几而止也”，段玉裁注：“凡尸得几谓之凥。尸，即人也。……会意。九鱼切”。凥，今作“居”，“居”行而“凥”废矣。从而导致“尻”、“凥”不分，多以“尻”误为“凥”也。殊不知“凥”虽人体一组织部位名，然其非骨名。《释名·释形体》说：“尻，廖也，尻所在廖牢深也”，《说文·尸部》，说：“尻，脾也，从尸，九声”，段玉裁注：“尻今俗云‘沟子’是也。脾今俗云‘屁股’是也。析言是二，统言是一，故许云‘尻，脾也’。……若刀切”。今人何不辨“凥”、“尻”二字之有别耶？

至于此文“刺九髎与痛上，九扇在腰尻分间”之“扇”，《校正》谓“扇”与“窌”通。萧本“扇”皆作“窌”。《针灸甲乙经》亦皆作“窌”。《说文·穴部》说：“窌，窖也，从穴，丣声”。段玉裁注：“丣声各本作卯声，今正”。是“窌”之下半在段玉裁改“丣”前各本皆作“卯”，即“窌”字。窌，“从穴，卯声”，此文之“扇”字，“从户，卯声”，二字俱谐“卯声”，故例得通假，犹“竭”、“遏”之字俱谐“曷声”而通假然也。聊《校正》谓“未见于诸字书，当为‘聊’之讹字，萧本作‘聊’”。然此“聊”字不用其“耳鸣”之本义，以其“卯声”而借作“扇”字以指“空穴”。或许“聊”字为诸字书之漏收，但杨上善已谓“此经‘扇’字音‘聊，空穴也’。”是“聊”与“扇”为同音字，字同音而义可通假也。

卯，古文作“丣”；酉，古文作“丣”：二字古文形近，易致讹误，故段玉裁改各本“丣”声为“丣”声也。窌，读“力救切”。

《素问》无“窌”字，止有“髎”，如《骨空论篇》“刺八髎与痛上，八髎在腰尻分间”之“髎”是。然《说文》无“髎”字，《说文·羽部》有“翏”，读“力救切”与“窌”字切音同，疑《素问》初假“翏”为“窌”也。《玉篇·骨部》始出“髎”字，训“髋”，非此义。疑王冰整理《素问》之时，始于“翏”旁加“骨”于左而成“髎”也。

四

《黄帝内经太素·三疟》说：“其但热而不寒，阴气绝，阳气独发，则少气烦宛，手足热而欲欧，名日瘅疟。”

按：此文“则少气烦冤”之“烦冤”一词，《校正》谓：“冤”为‘冤，俗字，《正字通·宀部》‘冤，俗冤字’。《素问》、《甲乙经》作‘烦冤’；萧本作‘烦惋’与仁和寺原钞不合。”可商。

考：1956年3月影印明顾从德翻宋刻本《黄帝内经素问·疟论》和“民国”二十年中原书局石印本《黄帝甲乙经》卷七第五载此文皆作“冤”，无其字最后一画之“、”，不作‘冤’。《校正》以古代诸字书无‘冤’字，遂误加一‘、’而成“冤”，并以《正字通》“‘冤’为‘冤，俗字”之说以证之，殊不知《正字通》乃明末张自烈撰、其“贪于炫博，不善概括。在这一点，与《说文》的质实、简约形成强烈的反差”。且“引文不注书名、篇名，这本是《字汇》的不足，《正字通》也给继承下来了”。因而“我们不认为它是一部很好的字书（《说文初步》语）。”既未标明其说之根据，无从考察，很难说准确。而“冤”之为字，《尔雅》、《广雅》、《说文》、《玉篇》等古字书虽漏收，但在古代典籍里却每有用之者，除《素问·疟论》“则少气烦冤”之句外，其《阴阳应象大论》之“齿干以烦冤”，《玉机真藏论》之“少腹冤热而痛”，《气交变大论》之“民病飧泄食减，体重烦冤”，“民病腹痛，清厥、意不乐、体重烦冤”，《示从容论》之“肝虚，肾虚，脾虚，皆令人体重烦冤”，“咳嗽烦冤者，是肾气之逆也”等皆是。还有《楚辞》、《文选》等古籍亦有用“冤”字者，如《楚辞·九章·抽思》说：“烦冤瞀容，实沛徂兮”，《文选·宋玉风赋》说：“勃鬱烦冤，衝孔袭门”是其例。《晋书·孝愍帝纪》亦有“枕戈烦冤，肝心抽裂”之文。《金匮要略》元刊本、赵开美本、俞桥本引《素问》“瘅疟”之文，皆作“则热而少气烦冤”也。“冤”，是形声字，“认宀，免声”，故萧延平本《太素》作“烦惋”，以“惋”、“冤”二字俱谐“免声”而可通假也。《素问·示从容论》“烦冤”诸词，此本《太素·脉论》亦作“烦惋”。烦惋，也写作“烦悗”，《黄帝内经太素·五藏热病》说：“心热病者、烦悗喜欧”是也。悗，惋字同。

《灵枢经》全书无“冤”字，多作“惋”，如，《本神篇》之“意伤则惋乱”。《论疾诊尺篇》之“尺坚大，脉小甚，少气，惋有加”是；或作“烦惋”，如《寒热病篇》之“舌纵诞下，烦惋”，《血络论》之“色不变而烦惋者”是。史崧《音释》：“惋，音闷“。《黄帝内经太素·营卫行气》说：“清浊相干，乱于胸中，是谓大悗”，杨上善注：“悗，音闷”。《素问，阴阳应象大论》说：“齿干以烦冤”，《针灸甲乙经》卷六第七载此文则作“齿干以烦闷”。“冤”是“从宀”而“免声”，“惋”、“悗”，皆是“从心（忄）”而“免声”，然“闷”则是“从心”，而“门声”。“免”读“亡辨切”，而“门”则读“莫奔切”，声近义同。是。“冤”、“惋”、“悗”、“闷”等四字，形虽异而字则同也。其“冤”字，《说文·兔部》说：“屈也，从冂兔，兔在冂下不得走，益屈折也”，是会意字，读如“冤枉”之“冤”，当为“于袁切”，与“冤”字异。

五

《黄帝内经太素·寒热杂说》说：“病始手臂者，先取手阳明、太阴而汗出。”杨上善注：“故病起两手者，可取手阳明井商阳，在手大指、次指两侧，去爪甲角如韭叶”。

按：此杨注“在手大指次指内侧”之文，《校正》在“手大指”字下逗断，作“在手大指、次指内侧”，非是。《针灸甲乙经》卷三第二十七说：“大肠合手阳明，出于商阳。商阳者，金也，一名绝阳，在手大指次指内侧，去爪甲如韭叶，手阳明脉之所出也，为井”，与杨注合。所谓大指次指者，即“食指”也。大指次指，谓从大指数起之第二指，今通叫“食指”；小指次指，谓从小指数起之第二指，今通叫“无名指”也。人一手有“五指”，按古代经脉循行之叫法，即“大指、大指次指、中指、小指次指，小指”也。

这样逗断的例子很多，全书约有20几处，这里都不一一列举了。

六

《黄帝内经太素·寒热瘰疬》说："黄帝问于岐伯曰：寒热瘰疬在于颈掖者，皆何气使生？岐伯曰：此皆鼠瘘，寒热之毒气也，堤留于脉而不去也。"

按：此文"此皆鼠瘘寒热之毒气也"句，《校正》于"鼠瘘"字下逗断，读为"此皆鼠瘘，寒热之毒气也"，似欠妥。在我国古代医学典籍里，疟疾、中风、伤寒、疠风、鼠瘘等皆称之曰"寒热"。而此文之"寒热"则连上"鼠瘘"而为"鼠瘘寒热"或"疬瘰寒热"也。如于"鼠瘘"字下逗断，则"鼠瘘"、"寒热"分之为二，不知"寒热"又作何解？然《骨空篇》"鼠瘘寒热"四字没有分之为二，是乃正确无误也。

以上数点，是否有当，特提出以与钱超生先生商讨。

2010年5月15日于湖北中医药大学

附 钱超尘先生回信

尊敬的今庸老师：

您好。多时未见，时在念中。前接华翰，反复诵读，极受教益！信中所指之误，皆为确凿之论，再致诚挚谢意！《太素·经脉连环》之"循小指次指出其端"句，不当在"小指"后用逗号，所教甚是。"纂组"释义，当遵先生所考。"尻"、"尻"、髎、篡、烦悗、鼠瘘等字词考释，极为精彩。先生精版本、训诂、考据、校勘，凡此绝学，信中 昭昭展示，敬佩无已！拜读来书，不啻再读三年书也。

先生高龄，仍精勤治学，笔耕不辍，实为后学楷模。

您的来函寄到我校，我来学校次数不多，前4天才收到，奉复稍迟，敬请海涵。

希望经常得到老师的教诲！

谨祝夏安！

后学 钱超尘 敬奉

2010年7月15日

“冤”、“寃”有别，“蛊”、“瘕”相通

——与赵鸿君、郑洪新同志商榷

2010 年 5 月第 3 期上，《中华医史杂志》发表了赵鸿君、郑洪新合著《“五经”和〈黄帝内经〉中“瘧”、“蛊”训义探析》一文，读后深感有两点商榷的必要（以下简称《探析》）。

一

《探析》说：“瘅疟的主要病因为阴气先绝，阳气独发，病发但热不寒，少气烦冤，手足热而欲呕。”此文“少气烦冤”之“冤”字误，当作“寃”[①]。《说文·兔部》说：“冤，屈也，从冖从兔，兔在冖下不得走，益屈折也”[②]，是一个“会意字”，于袁切，读“冤枉”之“冤”，和“寃”字是不同的。寃，“从宀，免声”，是一个“形声字”，读“烦寃”之“寃”。《灵枢经》无“寃”字，凡“烦寃”字皆作“烦悗”，史崧《音释》说：“悗，音闷”[③]。是“寃”、“悗”二字俱谐“免声”，读音同也，读音同，而字亦相通。

前人说过：“书不校勘，不如不读”。以古书在长期流传过程中，必不免亥豕鲁鱼，错简脱讹，谬种流传，贻害匪浅。学者如能校勘而刊出，于己则少错，于人则功莫大焉。如此文之所谓“少气烦寃”，在 1956 年 3 月影印出版《黄帝内经素问·疟论》和 1956 年 2 月影印出版《针灸甲乙经》卷七第五[④]以及 1956 年 3 月影印出版《金匮要略方论·疟病篇》[⑤]皆作“少气烦寃”，无最后一“、”，下不作“兔”，与“冤”不同也。寃，《说文》虽漏收，然在我国古代典籍里，多有用之者，如《素问·玉机真藏论》说：“少腹寃热而痛”、《素问·气交变大论》说：“岁土太过……体重烦寃”，又说：“岁金太过……肃杀而甚则体重烦寃”，又说：“岁水不及……胭腨股膝不便、烦寃”，《素问·示从容论》说：“肝虚，肾虚，脾虚，皆令人体重烦寃”，“咳嗽寃烦者，是肾气之逆也”[⑥]，又如《楚辞·九章·抽思》说：“烦寃瞀容，实沛徂兮”，《九章·思美人》说：“蹇蹇之烦寃兮，陷滞而不发”，《七谏·谬谏》说：“心而烦寃兮，蹇超遥而无冀”，《哀时命》说：“魂眇眇驰骋兮，心烦寃之忡忡”[⑦]，（均见《四部丛刊》线装本）《文选·宋玉风赋》说：“勃郁烦寃，冲孔袭门”，《文选·嵇叔夜琴赋》说：“怫惘烦寃，纡馀婆娑”[⑧]，《晋书·孝愍帝纪》说曰：“枕戈烦寃，肝心抽裂”[⑨]等等，皆是其例。

二

《探析》说：“如《素问·玉机真藏论》云：‘少腹冤热而痛，出白，一名曰蛊’。王冰注：‘冤热内结，消烁肌肉，如虫之食，日内损削，故一名曰蛊’。”此文“少腹冤热而痛”和“冤热内结”之两“冤”俱为“寃”字之误，前文已详述，1956 年 2 月影印出版之《针灸甲乙经》卷八第一上载此文，作“少腹烦寃”，正作“寃”，不作“冤”。其作“冤”字为误无疑。

三

《探析》说：“如《素问·玉机真藏论》云：‘少腹寃（原引作“冤”，误，今改）热而痛，

出白，一名曰蛊’。王冰注：‘宛（原引作“冤”，误，今改）热内结，消烁肌肉，如虫之食，日内损削，故一名曰蛊’。”此说可商。王冰说注此文“一名曰蛊”之“蛊”当成“蛊毒类病”，说“宛热内结，消烁肌肉，如虫之食，日内损削”，而《探析》则又引余云岫《古代疾病名候疏义》谓是“花柳淋病”，又“据马王堆汉墓女尸”介绍，长沙马王堆汉墓出土的女尸的尸体内存有血吸虫卵”，推导出“即今血吸虫病”。然就《素问·玉机真藏论》“一名曰蛊”之本义而论，则《探析》诸说似有望文生义，牵强附会之嫌。殊不知此“蛊”字与“瘕”可通，犹“细辛”一曰“小辛”[10]，以“细”、“小”二字可通也。

考《素问·玉机真藏论》“少腹宛热而痛”句上，尚有“病名曰疝瘕”一句。病名曰疝瘕，少腹宛热而痛，正乃《素问·平人气象论》所述“疝瘕少腹痛”之简状也，《金匮要略·水气病篇》亦有“疝瘕腹中痛”的记述。《素问·大奇论》说：“三阳急为瘕”王冰注：“血凝为瘕”，《伤寒论》卷五《释音》说：“瘕，音假，腹中久病”，是瘕为血液凝积腹中之久病。《说文·疒部》说：“疝，痛也”。其瘕有痛则谓“疝瘕”，无痛则止谓“瘕”或因伏藏则谓之“虑瘕”，或因其坚结则谓之“石瘕”。瘕，切音为“古雅切”，然亦读“公户切”，与“蛊”通。故此文说“一名曰蛊”。所谓“亦名曰蛊”者，即“病名曰疝瘕，少腹宛热而痛，出白”而“一名曰蛊”，是既曰“瘕”，而又可曰“蛊”，非必王冰注说“疝瘕”之“宛热内结”进一步发展至“消烁肌肉，如虫之食，日内损削”而始“名曰蛊”也[11]。蛊，古亦读“公户切”，二字同声，可通假也。《说文·疒部》“瘕”字下，段玉裁注：‘蠚假木瑕’，笺云：‘蠚，假，皆病也’。”又引钱氏大昕曰：“《唐公房碑》曰：‘癘蛊不瘕’。即郑笺之‘蠚瘕不瑕’[12]”是“蛊”即“瘕”也。《史记·扁鹊仓公列传》说：“临菑氾里女子薄吾病甚……臣意诊其脉，曰“蛲瘕”。蛲瘕为病，腹大，上肤黄粗，循之戚戚然”[13]。清代尤怡所写《医学读书记·续记》“蛲瘕”条，谓“蓋即今人‘虫蛊’之病”[14]。是“瘕”即“蛊”也。《山海经·南山经》说“丽麿之水出焉，而西流注于海，其中多育沛，佩之无瘕疾”，袁珂译注云：“蛊胀病”[15]。是“瘕”谓蛊胀病亦读谓“蛊”也。瘕，读古雅，公户二切，蛊，亦读古雅，公户二切，犹“贾”字之读古雅，公户二切也。《说文·贝部》“贾，市也”下段玉裁注引《汉石经论语》说：“求善贾（古雅切，读“價钱”之“價”）而贾[16]（公户切，读“商贾卖出”之“贾”）诸”，今《论语·子罕篇》作“求善贾而沽诸”[17]者，是“沽”乃“贾”之假借字也。可见《素问·玉机真藏论》所提示的“瘕”，蛊字通”是毋容置疑的。

注：

①《黄帝内经素问·疟论》，唐·王冰注本，人民卫生出版社1956年3月据明代顾从德翻刻宋本影印。

②《说文解字·兔部》，汉·许慎撰，中华书局1963年12月影印本。

③《灵枢经》卷五《史崧音释》，人民卫生出版社1956年3月据明代赵府居敬堂刊本影印。

④《针灸甲乙经》，晋·皇甫谧撰，人民卫生出版社1956年2月据明刻医统正脉本影印。

⑤《金匮要略方论》，后汉·张机撰，人民卫生出版社1956年3月据明代赵开美刻《仲景全书》本影印。

⑥《黄帝内经素问》有关篇章，唐·王冰注本，人民卫生出版社1956年3月据明代顾从德翻刻宋本影印。

⑦《楚辞》，战国屈原等著，《四部丛刊》据上海涵芬楼借江南图书馆明藏宋本影印。

⑧《文选》，梁代萧统编，唐代李善注本，中华书局1977年11月出版。

⑨《太平御览·皇王部·憨皇帝》，李昉等撰，中华书局1960年2月据上海涵芬楼影印宋本复制重印。

⑩《神农本草经·上品》，魏·吴普等述，清·孙星衍辑本，人民卫生出版社1963年1月

出版。

⑪《黄帝内经素问》，唐・王冰注，人民卫生出版社 1956 年 3 月据明代顾从德翻刻宋本影印。

⑫《说文・疒部》"瘕"字条下，段玉裁注引，上海古籍出版社 1981 年 10 月据经韵楼藏版印刷出版。

⑬《史记・扁鹊仓公列传》，汉・司马迁撰，中华书局刊印前四史缩印本。

⑭《医学读书记》，清・尤怡撰，江苏科学技术出版社，1983 年 3 月出版。

⑮《山海经全译》，袁珂译注，贵州人民出版社 1991 年 12 月出版。

⑯《汉石经论语》，《说文・贝部》"贾・市也"下段玉裁注引，上海古籍出版社 1981 年 10 月据经韵楼藏版印刷出版。

⑰《论语・子罕》，春秋・孔丘著，中华书局 1980 年 10 月据清・阮沅校刻《十三经注疏》本影印。

（2011 年 3 月于湖北中医药大学）

对《伤寒论讲义》教材中若干问题的质疑

全国高等中医药院校教材，供中医类专业用《伤寒论讲义》，2003 年 12 月出版，因吾人为其争取到该教材主编权，故而将吾忝列主审。主审未审，因主编过于思想偏狭，未能做到广纳群言，以致该讲义存在一些值得商榷的学术问题。为了促进传统医学的正确发展，特根据党的百家争鸣方针，摘出其中所见之处，而提出质疑，并就正于海内同道。

在一定历史时期内的文学艺术（包括语言文字），有一定历史时期的文化特点，只有用辩证唯物主义和历史唯物主义的主场、观点和方法，才能得出一个比较正确的结论。

一

《伤寒论讲义》说："中华人民共和国成立以后，《伤寒论》研究进入繁荣和创新时期。"按：这是不合乎历史事实的。"中华人民共和国成立以后"之"以后"二字，时间跨度竟长达十年之久，根本就没有《伤寒论讲义》，何有《伤寒论讲义》的创新之说！事实上，当时卫生部主要负责人贺诚违背中央"团结新老中西各部分医药卫生工作人员组成巩固的统一战线"，而在 1950 年《全国卫生行政工作会议》上通过了余云岫、宋大仁、江晦鸣等提出的"四十年消灭中医"的"联合提案"，即《改造旧医实施步骤草案》，继之王斌在东北大区发表了《在一定的政治经济基础上产生一定的医药卫生组织形式与思想作风》，诬蔑中医是"封建医"，说中医"只能在农民面前起到有医生治疗的精神安慰作用"，而贺诚则在全国实行所谓"旧医"的登记、考试（考西医科目）、改造（学西医，改造成西医医助），把中医推向了灭亡的边缘！幸而毛泽东主席发现了，严厉批判了贺诚轻视、歧视、排斥中医的错误思想，《人民日报》发表了《正确贯彻党的中医政策》的社论，报纸上公开点名批判了贺诚错误思想。罢了贺诚的官，挽救了中医。时间只过去了五年。1956 年，中央为了发展中医，在全国创办了四所中医学院，1958 年保定中医工作会议后，各省蓬勃兴起了大办中医教育之热潮。1959 年才开始小心谨慎地编写《伤寒》教材，然不到三年，在 1962 年，有人趁国家贯彻"调整、巩固、充实、提高"的"八字方针"之机，大叫中医学院下马，要砍掉全国数十所中医学院。赖有吕（炳奎）老仗义执言，上书国务院周恩来总理，才把全国中医学院保留了下来。在这十三四年的《伤寒》教材研究中何繁荣之有？迨至 1963 年庐山教材会议，《伤寒论讲义》才迎来了发展，我校《金匮要略》课也推广及于全国。这就是历史。历史是不容篡改的。因为历史是一面镜子，它照得这类毁灭民族文化的恶性事件在我国不容重演。

二

讲义说："对《伤寒论》六经实质，六经证候的研究，如何与现代科学实验相结合，找到真正切入点"又说："六经病证本质研究，如何以中医病因学说为依据，复制相应的证候动物模型，观察其病理生理变化，推断其内在机制，而又不失中医之本来面目等等"。按：所说要"找到真正切入点"把《伤寒论》"六经实质、六经证候"，与"现代科学实验相结合"，这是从

“中西医结合”方面学来套用的，是主编在编写《讲义》时和我说的自信《伤寒论》研究的发展方向是实验科学。殊不知恩格斯早就说过：“不管自然科学家采用什么态度，他总得受一定哲学的支配”。实验科学为西医基本研究方法，是以“还原论”为哲学基础。还原论研究方法的特点是，将一个研究对象，分成若干个小块，拿一个小块去研究，一个小块研究清楚了，就是大块也清楚了。中医药学是以“整体论”为哲学基础，分析问题则是从整体分析。二者是对立的，是两种完全不同的知识体系。为了寻找切入点，中西医结合的专家寻找了半个多世纪，也没有找到能切入之点，其点都是切而不能入的。把这些遥遥无期，不能兑现的“寻找切入点”写进教材里，在《伤寒论》的学时里宣扬自己不切实际的中西医结合观点，佔用学生的有限时间，这就使“传道，授业、解惑”十分严肃的课堂，具有了想卖什么、就卖什么的自由市场之嫌！不可能在教学中贯彻“以人为本”思想。至于说“以中医病因学说为依据，复制相应的证候动物模型”“而又不失中医之本来面目”，以研究“六经病证本质”。考后汉张仲景自建立六经证候辨治体系以来，已有将近两千年的历史，中医长期据之对人体疾病辨证施治，如连证候的本质都未认清，试问怎么治好病的？用西医观点评判中医学上的是是非非，是不妥当的。中西医学是两种完全不同的理论体系，各有自己的文化特征，现在已成中西医学界有识之士的共识。至于说，研究六经证候的本质，还是要“以中医病因学说为依据”，而又“不失中医之本来面目”。既如此，还有复制证候动物模型实验的必要吗？如果实验中出现有“失中医之本来面目”之结果，那又怎么办？兑水吗？约20世纪五六十年代，我在北京中医研究院看到，人工把狗的十二指肠造成溃疡，每天按时给狗灌服“小建中汤”，腹下吊一个筒子以观察胃液下滴情况。实验结果，并不理想。人和狗是不一样的，造成溃疡的原因也是有区别的。何况狗的腹下还吊着一个沉重的筒子。

三

讲义说“从战国至东汉时期，中医药学理论体系基本形成，出现了一批著名医家，产生了《内经》、《难经》、《神农本草经》等一系列重要医学著作，此为张仲景撰写《伤寒杂病论》奠定了坚实基础。故《伤寒杂病论集》云：‘撰用《素问》、《九卷》、《八十一难》《阴阳大论》、《胎胪药录》，并《平脉》、《辨证》，为《伤寒杂病论》合十六卷’”。按：我们至今尚未见到有充足证据以说明《神农本草经》在东汉年间已经成书面世，下文将详细论述。一个书篇号，打进了“胎胪药录”四字似有不妥。“胎胪”应是一书名，为“妇产科”内容，“药录”二字为一书名，指“本草”。以上张仲景编撰《伤寒杂病论》的参考文献。并《平脉》、《辨证》打上书篇号为误，二者皆非书名，当读为“并平脉辨证”，这是张仲景自己经验，并“平其脉”、“辨其证”也。

四

讲义说：“《伤寒论》的学术渊源主要根植于《内经》、《难经》、《阴阳大论》等基本理论。药学理论及方剂运用，则得益于《神农本草经》、《胎胪药录》及《汤液经》等”。按：上文已经说过，“胎胪”二字误并于《药录》为一本书，不妥，当改正之。“汤液”一词，首先见于《素问・汤液醪醴论》，指“米汤”。不知什么时候转为“药液”的，又是怎么“转”的，而供人们写成了《汤液经》之书的？至于《神农本草经》，其书不见于《汉书・艺文志》。张仲景生活在东汉末年，亦未曾见过《神农本草经》之书。《神农本草经》乃三国之后作品。现就《神农本草经》自身文化内容结合当时社会情况考察之。

（1）矿物药列在全书“上、中、下三品”之首，这是当时“服石之风”盛行的反映，魏晋士大夫阶级颇多“服石”者，如何晏等等。

（2）战国末期燕齐一带方士流传过程中演变为“神仙家”，逐渐为道教所接受，故书中充斥了很多“不老”、“延年”、“轻身”、“神仙”等词汇。

（3）避讳：在《黄帝内经》一书里，除“七篇大论”（包括“遗篇”共九篇）为三国作品外，其余篇章在必要时多用“癃”而不用“淋”（不避东汉殇帝刘隆讳），张仲景《伤寒论》、《金匮要略》二书，则全用“淋”而不用“癃”（避东汉殇帝刘隆讳），至三国时期，又不避“刘隆”讳而“淋”、“癃”同用。如《神农本草经》卷二载“石龙子……主五癃结邪气，破石淋”，卷三载：“石蚕……主五癃，破石淋”，皆是其例。

（4）“痓”字的出现：《神农本草经》卷一说：独活主“痌痓”，发髲“疗小儿痌，大人痓”，麝香主“痌痓”，牛黄主“热盛狂痓”，石蜜主“诸惊痓”，卷三说：鼠妇主“痌痓”。考《尔雅》、《说文》皆无“痓”字，而“痓”字首见于张揖之《广雅》。《广雅·释诂》卷三下说：“痓，恶也”，《玉篇·疒部》亦说：“痓，充至切，恶也”，是“痓”字从“疒”而训“恶”，其义当为“恶病”。而《备急千金要方》卷五上第三说“夫痌，小儿之恶病也”，故“痓”与“痌”连用为“痌痓”。其“痌痓”一词，亦见于《针灸甲乙经》卷四第一下，彼说“心脉满大，痌痓筋挛，肝脉小急，痌痓筋挛”。至于痓在古代虽也称为恶病，然痓从不与痓连用，是痓与痓无关也。

可见《神农本草经》晚出于张仲景，而张仲景没有可能看到《神农本草经》。张仲景撰写《伤寒杂病论》时所参考书目自己就列得很清楚，是撰用《素问》、《九卷》、《八十一难》、《阴阳大论》、《胎胪》、《药录》并平脉辨证，并未说看过《汤液经》和《神农本草经》，注解时说张仲景用了这两书，实有画蛇添足，节外生枝之嫌！

五

讲义说：衄“泛指出血，此处指鼻出血”。按：这里把事物的义项给弄颠倒了，不妥。《说文·血部》说：“衄，鼻出血也，从血，丑声”，《玉篇·血部》说：“衄，女鞠切，鼻出血也”，《广韻，入声，一屋》说：“衄，鼻出血，俗作衂”，《素问，金匮真言论》说：“春不鼽衄”，王冰注：“衄，谓鼻中血出”。诸书一致认为，衄乃鼻中出血，非泛指一切部位出血也。在鼻出血之义的基础上，其他部位出血叫“衄”都是引申义，如舌衄、齿衄、肌衄等。

六

讲义对经文第48条“但坐以汗出不徹故也”句，止抄录杜牧《山行》“停车坐爱枫林晚，霜叶红于二月花”两句放在教材上，不加自己对关键字“坐”注释，学生怎么能懂？不知是在搞欲明反晦，还是自己就存在模模糊糊？考：《仓颉篇》卷下说：“坐，辠也”，郝懿行义疏：“辠，古罪字，《说文》云：‘辠，犯法也’，《墨子·经上篇》云：‘罪，犯禁也’，按：犯禁为罪，加之刑罚亦为罪”，《广韵·去声·三十九过》说：“坐，被罪”，即加之以罪也。在我国古籍上，每有如此用“坐”者，如《脉经》卷八第十五说：“伤于津液，便如烂瓜，亦如豚脑，但坐发汗故也”。《诸病源候论·消渴病诸候·消渴候》说：“其病变多发痈疽，此坐热气留于经络不行，血气壅涩，故成痈脓”，《汉书·楚元王传》说：“夏侯胜坐诽谤系狱三年，免为庶人”，《后汉书·五行四》说：“又邓皇后小人，性行不恒，苟有颜色，立以为后，后卒坐执左道废，以忧死”，皆是其例。坐，罪也。罪，责也。坐、罪、责三字声转可通也。此条“其人躁烦，不知痛处，乍在腹中，乍在四肢，按之不可得，其人短气”而“脉涩”，但责之以汗出不彻，故当更发其汗而病愈。

七

讲义说：“疮家虽身疼痛，不可发汗，汗出则痓”之“痓”字为误，当据《脉经》、《玉函经》之文校正作“痉”。此说是也。以仲景时尚未创出“痓”字也。然接着又引《正字通》说：‘五痉之总名，其证卒口噤，背反张而瘛痉”。把“痉”和“瘛痉”二病混为同一。不妥。考：《说文·疒部》说：“痉，疆急也，从疒，巠声”，《玉篇·疒部》说：“痉，渠并切，风强病也”。强与疆同。《灵枢·热病》说：“风痉，身反折，先取足太阳及腘中及血络出血”，《伤寒论·辨痉湿暍病篇》说：“伤寒所致，太阳痓湿暍三种，宜应别论，以为与伤寒相似，故此见之”，成无己注：“痓当作痉，传写之误也。痓者恶也，非强也。……痉谓骨痉而不随，痉者强也。《千金》以强直为痉，《经》曰‘颈项强急，口噤，背反张者痉’，即是观之，痓为痉字明矣”。是“痉”乃以“瘛痉”者，《说文·疒部》说：“瘛，小儿瘛疭病也，从疒，恝声”，《伤寒论·辨太阳病篇》说：“剧则为惊痫，时瘈疭”，瘈，同瘛，《素问·大苛论》说：“心脉满大，痫痓筋挛”，《针灸甲乙经》载此文作“心脉满大；痫痉筋挛”，则“痓”与“瘛”义通，《神农本草经》卷一说：“发髲……疗小儿痫，大人痓”，杨上善《太素·经筋》说：“在小儿称痫，在大人则称癫”，癫，是“癫痫”之“癫”，与“痓”字义通。是“瘛疭间发为“瘛痓”之临床特征也。这就造成了项背强急，难以屈伸的痉病和卒然仆地、四肢瘛疭的癫痫分而不清。

再者，讲义在“［词解］2”中说：“痉”字《脉经》、《玉函经》均作痉，可从”。

然查遍手头上“清·光绪癸巳景苏园校刊大字本《脉经》”、“人民卫生出版社 1957 年 9 月据光绪癸巳景苏园复宋本影印出版《脉经》、商务印书馆 1954 年 12 月重印本《脉经》”、“人民卫生出版社 1981 年 12 月出版福州市《脉经校释》本，”皆作“痓”，诸本无一作“痉”者。止有《玉函经》作“痉”，也应该写出书的全名《金匮玉函经》才是对的。为了避免误会，更要写明《张仲景金匮玉函经》，因为唐代杜光庭亦撰有一部医学著作《金匮玉函经》之书。一部书有说而写成两部书，一部书名而写成半部书名，岂不有写书不诚实之嫌！

八

讲义说：“太阳病不解，热结膀胱，其人如狂……但少腹急结者，乃可攻之，宜桃核承气汤……如狂，一般指神志错乱，似狂非狂，较发狂为轻者。”是故止用活血化瘀轻剂“桃核承气汤”以治之也。按：《韩非子·解老篇》说：“心不能审得失之地则谓之狂”，是神志错乱，即谓之“狂”也。狂证之中，分轻重者有之，未有所谓“似狂而非狂”者也。

《黄帝内经太素·痹论》说：“若营卫俱虚，则不仁之甚，故肉同苛。如，同也”，是“如”可训“同”，“如狂”即“同狂”，则与“狂”同。《说文·犬部》说：“狂，狾犬也，从犬，王声”，段玉裁注：“叚借之为人病之称”。是狂亦人之病也。此条文字，乃论述的“热结膀胱”而其人如狂亦即“其人发狂，少腹急结”者，为桃核承气汤证的“狂证”无疑。下面的 125 条所述治以“破血攻瘀重剂”之“抵当汤证”，亦作“其人如狂”之文，可证“如狂”即“发狂”也。此文“如”字，其义当训“同”，殆无疑义矣。其实，这正是原文。

九

讲义在“五苓散”方后“词解①”下说：“白饮，指米汤”。此说可质疑。考：《素问·汤液醪醴论》说："黄帝问曰：为五谷汤液及醪醴，奈何？岐伯对曰：必以稻米，炊之稻薪，稻米者完，稻薪者坚。帝曰：何以然？岐伯曰：此得天地之和，高下之宜，故能至完；伐取得时，故能至坚也"。王冰注："液，谓清液"。是"米汤"称"液"未见称"饮"也。而"饮"在古代则可称"水"称"饮"，而从未见称之为"米汤"。是"米汤"不得用释"白饮"也。《论语·述而》说："饭疏食饮水"。《金匮要略·痰饮咳嗽病篇》说："凡食少饮多，水停心下"是其例。凡"饮"曰"酒"者，《甲骨文字典·饮》："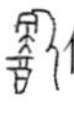像人俯首吐舌捧尊就饮之形，为饮之初文，字形在卜辞中每有省变，或省作彡，故亦做㱃……㱃释饮，通读所有卜辞，均无扞格"，此其一；《周礼·酒正》："辨四饮之物，一曰清，二曰醫，三曰浆，四曰酏"，此其二；《国语·楚语上》说："谷阳竖爱子反之劳也，而献饮焉，以毙于鄢"韦昭注："主昭子反，谷阳竖献饮于子反，醉不能见"，此其三；《吕氏春秋·孝行览·义赏》说："断其头以为觞"，高诱注："觞，酒器也"。毕沅曰："孙云案此可证饮器之为酒器"，此其四。《说文·角部》说："觞，实曰觞，虚曰觯，从角，矢易省声"，段玉裁注："觞者，实酒于爵也，式阳切"；《玉篇·角部》说"觞，式羊切，饮器也，实曰觞，虚曰觯"，此其五；《叠雅》卷十说："酖酖，饮也"，注："《说文》：酖酖，樂酒也"，此其六；《吕氏春秋·慎行论·疑似》说："邑丈人有之市而醉归者，黎丘之鬼效其子之状，扶而道苦之。丈人归，酒醒，而诮其子曰：'吾为汝父也，岂谓不慈哉？我醉，汝道苦我，何故？'其子泣而触地曰：'孽矣！无此事也。昔也往责于东邑，人可问也'。其父信之，曰：'嘻！是必夫奇鬼也！我固尝闻之矣。'明日端，复饮于市，欲遇而刺杀之。明旦之市而醉，其真子恐其父之不能反也，遂逝迎之。丈人望其真子，拔剑而刺之"，此其七；《金匮要略·惊悸吐衄胸满瘀血病篇》说："夫酒客咳者，必致吐血，此因极饮过度所致也"，此其八；《肘后备急方·治卒饮酒大醉诸病方》说："饮后下痢不止，煮龙骨饮之，亦可末服"，此其九，等等，皆是谓"饮"为"酒"也。饮，既然是酒，饮字上面加一个"白"字作"白饮"，就是"白酒"无疑。然则何谓"白酒"？即古之所谓"醙"。明代的陶宗仪《说郛》一百二十卷本载宋朱翼中《酒经》云："《说文》："酒白谓之醙，醙者，坏饭也'，叟者，老也。饭老即坏，饭不坏则酒不甜"。今本《说文》无醙字，醙字见于《仪礼·聘礼》云：'醙、黍、清，皆两壶'，注：'醙，白酒也'，字从酉，故训为白酒。《说文·酉部》说："醴，一宿熟也，从酉，豊声"，段玉裁注："《周礼·酒正》注曰：'醴，犹体也，成而汁滓相将，如今恬酒也'，按：'汁滓相将，盖如今江东人家之白酒'"也。《金匮要略·胸痹心痛短气病篇》亦有用"白酒"者，"栝蒌薤白白酒汤"等方是也。酒，乃五谷蒸之加曲酿之而成，故亦或称"液"，《灵枢·论勇》说："酒者，水谷之精，熟谷之液也，其气剽悍"，《太素·经络别异》说："饮酒者，卫气先行皮肤，先充络脉"，杨上善注："酒是熟谷之液；入胃先行皮肤，故卫气盛"，《灵枢·禁服》说："审察卫气，为百病母"，惟酒为熟谷之液，其气剽悍，入胃先充络脉之中，故《汉书·食货志》称"酒"为"百药之长"，《礼记·射义》说："酒者，所以养老也，所以养病也"，《说文·酉部》"醫"字下说："醫之性然，得酒而使"，《千金翼方·本草下·米谷部》说："酒……主行药势，杀百邪恶气"，故"五苓散"特用酒为使以行药势而"以白饮"就是白酒"和服"也。

讲义又说："五苓散，方虽为表里之剂，但其主治重点在于化气行水，而不必拘于表证之有无"。此说可质疑。尤其在论述"方为表里同治"、"在于化气行水"时，提出"不必拘于表证之有无"是不妥的。众所周知，"化气行水"是一个抽象概念，只有"证"才是中医药学治病的客观依据，所谓"随证治之"有是证用是药的"辨证施治"者也。如果在治病过程中，抹煞了"证"的存在，就使治病失去了客观性。因而我认为"五苓散证"一定具有五苓散证有关的必然证候"舌苔薄白"，以体现尚有表证。否则，与"猪苓汤证"有什么区别？因为猪苓汤证仲景列之于阳明病篇（亦见于少阴病篇），阳明属里而"舌苔必黄"也。

十

讲义说："三物白散……《金匮要略》用于治疗肺痈，虽为经典之法，但若非确为寒痰阻滞于肺者，则未可轻投。以肺痈属于热实者居多，属寒实者较少故也"。未确。三物白散，本治《伤寒论》"寒实结胸，无热证者"，是一个温下或温吐峻剂，与肺痈病似无涉。编者徒见《金匮要略》中附方有治肺痈的《外台》"桔梗白散"一方，与此文"三物白散"方同，不加详考地就引用在《伤寒论讲义》中。殊不知肺痈病之病机，为"风热蕴积、蓄结痈脓"，而三物白散主治之病机，则为"寒实结胸，无热证者"。一为风热，一为寒实，二者的性质不同，试问寒实病机者怎么个化脓法？寒实不能化脓，却偏说"肺痈属热实者居多，属实寒者较少"。然较少到什么程度？可以说较少到根本没有。因为寒实是无法转化为化脓的。止有肺痈脓溃，气血腐败，正气日渐耗损，久久吐脓如米粥者，这绝不是"三物白散"所宜也，余甚疑其为桔梗汤方的证治被误衍于此也。

十一

讲义说："少阴病，得之二三日以上，心中烦不得卧，黄连阿谬汤主之，据临床所见，除'心中烦，不得卧'外，常伴有口燥咽干，舌尖红绛，舌苔黄，脉细数等"。按：这是根据中医药学的基本理论推断出来的临床证候，与临床所见无大错，但与临床实际稍有出入。我所见到的"少阴热化"的"黄连阿胶汤证"有谵语（郑声），其"舌苔"，基本上都是"黑苔"。年青中医则没有看到过。这是因为20世纪五六十年代，中医受到了医院里严重排斥，规定凡是遇有急性或发热病人，一律转交西医病房治疗，中医病房不得收治。这就使年青中医失去了治疗急性或发热病人锻炼的机会，失去了创造和积累急性或发热性疾病的治疗经验。青年中医无过焉。"

十二

讲义说："少阴病证见咽部受到损伤，局部溃烂，并波及会厌部则见语言不利，声音不出。此邪热与浊痰阻闭咽喉，熏蒸腐化所致"。此说可质疑。据报道上海用"苦酒汤"治所谓"慢性咽炎"之效果很好（见于1991年5月20日《中国中医药报》第3版）。患者"咽中伤生疮"，未言及疼痛，不必有"局部溃烂"，止是感咽喉不舒耳。《灵枢·经脉》说："是主肾所生病者，口热，舌干，咽肿"。肾少阴经脉动为属邪所侵，致其咽部今之所谓滤泡增多增大，而为"咽中伤'者，即"咽中生创"也。古代无"疮"字，止作"创"。其"疮"字始见于《玉篇》，且"疮"与"伤"为互训，《说文·人部》说："伤，创也。"《说文·刃部》则说："刃，伤也，以刃，从一，创，或从刀，仓声。"是"伤"、"创"二字互训之一例也；《广雅·释诂》卷一上说："伤，创也。"《广雅·释诂》卷四上则说："创，伤也。"是"伤"、"创"二字互训之又一例也。"伤"、"创"同义，古人必不复出，疑"生疮"二字为"咽中伤"之古注语误人正文所致。

《灵枢·忧恚无言》篇说："喉咙者，气之所以上下者也；会厌者，音声之户也；口唇者，音声之扇也；舌者，音声之机也；悬雍垂者，音声之关也。"人之运气以为语言时，始则气清而语音如常，稍多说话则气浊痰附，发音难出，此所谓"不能语言"者，此"能"字当声转读"耐"。古籍中多有以"能"作"耐"读者，如《素问·阴阳应象大论》中"能冬不能夏"，"能夏不能冬"，而《针灸甲乙经》卷六第七载此文则作"耐冬不耐夏"，"耐夏不耐冬"；又如《灵枢·阴阳二十五人》中“木形之人……能春夏不能秋冬”，“火形之人……能春夏不能秋冬”；“土形之人……能秋冬不能春夏”，“金形之人……能秋冬不能秋冬”，“水形之人……能秋冬不能春夏”。而《针灸甲乙经》卷一第十六载此文则作“木形之人……奈春夏不奈秋冬”，“火形之人……奈春夏不奈秋冬”，“土形之人……奈秋冬不奈春夏”，“金形之人……奈秋冬不奈春夏”，“水形之人……奈秋冬不奈春夏”，“奈”与“耐”同。再如《淮南子·地形训》说：“食水者，善游能寒。”庄逵吉注：“唐马总《意林》引此云‘食水者善浮而耐寒’。”《汉书·晁错传》说：“其性能寒。”颜师古注：“能，读曰耐。”其实，《金匮要略·血痹虚劳病》篇中“酸削不能行”之“能”，字读“耐”。据此，则此文“不能语言”者，非失语之证，乃谓其有似“失音”也，失音为“声散”，而此则为痰浊附着而声难于扬越也，故仲景下文特申之曰“声不出者”，主之以“苦酒汤”也。

十三

讲义说：“即然厥与悸皆为水饮内停所致，张仲景提出‘宜先治水’的法则，用茯苓甘草汤温胃阳以散水饮，水饮去则阳气布达，悸动止而手足温，不治厥而厥自回，这是治病求本的又一范例”。此说非是。按：《伤寒论·辨厥阴病篇》说：“凡厥者，阴阳气不相顺接便为厥。厥者，手足逆冷是也”。是凡手足逆冷者皆为厥也。《论》中有“四逆汤类”之“手足厥冷”者，有“四逆散”之“手足厥冷”者，有“当归建中汤”之“手足厥冷”者，有“白虎汤”之“手中厥冷”者，有讲义文所求的“水饮厥冷”者，还有《素问·五藏生成》“卧出而风吹之，血……凝于足者为厥”，王冰注：“厥，谓足逆冷也”等等。仲景于此文未言及“厥”的属性，而讲义说其是“水饮之厥”则殊为无据。实际上，此条病候，既有“阴阳气不相顺接”的“手足逆冷”，又有“水气凌心”的“心下悸”。于此，仲景特分病势之缓急，先用茯苓甘草汤以去“凌心”之水气，消除其欲渍入胃中而致下利之患，然后再调其“阴阳”使之“顺接”而愈“手足逆冷”之“厥”，是所谓“却治其厥”也。“却治其厥”者，“后治其厥”也，是“却”字之为义“后”也、“退”也，与上‘先’字为对文，上曰“宜先治水”，此曰“却治其厥”。“先”、“却”二字为对，乃仲景书中行文之常例。前《辨太阳病》篇中有“先刺风池、风府，却与桂枝汤则愈”之文，《金匮要略·呕吐哕病》篇中则有“先呕却渴者，此为欲解”和“先渴却呕者，为水停心下，此属饮家”，皆是其例。且《金匮要略·痰饮病》篇中载其后者之文“却”字正作“后”，说“先渴后呕，为水停心下，此属饮家”，则是一个十分明显而确切的例证，足以证实此文“却治其厥”的“却”，当训为“后”字之义。何今之学者不究仲景书中行文之例，竟说“却”为无义之副词，致使“宜先治水”的“茯苓甘草汤”成为用于“治水就是治厥”之方。这种曲为之释的注经，使文中“宜先治水”的“先”字自然也成为一个无义之副词，并使仲景先师谆谆告诫人们留心病机趋势的话“不尔，水渍入胃，必作利也”变得毫无意义。我们知道，这是不符合仲景著作原意的。仲景著作的特点是“文字精练，经验可靠”，是不可能有什么废话的。而且也使［词解］中“却”字“表示继续，相当于再”的解释没有了着落。

十四

讲义说：“此证属阳明里实，故曰‘有燥屎也’然而，燥屎内结何以反见下利？乃因肠中燥屎阻结，邪热逼迫津液从其旁而下，于是结者自结，下者自下，后世称为热结旁流证。”可质疑。胃中有燥屎属阳明里实，然仲景为何未将其列入阳明病，而归入厥阴病，自有其归入厥阴病的临床证候特征。足厥阴经属肝，肝主筋，《素问·六元正纪大论》说：“厥阴之至为里急”，腹里筋脉拘急，在“下利”则必为“里急后重”，是乃“痢疾”而非“下水”也。谓“邪热逼迫津液从其旁而下，于是结者自结，下者自下”误也。《温疫论补注·上卷·大便篇》首创“热结旁流证”，说“热结旁流者，以胃家实，内热壅闭，大便闭结，续得下利，纯臭水，全然无粪，日三四度”，而厥阴病无与焉。

十五

讲义说：“其人脉见沉迟而非沉微或沉微欲绝，肢冷仅仅是微厥，加之面赤较少，身热又微，说明本证阳气虽虚，假热已见，但虚之不甚，病势较轻”。不妥。按：患者下利而脉象沉迟，沉迟为里寒之象，其阴寒内盛，格阳于外，则虚阳上浮，故“其人面少赤，身有微热”。以其为“浮阳”则面不得为“正赤”而身不得“热甚”也，阳浮于外，则里无阳热之化，故下利之物，则为“清水完谷”，此所谓“假热已见”也。凡见假象者，病必沉重，病轻则无假象，唯有病极，才见假象，此言“虚之不甚，病势较轻”者，误也。虚阳在外，阴寒内盛，则必通脉四逆辈以返阳归根，始有生机，切忌汗出。说：“虚阳尚能与阴寒相争，乃见郁冒，若能正胜邪却则汗出而解”，岂不有“诡辩论”之嫌！阴盛格阳，阳已外浮，尚能冀其“汗出而解”？汗出则“阳”亦遂之而“亡”矣！郁冒汗出而解，是治阴虚的一个“损阳和阴法。”见《金匮要略·妇人产后病篇》。此条“必郁冒汗出而解”七字，乃他篇错简之文误衍于此，当删之，则文通理顺矣。

最后谈一下有关引文，第一，尽量引用第一手资料，这是尊重学者的首创；第二，首创的学者也应担当社会的责任；第三，这是个道德问题，作者都应该遵守。万一要用第二手资料，也得给说清楚。否则，就有剽窃之嫌。

（2011 年 11 月 30 日）

信函：古典医籍中的几个问题

王国宁同志：

上次给您回信，抄录的《灵枢·四时气》中一段文字，我复印了一份备查，将手稿给您寄来了，不料邮途中丢失，才又将这份复印件用挂号给您寄来了。您却很认真，把您对这段文字的看法写成文章打印出来给我，使我又查书找到资料，供您参考。《针灸甲乙经》卷八第四亦论述有这段文字，虽文字有小异，但和宋代史崧献出的《灵枢经》一样无注解，是一个白文本，唯《黄帝内经太素·杂刺篇》杨上善有注，可资参考。杨上善是唐朝初年人，较王冰为早。今将其《太素》原文及杨注抄录在下面供研究。《黄帝内经太素·杂刺》说："徒水，先取环谷下三寸，以鈹针之，已刺而针之，筒而内之，入而复之，以尽其水，必坚束之，缓则烦悗，束急则安静，间日一刺之，水尽乃止，饮闭药，方刺之时，徒饮之，方饮无食，方食无饮，无食他食，百三十五日。"杨上善注："环谷，当是齐中也。齐下三寸，关元之穴也。鈹关元，内筒引水，水去人虚，当坚束身令实，复饮补药。饮之与食相去而进，间日刺之，不可顿去，水尽乃止。禁如药法。一百三十五日乃得愈。徒，空也，空饮无食也。"按：齐，同"脐"。鈹，即指"铍针"，《素问·血气形志篇》王冰注："今亦以鈹针代之"，篇末释音："鈹，音铍"，可证。饮闭药，杨注谓"复饮补药"也。似杨注得之，以"闭"读"必计切"，"补"读"布古切"，二字声转可通也。

关于您7月15日即谈"黄连解毒汤"经验的信，我原认为是您向我交流一下，故我未与讨论。现在补充一些看法，我认为学习经典，必须忠实经典，先把经典搞清楚，然后加以发扬，发展或批评。如《素问·汤液醪醴论》中"去宛陈"，《灵枢·九针十二原》说："宛陈则除之"，《灵枢·小针解》说："宛陈则除之者，出恶血也"，《素问·针解》说："宛陈则出之者，出恶血也。"王冰注："言络脉之中，血积而久者，针刺而除去之也"，杨上善《太素·知汤药》注此文亦说："宛陈，恶血聚也，有恶血聚，刺去也"。宛，菀同。这是"以经解经"，以《内经》的思想解《内经》内容，再没有这样准确的了。如果唐·王冰解释为："去积久之水物，犹如草茎之不可久留于身中也"或如周凤梧解释为"郁积的腐败物质"则要读"去菀陈莝"四字为句，还嫌勉强。然《太素》则作"莝"连下句读，其文又变矣。

虽然，《素问·汤液醪醴论》水湿病可以"去菀陈莝"治疗，"宛陈则除之"也。宛陈是恶血，又非内服活瘀药所可治也，必须用络脉放血的"刺络法"为治。而如《灵枢·水胀》中之"水胀"、"鼓胀"放血犹可以将其病完全治好？显然是不可能的。但必须通过这一治疗步骤，为扫除辨证治疗的障碍。

中医药学的经典著作，都是纂成于2000年之前，它的经验不可能应有尽有，还需要我们创造发展。它有，就有；它没有，就没有。我们只能用经典指导我们的实践，不能要求经典的内容都符合我们的解释，这样会造成"曲解经旨"。我们有成功经验，找不到经典依据，那是我们的创造。

《素问·汤液醪醴论》中"五藏阳以竭也"之"竭"字，不应当"尽"字讲，也不应如《灵枢·邪客》之半夏汤"令竭为一升半"之"竭"读"减"字，此是"遏"之借字，因为它是实证。因而，此句应读为"五藏阳为遏也"。

寄来的打印资料中说："本篇（指《素问·汤液醪醴论》）原文中所谓的'汤液'，并非是中药煎剂的煎出液。汤液醪醴是泛指米酒，或称甜酒，或称浊酒"。此说稍欠妥。醪醴可以说是"米酒"、"甜酒"，而"浊酒"可以说是"甜酒"，也可以不是"甜酒"。凡是"不沸之酒"都是"浊酒"也。尤其把"汤液"也认为是酒的"泛指"，可商。汤液不是中药煎剂的煎出液，这完全是对的。尽管《灵枢·邪客》中有"半夏汤"，但古代人不称其为"汤液"，据考，汤液为"米汤"。《汉书·艺文志·方技略》经方类有"《汤液经法》三十二卷"。《汉书》班固撰，班固为后人，不知什么时候"汤液"演变成了"汤药"。据我考证，《史记·仓公列传》中"火齐汤"可能是现在汤药。《史记》乃司马迁著，汉武帝时人。

前面说漏了，现在拿回来说几句。解放初期，我看到几例西医腹部放水治疗腹水病人，一例都未好。当然，他们放水后急用带束，没有间日一刺，没有饮闭药。

您提出"《内经》教学应该结合临床实际谈一谈老师的观点，引导学生使用《内经》的原文指导临床。"意见很好，但我无权。

不写了。下次再说。祝

秋安！

李今庸复

2012 年 9 月 27 日

信函：对“读《神农本草经》札记”的答复

编辑先生：你们好！来信收阅。

一

不要把从外国进口的“形容词”、“名词”等类当作清规戒律，请把它暂时放在一边，对“死肌”、“不仁”等用自己的语言给以阐释，如您们所述：“‘不仁’是指肌肉皮肤麻木不仁，无感觉……；‘死肌’指没有感觉的肌肉”。我不知道两者究竟有多大区别？况且，词性还是变化的，如《诸病源候论·词语研究》第163页和165页所述：“名词‘游奕’当由动词‘游奕’引申而来，……既然晋时‘游奕’已为名词，则动词‘游奕’应产生在晋以前”。“‘游游奕奕’……其动词性不如‘游奕’明显，而是更具有描写性，似乎应属于形容词。”

二

“痓”、“痉”是两个独立的汉字，各有自己的切音和义训，不能因为其形近而在古籍中常互错就否定“痓”在汉字中的存在。

三

我不是在做《神农本草经》一书的校勘，而是在写其研究论文，我有根据的提出怀疑其脱落“热利下重”四字，您有什么权利不让我怀疑？

四

“淋”、“癃”二字，古代声转可通，“癃闭”就是“淋闭”，而“淋闭”也就是“癃闭”，何得说：癃闭之医案，与“淋闭”之文字考证无涉而要删去？

五

关于拙文中“色青翳”之句，引之《淮南子·俶真训》篇中注文，并引其王引之文校正了“色”乃“己”之误。均见拙文。审稿是一项严肃工作，应认真，不得草率。

六

说“行文宜用现代简化字”，都用现代简化字，学术意义都能说得清楚吗？

七

附带提一点，张如青的写作态度有时也欠严肃，如在《中医文献学纲要》第216页说："清代王念孙《读书杂志》对'痓'、'痉'讹变更作了详细阐述"。遍查《读书杂志》一书无此语。

2013年2月26日

《黄帝三部针灸甲乙经新校》的三点商榷

一、“痉”字校改之误

《黄帝三部针灸甲乙经新校》卷四第一下注 8：“痓，此为‘痙’误。按：‘痙’俗体作‘痉’，故古籍中多与‘痉’相混。《素问》、《太素卷十五·五藏脉诊篇》皆作‘瘛’，与‘痙’义同”。下‘痉’字同。

按 《说文·疒部》说：“痉，强急也，从疒，巠声”，读“其颈切”，《玉篇·疒部》说：“痓，渠井切，风病也”。颈项强急，身体难以屈曲之证是不能痸痉协调一致的，《备急千金要方》卷五上第三说：“病发身软时醒者，谓之痸也；身强直反张如弓不时醒者，谓之痉也”。这一比较，充分说明了这一点。“痓”常跟“痸”字连用，构成“痓痸”一词，《针灸甲乙经》卷四第一下说：“心脉满大，痸痓筋挛，肝脉小急，痸痓筋挛”，而《素问·大苛论》载之作“瘛”，说“心脉满大，痸瘛筋挛，肝脉小急，痸瘛筋挛”，《脉经》卷五第五载之作“瘲”，说“心脉满大，痸瘲筋挛，肝脉小急，痸瘲筋挛”，《诸病源候论·小儿杂病诸候一·风痸候》则作“瘈”，说“诊得心脉满大，痸瘈筋挛，肝脉小急，亦痸瘈筋挛”，《黄帝内经太素·五藏脉诊篇》载此文亦同《素问》。是“痉”字形虽有五而其义则一也。

《备急千金要方》卷十四第四说：“夫风眩之病，起于心气不定，胸上蓄实，故有高风面热之所为也。痰热相感而动风，风心相乱则闷瞀，故谓之风眩”。西汉杨雄“曾有颠眴病”，颠，倒也。唐高宗李治也有风眩，皆是“痸痓”之疾，或可痉愈。

二、“咳，溲血，形肉脱，脉喘”之逆

《黄帝三部针灸甲乙经新校》卷四第一下说：“咳，溲血，形肉脱，脉喘，是三逆也。”

按 《新校》谓“脉喘……《灵枢·玉版》作‘脉搏’（刘衡如《校刊本》作“脉搏”）……。喘……乃‘揣’字之假借，而‘揣’与‘搏’通，当读为團，乃團聚之义，脉形当散而聚，故曰逆也”。然余窃以为《说文·口部》所说：“喘，急息也，从口，耑声”。《汉书·丙吉传》所说：“喘牛吐舌”。颜师古注：“喘，急息”。《释名·释疾病》说：“喘，湍也。湍，疾也，气出入湍急也”。用在脉象，则为其引申义，训“疾”，为“快速”之意。又可作遄，《说文通训定声·耑》说：“遄，往来数也，从辵，耑声”。《尔雅·释诂》：‘遄，速也，又疾也’。”《素问·大奇论》说：“脉至如喘，则为暴厥。暴厥者，不知与人言”。如，与“而”通。《素问·五藏生成论》说：“赤脉之至也，喘而坚，诊曰有积气在中，时害于食，名曰心痹”，又《素问·平人气象论》：“胃之大络，名曰虚里，贯膈络肺，出于左乳下，其动应衣，脉宗气也。盛喘数绝者，则在病中”。王冰注：“绝，谓暂断绝也”。其病‘咳，溲血，形肉脱”为阴已败衰；脉喘急，乃阳气盛。阴败阳盛，故命曰逆，逆甚曰死。《素问·三部九侯论》说：“九候之脉……盛躁喘数者为阳，主夏，故以日中死”，《金匮要略·惊悸吐衄下血胸满瘀血病篇》说：“大吐血，咳逆上气，其脉数而有热，不得卧者，死”。此皆阴气孤绝，阳气独盛而亡也。

三、面胕庞然而加“腫”字误

《黄帝三部针灸甲乙经新校》卷八第五说：“问曰：有病肾风者，面腑庞然腫（《素问》无腫字）壅，害于言，可刺否？对曰：虚不当刺，不当刺而刺，后五日其气必至。”

按 此文加“腫”字于“壅”字读断，而作“面胕庞然腫壅”，非是。考《山海经·西山经》说：“又可以已胕”，郭璞注：“治胕腫也，音符”，郝懿行笺疏：“胕腫，见《黄帝素问》”。《黄帝素问》多篇载有“胕腫”之记述，如《水热穴篇》所谓“腑腫者，聚水而生病也”，《五常政大论》所谓“寒热胕腫”，《六元正纪大论》所谓“民病寒湿腹满身（䐜）愤胕腫”等皆是也。是“面胕”即为“面部胕腫”也。“庞然”者，《方言》卷一说：“敦，庞，大也”，钱绎笺疏：“《释诂》：‘庞，大也’……《后汉书·朱穆传》：‘人不敦庞’，《酷吏传》论古者‘敦庞’，李贤注并云：‘敦庞，厚大也’，通作‘痝’。《素问·评热病论》云：“面胕痝然（此下原有“又壅”二字，其“又”字乃钱绎妄加，“壅”则连下句读，今删改），《风论》：‘痝然浮腫’。痝与庞同……自关而西秦晋之间，凡大貌谓之朦，或为之庞。庬，胧，蠬，蒙，朦，声并与庞相近。是“痝然”乃形容“胕腫”之“面目浮起”也。如在“壅”上加一“腫”字，则“腫壅”与上“面胕痝然”为义复，古人必不复出。况且下句“害于言”亦不是如王冰注《素问》所说“妨害于言语”也。谁在临床医疗中见过病人一患“肾风”就不能言语，其能发声而不会说话？“壅”当冒于下句“害于言”之上，读“壅害于言”。害，与“曷”通。《孟子·梁惠王上》说：“《汤誓》曰：‘时日害丧，予及女偕亡，”《尚书·汤誓》则作“时日曷丧，予及汝皆亡”，《集韻·人声·十二曷》说：“曷，害，何曷切，何也，或作害”。害，曷字通。壅害，即是“壅曷”，郝懿行《尔雅·释诂下》义疏：“曷，遏字通”，是“壅曷”，亦谓“壅遏”。《灵枢·决气》说：“壅遏营气，令无所避，是谓脉”，《灵枢·痈疽》说：”壅遏而不得行”，其虽然有生理、病理之分，然为壅遏则一也。壅遏于言者，《说文·音部》说：“音，声也，生于心，有节于外，谓之音。宫商角徵羽，聲；絲竹金石匏土革木，音也。从言含一”。其所含之“一”，乃指事。是“言”与“音”通。故《甲骨文字释林·释言》说：“甲骨文之‘言其㞢疒（掇三三五）’，‘㞢疒言（后下一〇·三）’，二‘言’字应读作‘音’。……”此文“壅遏于言”者，即“壅遏于音”也。风水壅遏于上，肺金不清，说话则声音不能轻扬，以致“声如从室中言”而为今之所谓“鼻音”者也。

《备急千金要方校释》读后的几点商榷

孙思邈著《备急千金要方》已传世1300余年，今有李景荣，苏礼，焦振廉，任娟莉，李培振先生（女士）校释于1998年6月简化字排印出版。凡所校释，基本上皆出书证，并列出“题注索引”“方名索引”以供检阅，给读者带来方便。此书内容丰富，既有前人的传承内容，又有当代的医学积累。具有比较可靠地经验基础，这就给我们今天发展我国的传统医学提供了更多的治病经验和科研课题，是一部具有很高价值的古籍。李景荣先生等校释的这部《备急千金要方》，亦存在少数值得商榷之处，这里特为摘出以与校释者商榷，并就正于海内同道！

一

李景荣先生等在《备急千金要方校释》（以下简称《校释》）卷五上第一：“凡生后……百八十日尻骨成，能独坐”下校释⑨说：“尻骨，《千金翼方》卷十一·养小儿‘尻’作‘髋’。按‘尻骨’，骶骨与尾骨的合称，又名尾骶骨”。可商。可人之坐者，叫“凥骨”，而尻非骨名，《释名·释形体》说：“尻，廖也，尻所在廖牢深也”，畢沅曰：“廖当作廫”。《说文·尸部》说：“尻，脾也，从尸，九声”，段玉裁注：“按《释名》以‘尻’与‘臀’别为二,《汉书》：‘结股脚，连脽尻’，每句皆合二物也。尻，今俗云‘溝子’是也”。脾，今俗云‘屁股’是也。析言是二，统言是一。故许云‘尻，脾也’……《释名》曰：‘尻，廖也，所在廖牢深也。苦刀切”。《说文·肉部》说：“脽，脾也，从肉，隹声”，段玉裁注：“……浑言则尻为一”,《尸部》曰“：‘尻’，脾也”,《朔传》曰：“‘尻益高’是也”，析言则尻统之，尻乃进穢处，今北方俗云“溝子”是也。连脽尻者，敛足而立之状。未隹切。足证“尻”是人体一个部位名，但不是骨名。《备急千金要方》此处之“尻”和下面“尻骨不成者，能踞而死”之“尻”，皆是“凥”字因形近而误使然。《说文·几部》说：“凥，处也，从尸几，尸得几而止也。《孝经》曰：‘仲尼凥’。凥，谓闲凥如此”。段玉裁注：“凡尸得几谓之凥。尸，即人也。引申之为凡凥处之字。会意。九鱼切”。《说文·尸部》说：“屍，髀也，从尸下丌凥几”，段玉裁注：“丌，下基也。屍者，人之下基。凥几者，犹言坐于林。《木部》曰：‘牀，安身之几坐也’。‘屍’下曰：‘从尸得几而止’，皆谓牀也。徒魂切。《素问·骨空论》说：“腰痛不可以转摇，急引阴卵，刺八髎与痛上。八髎在腰凥分间”，王冰注：“分，谓腰凥筋肉分间陷下处”。又：“凥骨空在髀骨之后相去四寸”，王冰注“是谓凥骨八髎穴也”,《素问·刺腰痛》说：“刺腰凥交者，两髁胂上，以月生死为痏数，发针立已。左取右，右取左。”王冰注：“腰凥交者，谓髁下凥骨两傍四骨空左右八穴，俗呼此骨为八髎骨也……痛在左，针取右，痛在右，针取左。所以然者，以脉左右交结于凥骨之中故也。《素问·缪刺论》说：“邪客于足太阴之络，令人腰痛，引少腹控䏚，不可以仰息”。王冰注：“足太阴之络，从髀合阳明上贯凥骨中，与厥阴、少阳、结于下髎，而循凥骨内入腹，上络嗌，贯舌中，故腰痛则引少腹控于䏚中也”。凥骨，才是人体司坐之骨节名也。

二

李景荣先生等在《温疟第六》校释⑥说：“烦冤，《素问·疟论》，《金匮要略》卷上，疟病脉证并治并同……”可商。考《素问·疟论》，《金匮要略·卷上·疟病脉证并治》皆作“寃”而不作“冤”，是此书校释者误认“寃”为“冤”也。寃，是一个形声字，“从宀”而“免声”。《说文》虽漏收，但在我国古典著作里却屡见不鲜，如《楚辞·九章·抽思》说：“烦寃瞀容，实沛徂兮”。《九章·思美人》说：“蹇蹇之烦寃兮，滞而不发”《七谏·谬谏》说：“心悇憛而烦寃兮，蹇超摇而无冀”。《哀时命》说：“魂眇眇驰骋兮，心烦寃之忡忡”（均见《四部丛刊》本）。《文选·宋玉风赋》说：“勃郁烦寃，冲孔袭门”，《文选·嵇叔夜琴赋》说：“怫帽烦寃，纡余婆娑”，《晋书·孝愍帝纪》说：“枕戈烦寃，肝心抽裂”皆是。在中医典籍里，亦有不少例证，如《素问·阴阳应象大论》说：“齿干，以烦寃腹满死”，《玉机真藏论》说：“脾传之肾，病名曰疝瘕，少腹寃热而痛”，《疟论》说：“阴气先绝，阳气独发，则少气烦寃”，《气交变大论》说：“岁木太过……飧泄食减，体重烦寃”，“岁土太过……清厥，意不乐，体重烦寃”，“岁金太过……肃杀而甚，则体重烦寃”，“岁水不及……烦寃”《示从容论》说：“肝虚，肾虚，脾虚，皆令人体重烦寃”，又：“咳嗽烦寃者，是肾气之逆也”《金匮要略·疟病篇》说：“则热而少气烦寃”，《针灸甲乙经》卷七第五亦说：“则热而少气烦寃”，《诸病源候论·蛊毒病诸候上·蛊毒候》说：“昔有人食新变鲤鱼中毒，病心腹痛，心下硬，发热烦寃”，《千金要方》卷十第六说：“则少气烦寃”，《外台秘要·温疟方五首》说：“即少气烦寃”，又《毒蛊杂疗方五首》说：“《小品》……有人食新变鱼取饱中毒，病心腹痛，心下坚，发热烦寃”，又《许仁则疗霍乱方三首》说：“干霍大小便不通，烦寃欲死”等文皆是。《灵枢经》一书无“寃”字，有“悗”字。《灵枢·寒热病》说：“舌纵涎下，烦悗，取足少阴。振寒，洒洒鼓颔，不得汗出，腹胀，烦悗，取手太阴”。史崧《音释》说：“悗，音闷”。《热病篇》说：“热病身先涩，倚而热，烦悗”。《胀论篇》说：“脾胀者，善哕，四肢烦悗”。《血络论篇》：“发针而血色不变而烦悗者，何也?”又“刺之血出多，色不变而烦悗者，刺络而虚经，虚经之属于阴者阴脱，故烦悗”。

“悗”字从“忄，免声”而“寃”从“宀，免声”二者俱谐“免声”，例得通假。免者，《礼记·檀弓上》说：“檀弓免焉”，陆德明释文：“免，音问”，《礼记·檀弓下》说：“袒免哭焉”，郑玄注：“免，音问”。免，懑声转，二字可通。可见“寃”是一个声训字，读“懑”或读“闷”。冤是一个会意字，下从“兔”，不从“免”，读“冤枉”之“冤”，《说文·兔部》说：“冤，屈也，从冂兔，兔在冂下不得走，益屈折也”。二字不得混淆不分也。

三

李景荣先生等在卷二十一《淋闭第二》下校释③说：“淋闭，病证名，又称淋閟，淋秘，淋与癃闭的总称。小便滴沥涩痛谓之淋，小便急满不通谓之闭”。不全妥帖。在《黄帝内经》里，除“七篇大论”较晚出以外，止有癃字，未见淋字。如《素问·宣明五气》说：“膀胱不利为癃，不约为遗溺”，《素问·奇病论》说：“有癃者，一日数十溲，此不足也”，《灵枢·本输》说：“……并太阳之正，入络膀胱，约下焦，实则闭癃，虚则遗溺”，《灵枢·五味论》说：“……得酸则缩蜷，约而不通，水道不行，故癃”是“癃”字概诸“小便不利”、“小便涩痛”、“小便点滴不通”都在内也。然在张仲景著作里，因其为后汉时人，为避汉殇帝刘隆讳，止有“淋”而无隆，如《金匮要略·消渴小便利淋病篇》说：“淋之为病，小便如粟状，小腹弦急，痛引脐中”，“淋家不可发汗，发汗则必便血”（《伤寒论·辨太阳病篇》中文同，无“则”字），前《五藏风寒积聚病篇》说：“热在下焦者则尿血，亦令淋秘不通”，并且“消渴小便利淋病脉证并治第十三”作为篇题。三国时期以后，不再避刘隆讳，于是“淋”、“癃”皆用，如“七篇大论”中之《五常政大论篇》说：“其病癃閟，邪伤肾也”，《六元正纪大论篇》说：“金火合德……癃閟”，“小便黄赤，甚则淋”，“凡此少阴司天之政……二之气……其病淋”，“热至则……

淋閟之病生矣”，《神农本草经》卷一说：“车前子，味甘寒，无毒，主气癃，止痛，利水道小便”，“石龙刍，味苦微寒，主小便不利，淋闭”；“桑螵蛸，味咸平……通五淋，利小便水道。”“冬葵子，味甘寒，主……五癃，利小便”，卷二“石韦，味苦平，主……五癃闭不通，利小便水道”，“瞿麦，味苦寒，主关格诸癃结，小便不通”，卷三“班苗，味辛寒……破五癃”。脱离了历史，是无法理解医学领域中“癃—淋—淋癃”演变过程的。至于说“小便滴沥涩痛谓之淋，小便急满不通谓之闭”，这只能是宋代以后的认识了。

四

李景荣先生等在卷一第一《本草》下校释④说：“《本草》，即《神农本草经》，为我国最早的药物学专著，约成书于秦汉时期（一说战国时期）”不确。根据历史唯物论的观点，一定历史时期的文学艺术（包括语言文字），都有一定历史时期的文化特点”。张仲景没有看到《神农本草经》，他说在著《伤寒杂病论》时，撰用《素问》、《九卷》、《八十一难》、《阴阳大论》、《胎胪》、《药录》……”等，在药物学知识上止参考了《药录》。神农之世，我国发明了医药是事实，这已为浙江萧山跨湖桥出土的中药小陶罐所证实，但没有必要附会秦汉或战国时期已经写出了《神农本草经》之书。因为《神农本草经》一书较其他药学专著为晚出，故其书中18个“淋”、“癃”之字义同，“淋”就是“癃”，“癃”就是“淋”，二字不分。这是特点之一。特点之二，就是“痓”字的出现，“痓”字首见于《广雅》。《广雅·释诂》卷三下说：“痓，恶也”，《玉篇·疒部》因之，曰：“痓，充至切，恶也”。“痓”从“疒”而训“恶”，其为“恶病”无疑矣。然则什么是恶病?《备急千金要方》卷五上第三说：“夫痫小儿之恶病也”。痫虽属恶疾，但与“痓”从不相关，是“痓”与“痫”相连也。《备急千金要方》卷十四第四说：“夫风眩之病，起于心气不定。胸上蓄实，故有高风面热之所为也。痰热相感而动风，风心相乱则闷瞀，故谓之风眩，大人曰癫，小儿则为痫，其实是一”。现在再回到这个时期文化特点上来。《神农本草经》卷一说：“髮髲，味苦温……疗小儿痫，大人痓”，《针灸甲乙经》卷四第一下说：“心脉满大，痫痓筋挛；肝脉小急，痫痓筋挛”，《神农本草经》卷一说：“独活，味苦平，主……痫痓”，“麝香，味辛温，主……痫痓”，“石蜜，味甘平，主……诸惊痫痓”，卷三说：“六畜毛蹄甲，味咸平；主……惊痫瘨痓”，“鼠妇，味酸温，主……痫痓”等，至于《神农本草经》“矿物药”，都被列在“上、中、下”三品之首，皆是魏晋时期服石之风使然，就不详说了。包括上述“上”所谓“淋”、“癃”二字用法的演变过程及此，决定了这一时期的独特发展。

五

李景荣先生等在卷七第五“尸厥，奄忽不知人”条下释校⑦说：“尸厥，病名。因阴阳离绝，营卫不通，或元气不足，偶被邪恶之气所中而致。证见突然昏倒，不省人事，其状若尸，故称。详参《诸病源候论》卷二十三·尸厥候及本书卷十七，尸飞鬼疰第八”。不妥。考：尸厥之病，在医学典籍里，详见于《素问·缪刺论》，它说。“邪客于手足少阴太阴足阳明之络，此五络皆会耳中，上络左角，五络俱竭，令人身脉皆动而形无知也，其状若尸，或曰尸厥……”其病发时卒暴，故又叫“暴厥”、“卒厥”。《素问·大奇论》说：“脉至如喘，名曰暴厥。暴厥者，不知与人言”。《金匮要略·藏府经络先后病篇》说：“问曰，寸脉沈大而滑，沈则为实，滑则为气。实气相搏，血气入藏即死，入府即愈，此为卒厥，何谓也?师曰：唇口青，身冷，为入藏，即死；如身和，汗自出，为入府，即愈，”又《杂疗方》说：“尸蹷，脉动而无气，气闭不通，故静而死也。治方……”林亿等注：“脉证见上卷”（即指卒厥一条）。《针灸甲乙经》卷十一第三说“尸厥，死不知人，脉动如故，隐白及大敦主之。”其是“突然昏倒，不省人事。”并不叫“尸厥”，必须还有“脉动”一证，始可称之为“尸厥”也。本书卷八第六有“凡尸厥而死，脉动如故，”但此处校释未校出。至于说卷十七之“飞尸”，乃“飞尸，遁尸，风尸，沉尸，尸注”之“五尸证”之一，“尸厥”之病不与也。

六

李景荣先生等在卷十六第五“呕吐哕”下释校①说：“哕，即干呕。《医林绳墨》卷四：“盖哕者，有声无物之谓，乃干呕也”。可商。《说文·口部》说：“哕，气牾也，从口，岁声”，《通俗文》卷上说：“气逆曰哕”，《灵枢·九针论》说：“胃为气逆哕”，《素问·阴阳应象大论》说：“在变动为哕”，是“哕”为胃气牾逆之病也。《灵枢·口问》说：“黄帝曰：人之哕者，何气使然？岐伯曰：谷入于胃，胃气上注于肺。今有故寒气与新谷气，俱还入于胃，新故相乱，真邪相攻，气并相逆，复出于胃，故为哕。”《伤寒论·辨厥阴篇病》说：“伤寒，哕而腹满，视其前后？知何部不利，利之则愈”。哕，后世又叫“呃逆”。《证治准绳·杂病》说：“呃逆，即《内经》所谓哕也。”或曰成无己、许学士固以哕为呃逆，然东垣、海藏又以哕为干呕，陈无择又以哕名咳逆，诸论不同，今子独取成、许二家之说，何也？曰哕义具在《内经》，顾诸家不察耳。按《灵枢》杂病篇末云：“哕以草刺鼻嚏，嚏而已；无息而疾迎引之，立已；大惊之，亦可已。”详此经文三法正乃治呃逆之法。按呃逆用纸燃刺鼻使嚏，嚏则呃逆立止，或闭口鼻气使之无息，亦立已。或作冤贼盗大惊骇之亦已，此予所以取成、许二家论哕为呃逆，为得经旨也。若以哕为干呕，设使干呕之人，或使之嚏，或使之无息，或使之大惊，其干呕能立已乎？哕非干呕也，明矣。

七

李景荣先生等在卷八第一“劳风之为病，法在肺下，使人强上而目脱”下校释⑤说：“劳风，病名，因劳累受风而致，症见恶风振寒，头项强直，目睛上翻，咯吐痰涎等。《素问·评热病论》张景岳注：‘劳风者，因劳伤风也’。”可商。“劳风”之“劳”，释为“一般劳作”之劳累伤风，不妥。据《素问·风论》记述之“入房汗出中风，则为内风”，王冰注：“内耗其精，外开腠理，因内风袭，故曰内风，《经》具名曰劳风”。张景岳这种随文敷衍的注释方法不可取。再说，校释中“目脱”，说成是“目睛上翻”，无据。《庄子·胠箧篇》说：“鱼不可脱于渊”，郭象注：“鱼失渊则为人禽”，成玄英疏：“脱，失也”。是“目脱”则“目失”也，“目”失“气之精明也”。故《灵枢·决气》说：“气脱者，目不明”，目不明，则与“劳风”之“冥视”合。

八

李景荣先生等在卷十二第六“水浆无在”下校释⑤说：“水浆无在。无论水和浆。按浆，一种酿制的微带酸味的饮料。《说文解字·水部》：‘浆，酢浆也’。”可商。《金匮要略·妇人妊娠病篇》“白术散”服法有醋浆，心烦吐痛不能食饮，加细辛一两、半夏大者二十枚服之，后更以醋浆水服之，若呕，以醋浆水服之……”但不是凡言“浆”都是一种酿制的微带酸味的“酢浆”。《周礼·天官冢宰·浆人》说：“掌共王之六饮：水、浆、醴、凉、医、酏、入于酒府”，《释名·释饮食》说：“浆，将也，饮之，寒温多少与体相将顺也”，高诱《吕氏春秋·孟冬纪·

节丧》注说："以冰置水浆于其中为滥，取其冷也"。《素问·玉机真藏论》说："浆粥入胃，泄注止，则虚者活"，《素问·热论》说："水浆不入，不知人，六日死"。说明"浆"不完全等于"酢浆"，尤其在用"水浆"一词之时。

九

李景荣先生等在卷二十六第一校释⑩说，"膀胱走胞，胞薄以耎，《太素》卷二，调食作'膀胱之胞薄以濡'七字，《灵枢经·五味论》与《太素》略同……。"按："膀胱走胞"一句无释，殊以为憾。根据《淮南子·说林训》说："旁光不升俎"高诱注"旁光，胞也"。《史记·扁鹊仓公列传》说："风瘅客脬"，司马贞索隐："脬，音普交反，字或作'胞'。张守节正义，脬，亦作'胞'，膀胱也"。是"胞"同"脬"，亦叫"膀胱"。如此，则"膀胱走胞"者，为"膀胱走膀胱"矣，此话甚为不经。是故必在膀胱下方有一"薄而耎"之藏器，然遍寻之止有"胞囊"一物，《备急千金要方》卷二十第三论"胞囊"说："胞囊者，肾膀胱候也，储津液并尿"。胞囊非"阴囊"，胞囊或单称胞，就和膀胱功能差不多？从严格意义上讲应当膀胱主要"藏津液"，胞主要"盛尿"，而《仓颉篇》卷中说："脬，盛尿者也"《通俗文上》说："出脬曰尿"。在《诸病源候论·五藏六府病诸候·膀胱病候》说："五谷五味之津液，悉归于膀胱，气化分为血脉，以成骨髓也。而津液之余者，入胞则为小便"，同书《小便病诸候·尿淋候》说："小便者，水液之余也，从膀胱入于胞为小便……"足证"膀胱走胞"之"胞"字为"胞囊"之"胞"也。

十

李景荣先生等在卷十二第六"论血枯治法"说："对曰：病名血枯。此得之年少时有所大夺血，若醉以入房中，气竭而肝伤，故使月事衰少不来也。治以乌贼骨藘茹二物，并合丸以雀卵大如小豆，以五丸为后饭，饮以鲍鱼汁，利肠中及伤肝也"。文字断句有欠妥之处。我意作"若醉以入房，中气竭而肝伤"，"治以乌贼骨藘茹二物并合，丸以雀卵，大如小豆"。且《素问·腹中论》"利肠中"三字下有《新校正》注曰："按别本一作伤中"。中气者，五藏任何一藏之气也。竭，声转读"减"，"减损"之"减"也。《经词衍释》卷五说："及，犹'乃'也。是"四乌贼骨一藘茹丸"一方，服之"有利于伤中乃伤肝"也。

以上所提十点，是否有当，供参考。

（2013年9月3日脱稿）

对《伤寒论讲义》的又几点质疑

全国高等中医药院校教材，供中医类专业用《伤寒论讲义》中，又发现存在于太阳篇中几个值得质疑的学术问题。

一

主编者说“啬啬恶寒：啬（音色），寒冷畏缩貌”。考：“啬”为“吝惜”，“濇”为“不滑”，皆无寒冷义。此当为“声训”。武汉俗有“冷得直灑”语，灑，啬声近，“灑”读“所蟹切”，而“啬”读“所力切”也。重言之则曰“灑灑”，曰“啬啬”，《伤寒论·辨痉湿暍病篇》说：“太阳中暍者，发热恶寒，身重而疼痛，其脉弦细芤迟，小便已，灑灑然毛耸”是前者；《伤寒论·辨太阳病篇》说：“伤寒，发热，啬啬恶寒……此肝乘肺也，名曰横，刺期门”是后者。

啬啬，可以写作“濇濇”，《千金翼方·伤寒上》说：“太阳中风，阳浮而阴濡，弱浮者热自发，濡弱者汗自出，濇濇恶寒……”是其例，亦可写作“瑟瑟”，《祢衡鹦鹉赋》云：“凉风萧瑟”，重言之则曰“瑟瑟”，《刘桢赠从弟诗》云：“瑟瑟谷中风”是其例。亦可写作“敕色”，《备急千金要方》卷九第三说：“治伤寒敕色，头痛项强，贼风走风，黄膏方……”是其例，声训无定字，止论声不论字也。

二

主编者说“淅淅恶风：淅（音夕），秋风雨之声。寒风冷雨侵淋肌肤貌”，可质疑。‘雨’不止是“声”，还有“水湿”。何来“水湿侵淋肌肤”？其所“恶”之“风”究竟是从“外来”还是自“内生”？《伤寒论·辨脉法》说：“病有洒淅恶寒而后发热者何？”释音“淅，音析，寒惊皃”，《素问·肺热病》说：“先淅然，厥起毫毛，恶风寒”，王冰注：“肺主皮毛肤，外养于毛，故热中之则先淅然，恶风寒，起毫毛也”，《素问·皮部论》说：“邪之始入于皮也，泝然起毫毛，开腠理”，王冰注：“泝然，恶寒也”，《素问》·王注两“泝”字，皆为“淅”字坏文。《金匮要略·百合狐惑阴阳毒病篇》说：“百合病……若溺时头不痛，淅然者，四十日愈”，是“淅”为“恶寒”也，重言之则曰“淅淅”，此文“淅淅恶风”是也。《素问·刺要论》说：“皮伤则内动肺，肺动则秋病温疟，泝泝然寒栗”，泝泝乃“淅淅”之坏文，《针灸甲乙经·针灸禁忌》第一下载此文正作“淅然寒栗”，可证。

三

主编说“翕翕发热，翕（音夕），合羽状。翕翕发热，形容发热如羽毛覆盖状”。可质疑。翕，今通作“熻”。《玉篇·羽部》说：“翕，许及切……炙也”，《广韵·入声·二十六缉》说：“翕，火炙”，“熻，熻热”。《广雅·释诂》卷二上说：“《方言》又云：‘翕，炽也’……翕与熻通”。《龙龛手镜·羽部·入声》说：“翕，许及切，火炙也”。《方言》卷十二说：“苦，翕，炽也”。钱绎笺疏：“《说文》：‘炽，盛也’”，《广雅》：‘苦，翕，炽也’，《洪范》云：‘炎上作苦’，某氏传云：‘焦气之味’，《月令》云：‘其臭焦，其味苦’。盖臭之曰气，在口曰味，于义为炽。故苦训为炽。《张衡思元赋》云：‘温风翕其增热’，《扬子甘泉赋》：‘翕赫曶霍’，李善注云：‘翕赫，盛貌’。下卷云：‘煬，翕，炙也’。炙与炽义相近，故注云‘今江东呼炽猛为煬’。《广雅》又云：‘熻，热也’。熻与翕通，热与炽义亦相近”。《广雅·释诂》卷三上说：“苦，翕，炽也”，王念孙疏证：“苦，翕，炽也，《方言》：‘苦，翕，炽也’，又云：‘煬，翕，炙也’，《扬雄甘泉赋》：‘翕赫曶霍’，李善注云：‘翕赫，盛貌’。卷二云：‘熻，爇也’，义正相近”。是“翕”乃“热”也，重言之则曰“翕翕”也，此文“翕翕发热”是。

四

主编者说“额上陷脉，额两侧凹陷处（相当于太阳穴）之动脉”。可质疑。考，“太阳”一穴，乃“童子髎穴”之异名，目之外眥五分，正在面部，非额上也。其“额上陷脉”，不在面部，而在“额上”，《素问·三部九候论》说：“上部天，两额之动脉”，王冰注：“在额两傍，动应于手，足少阳脉气所行也”，张介宾《类经·三部九候》注此文说：“额傍动脉，当颔厭之分，足少阳脉气所行也”。所谓“额上陷脉”者，乃额上两傍“颔厭之分”陷中之动脉也，而非面部两太阳穴陷中之动脉。“额上”、“面部”都分不清，何言其他！

（2014 年 7 月 18 日脱稿）

信函："瘈"、"瘛"、"藏"、"脏"、"府"、"腑"等字解

李占永同志：

您好！无论什么原因造成的，书中字的注音（拼音，造字）全部删除了。至于质检提出"瘈"、"瘛"二字的不同，据查《素问·玉机真藏论》说"肾传之心，病筋脉相引而急，病名曰瘛"作"瘛"，《素问·藏气法时论》说"脾病者……行善瘈"作"瘈"，二字不同。我的意见，各用本字，不必强求统一，如要勉强划一，则《黄帝内经》中此类问题可以说俯拾皆是，不胜其改，如《灵枢·邪气藏府病形》说"濇甚曰溢饮"，《灵枢·论疾诊尺》说"尺肤粗如枯鱼之鳞者，水泆饮也"，前者作"溢饮"，后者作"泆饮"，二者同，去哪一个？再如《灵枢·经脉》说"其病气逆则烦闷"，《灵枢·寒热病》说"舌纵涎下，烦悗，取足少阴"。前者曰"烦闷"，后者曰"烦悗"，二者义同，又何去之？为什么？何况还有《素问·阴阳应象大论》说"齿干以烦冤"之"烦冤"，亦与上文之"烦闷"、"烦悗"同义，又何去之？又如《素问·长刺节论》说"腹痛不得大小便"，《素问·缪刺论》说"腹中满胀，不得前后"，前者曰"不得大小便"，后者曰"不得前后"，二者义同。又何去之而统一？又如《素问·生气通天论》说"因而饱食，筋脉横解，肠澼为痔"，此文"筋脉"，就是"经络"，《素问·血气形志篇》说"形数惊恐，经络不通"作"经络"，而《灵枢·九针论》又说"形数惊恐，筋脉不通"，则作"筋脉"可证。前者曰"筋脉"，后者曰"经络"，义同而字异。何字可改？又如《素问·脉解篇》说"所谓欲独闭户牖而处者，阴阳相薄也，阳尽而阴盛，故欲独闭户牖而居"。前者作"处"而后者作"居"，亦字异而义同，改何字？又改何字？又如《素问·诊要经终论》说"凡刺胸腹者，必避五藏，中心……中脾……中肾……中肺……中鬲……"此文"鬲"当声转读"肝"。是此文之"肝"作"鬲"，为统一而又要改字，我认为大可不必，再说，古书上"瘛"字有多种写法，皆通，《素问·大奇论》之"心脉满大，痫瘛筋挛；肝脉小急，痫瘛筋挛"，《脉经》卷五第五载此文，两"瘛"字皆作"瘲"，《针灸甲乙经》卷四第一下载此文，皆作"痓"；《诸病源候论·小儿杂病诸侯一·风痫候》载此文，皆作"瘈"。书中的这些字，只是如此了，今人不要再添"错"就得了。如"冤"字，所有出版社新排印的古书都在"冤"字上加一末笔之"丶"成为"寃"，这绝对错了的。"冤"字下边是从"免"，不从"兔"，"兔"和"免"音隔得太远，不能相通。"冤"是一个形声字，"寃"是一个会意字。

府、藏、官，三字义通。《尚书·吕刑》说："唯府辜功"，孔颖达正义："府，聚也"，《素问·脉要精微论》说："夫脉者，血之府也"，王冰注："府，聚也，言血之多少皆聚于经脉之中也"，《素问·经脉别论》说："毛脉合精，行气于府"，王冰注："府，谓气之所聚处也"，《汉书·司马迁传》说："修身者，智之府也"，颜师古注："府者，所聚之处也"。《汉书·郦陆朱刘叔孙传》说"此所谓天府"，颜师古注："府，聚也，万物所聚"，《风俗通义·佚文七》："府，聚也，公卿牧守府，道德人所聚也，藏府，私府，财货之所聚也"，是"府"乃物之所"聚"处也。《仓颉篇卷下》说："府，文书财物藏也。"《说文·广部》说："府，文书藏也，从广，付声"，段玉裁注："文书所藏之处曰府，引申为'府史胥徒'之'府'"。《周礼》："府六人，史十有二人"，注云："府，治藏；史，掌书者。又'太宰以八法治官府'，注云：'百官所居曰府'。方矩切"。是"府"者"藏"义，"藏"亦有"聚"义。《说文·自部》说："官，吏

事君也，从宀自，自，犹众也。此与师同意”。段玉裁注：“自不训众，而可联之训众，以宀覆之，则治众之意也，人众而帀口之，与事众而宀覆之，其意同也”。《说文·帀部》说“师，二千五百人为师，从帀，从自，自四帀众意也，段玉裁注：“‘自’下曰：‘小𠂤’也，小𠂤而四围有之，是众意也”。《尔雅·释诂上》说：“师，众也”，《周易·序卦》说：“师者，众也”，《尔雅·释言》说：“师，人也”，郭璞注：“谓人众”，郝懿行义疏：“人者，统词也……是师为人众之称”，师训众，众集宀之下，亦“聚”之义也。是府训“聚”，藏训“藏”而藏有“聚”义，官训“自”，自与师同意而训为“众”，“众”在“宀”下而亦有“聚”。故《太素·真邪补泻》说：“调之中府，以定三部”杨上善注：“中府，五藏也”，《素问·六节藏象论》说“凡十一藏取决于胆也”，《素问·灵兰秘典论》说：“愿闻十二藏之相使”，又说：“凡此十二官者，不得相失也”，是以“府”“藏”“官”三字，在《黄帝内经》里，散文则通，对文则异也。何必扯“贪脏枉法”之“脏”为“肝脏”，扯“腐败”之“腐”为“六腐”？（腐、腑同字）

2014 年 9 月 15 日

读《柯氏伤寒论注疏正》后的几点意见

近日有幸研读李培生先生编著之《柯氏伤寒论注疏正》一书，颇有收获，不愧为专门研究“柯氏学术”之一的大家。然“智者千虑，必有一失”。兹特将其不足之处拈出，以就正于全国同道。

一

李培生先生说：“又芤，葱名。脉浮沉有力，中按无力，状如葱管，故以芤名脉。惟脉浮紧中见芤，在临床中很难见到。因思古医籍中，如《金匮要略》、《脉经》等书，多用脉象以审辨病机，决定治法。此及以下两条均见于《辨脉法》，道理亦当如此，故善读者必须理解其中心大意”。按，其说可商有三：

（1）仲景以脉象论病机，首先要有其脉象存在，绝对不能无其脉象而在那里臆想一个脉象以论其“病机”，甚至还“决定治法”。这不陷入了唯心论吗？张仲景是一个伟大的医学实践家，不易被歪曲。

（2）其说“脉浮紧中见芤，在临床上很难见到”。这是“芤象”之“两说”使然也。《黄帝内经》中未见“芤脉”之记述。至东汉末年张仲景著《伤寒论》、《金匮要略》中始见之，如《伤寒论·辨阳明病篇》说：“脉浮而芤，浮为阳，芤为阴，浮芤相搏，胃气生热，其阳则绝”，《金匮要略·血痹虚劳病篇》说：“脉得之芤动微紧，男子失精，女子梦交，桂枝加龙骨牡蛎汤主之”。然其芤脉形状则单见之于《脉经·脉形状指下秘诀第一》说：“芤脉浮大而软，按之中央空，两边实”，小注：“一曰手下无，两傍有”。《玉篇·艸部》说：“芤，苦候切，《徐氏脉诀》云：“按之即无，举之来至，两傍实，中央空者，名曰芤”。《备急千金要方·卷二十八·指下形状第三》说：“芤脉，浮大而软，按之中央空，两边实”，小注：“一曰指下无，两傍有”。《濒湖脉学·芤》说：“芤脉浮大而软，按之中央空，两边实”。此与“脉浮沉有力，中按无力”有别。

（3）“道理亦当如此，故善读者必须理解其中心大意”而直接领悟出正确方治。否则，就是不善于读书了。

二

李培生先生说：“啬与涩通，有吝啬俭啬之义。啬啬恶寒，是形容恶寒萎缩之状”。可商。此文“啬啬”乃声训字，《千金翼方·伤寒上》载之作“涩涩”。《伤寒论·辨太阳病篇第六》说“伤寒发热，啬啬恶寒……此肝乘肺也，名曰横，刺期门”。仍作“啬啬”。又可作“色”，徐中舒《甲骨文字典》说：“啬，借为色，三啬云即三色云”。《黄帝内经明堂·手太阴》说：“胸中满，色色然”，杨上善注：“色色，恶寒状”。《备急千金要方》卷九第三、第四作“敕色”，卷三有“治伤寒敕色，头痛项强，贼风是风，黄膏方”，“度瘴发汗青散，治伤寒敕色恶寒发热，头痛项强体痛方”，“六物青散，治伤寒敕色恶寒方”等，以“色”与“啬”皆读“所力切”，二字可通也。又可写作“瑟”，《玉篇》：“飋，秋风也”（今本《玉篇》作“飋所乙切，秋风”，字通作“瑟”，《祢衡鹦鹉赋》云：“凉风萧瑟”，重言之则曰“瑟瑟”，《刘祯赠从弟诗》云：“瑟瑟谷中风”。《白虎通·礼乐·五声八音》说：“瑟者，啬也”，《释名·释乐器》说：“瑟，施弦张之，瑟瑟然也”。是“啬”、“涩”、“色”、“瑟”形虽有四，其为声训“恶寒”则一也。所谓“声训”，本无固定之字，止论声不论字也。

三

李培生先生说：“淅，《说文》：‘汰米也’，又洒也。《孟子》：‘接淅而行’。后人淅沥为雨声，当以此义延伸而来。淅淅恶风，形容一见微风，毫毛收缩，而呈畏寒之状”。可商。此文释“淅”引《说文》日“汰米也”，误，《说文》作“汏”不作“汰”。汏米，就是“淘米”，“又洒也”三字紧接《说文》‘汰米也，括号之后，自当是‘洗涤，之义，而与“恶寒”、“恶风”没有关系。孟子所说“接淅而行”，亦是说的孔子正在淘米就迫不及待地要走路。何尝能引申出“恶寒”来？须知“引申”之用是有条件的呀。

《金匮要略·妇人妊娠病篇》“葵子茯苓散证”说：“洒淅恶寒”，而《脉经》卷九第二引之则作“洒洒恶寒”。是“洒”、“淅”字通，则“淅淅”同“洒洒”也。《素问·刺疟》说：“足阳明之疟，令人先寒洒淅，洒淅寒甚”。有注家谓其“洒淅寒甚”四字乃古注语之误入正文者。《素问·调经论》说：“邪客于形，洒淅起于毫毛，未入于经络也，故命曰神之微”，王冰注：“洒淅，寒皃也”，《素问·刺热》说：“肺热病者，先淅然，厥起毫毛，恶风寒”，王冰注：“肺主皮肤，外养于毛，故邪中之，则先淅然，恶风寒，起毫毛也”，《灵枢·刺节真邪》说：“虚邪之中人也，洒淅动形，起毫毛而发腠理”，《针灸甲乙经》卷五第一下说：“肺动则秋病温疟，热厥，淅然寒慄”。淅，重言之，则曰淅淅，《伤寒论·辨太阳病篇》之“淅淅恶风”、《备急千金要方》卷九第五之“淅淅恶寒”、《素问·刺要论》说：“肺动则秋病温疟，泝泝然寒栗”，两“泝”字，乃两“淅”字之坏文。《针灸甲乙经》卷五第一下载此文正作“淅”，可证，惟夺一“淅”字。《杜工部草堂诗笺》二九《秋风》之二亦有“秋风淅淅吹我衣，水流之外西日微”之句。余甚疑《伤寒论·辨太阳病篇》“淅淅恶风”一句，为上句“啬啬恶寒”之古注语误入正文者。可参看拙著《古医书研究·伤寒论考义八则》第一则。洒，重言之则曰洒洒。《太素·经脉之一》说：“胃足阳明之脉……是动则病洒洒振寒”，杨上善注：“洒洒，恶寒貌”。“精，病深无气，洒洒然时惊”，王冰注：“洒洒，寒貌”。《素问·刺疟》说：“肾疟者，令人洒洒然”。《金匮要略·痉湿暍病篇》说：“太阳中暍，发热恶寒……小便已，洒洒然毛耸”。是“洒洒”亦为“恶寒”之象也。

四

李培生先生说：“翕，《说文》：‘起也’。按鸟合羽为翕，段注：‘翕从合者，鸟将起必敛翼也’。翕翕发热，形容初起太阳表热，以此与阳明蒸蒸发热作鉴别”。可商。鸟之将起必敛翼，是鸟类生活的自然现象，而人之发热是人体的病理反应，两者没有联系，何以扯在一起？难道鸟将起时必敛翼而会产生人体发热？必不然也。考：《尔雅·释言》说：“熻，炽也。炽，盛也”。郭璞注：“互相训，熻义见《诗》，”郝懿行义疏：“炽者，《说文》云：‘盛也’，《诗·六月》传同。熻者，傓之或体也。《说文》云：‘傓，炽盛也’，引《诗》：‘豔妻傓方处’，通作扇。《汉书·谷永传》注引《鲁诗》作‘阎妻扇方处’。又通作熻。《毛诗·十月之交》传：‘熻，炽也’。是熻训炽，炽训盛，《说文》简略，故总曰‘傓，炽盛也’”。《方言》卷十二说：“苦，翕，炽也”，钱绎笺疏：“《说文》：‘炽，盛也’。以《广雅》‘苦，翕，炽也’。《洪范》云：‘炎上作苦’。某氏传云：‘焦气之味’，《月令》云：‘其臭焦，其味苦’。盖臭之曰气，在口四味，于义为炽，故苦训为炽。祢衡《思元赋》云：‘温风翕其增热’，扬子《甘泉赋》：‘翕赫曶霍’，李善注云：‘翕赫，盛貌’，下卷云：‘熻，翕，炙也’。炙与炽义相近。故注云‘今江东呼炽猛为炀。《广雅》又云：‘熻，爇也’。熻与翕通，爇与炽义亦相近。《广雅·释诂》卷三上说：“苦翕，炽也”。王念孙疏证：“苦翕者，《方言》：‘苦翕，炽也’。又云：‘炀，翕，炙也’。杨雄《甘泉赋》：‘翕赫曶霍’，李善注云：‘翕赫，盛也’。卷二云：‘熻，爇也’，义并相近”。《唐故朝散大夫尚书库部郎中郎君墓志铭》有“不为翕翕热”句。是翕与熻通，熻训炽爇也。

五

李培生先生说：“《集韶》：‘漐漐，汗出貌’。”《集韶》，似为字书名，惜余读书太少，未读过亦未听说过《集韶》之书。余疑其为《集韶》之误，然《集韵·入声·二十六辑》有“漐，汗出貌”之文，不作“漐漐”。究竟如何？尚有待于继续查考。

六

李培生先生引柯氏《伤寒论注》说：“桂枝之去其皮，去其粗皮也，正合解肌之义。昧者有去肌取骨之可笑”后，在《疏》中指出：“解肌亦解表之义，似可不必凿解”。这不仅仅是“凿解”，桂枝是“小枝”，何有粗皮可去？如用“桂心”叫做“取骨”柯氏亦何“笑”之有？桂枝，《灵枢》作“桂心”。《灵枢·寿夭刚柔》说：“黄帝曰：药熨奈何？伯高答曰：用淳酒二十斤，蜀椒一斤，干姜一斤，桂心一斤，凡四种，皆㕮咀，渍酒中……”其方即作“桂心”也。“桂心”之药，当用“桂枝”之“尖梢”。《释名·释形体》说：“心，纤也，所识纤微，无物不贯也”。阮元《释心》云：“《释名》此训最合本义”。“纤细而锐”者，皆可名为“心”。但言“心”，而其“纤锐”、“纤细”之意见矣。《说文·心部》次于《思部》、《思部》次于《囟部》，《系部》“细”字即“从囟”得“声”得“意”。今人俗书“尖”字，古作“钎”，“钎”与“纤”同意。《易·说卦》云：“坎，其于水也，为坚多心”，虞翻云：“坚多心者，枣棘之属”。按枣棘之属初生未有不先见尖刺者，尖刺即“心”也。《说文》“朿”字即今之“刺”字，解曰“木芒”也，故重“朿”为“枣”，并“朿”为“棘”，皆归《朿部》，皆有“尖心”之木也。是所谓“桂心”者，乃谓“桂尖”也。即“桂枝尖”，非谓桂枝去皮也。

七

李培生先生说：“此条太阳中暑，身热疼重而恶寒，脉微弱，原意释为夏月伤冷水，水行皮中所致。愚意暑湿相合，夏月最多此证。瓜蒂汤自不可用”。可商。“夏月伤冷水”与“暑湿相合”，义同。一物瓜蒂汤行经利湿法，何谓不可用？须知“一物瓜蒂汤”不是“瓜蒂散”。瓜蒂散是“散剂”，服之“涌吐”，一物瓜蒂汤是“煎剂”，服之“利小便”。还有“瓜蒂为末齅鼻”，流黄水而退“黄疸”。剂型和给药方式不同，功效各异。不得以瓜蒂为药视之不变也。

八

李培生先生说：“《伤寒论》论血证，以太阳阳明为最多，因太阳为多血少气之经，阳明为多血多气之经故也。惟愚从临床之深切体会，治疗血证之关键，在于阳明，以阳明主清下两法。柯氏所云桃仁承气、犀角地黄二方，一主消瘀泻热，亦主凉血散血，不仅为治衄而设，其他血热证之治法，均可仿此类推也”。可商。此文所谓“《伤寒论》论血论”，也是指“衄血”，不包括其他“亡血”，以其释为太阳阳明二经之病也。但谓“因太阳为多血少气之经，阳明为多血多气之经”则非，而是由于太阳、阳明之经脉循行至鼻也。故曰“厥阴常多血少气”亦不言致衄。桃仁承气汤无瘀不得用之，犀角地黄汤之主药“犀角”柯氏在世时不禁，现在世界禁用，为何不言《金匮要略》之“泻心汤”以治也。

（2014 年 10 月 19 日脱稿）

再论“阴气衰者为癫，阳气衰者为狂”

我看了《中国中医药报》2015年7月10日刊载的《〈阴气衰者为癫，阳气衰者为狂〉辨析》一文，感到很新鲜。作者爱读书，爱写作，爱交流，令人欣喜，表示欢迎！

我们知道，一定历史时期的文化艺术（包括语言文字），有一定历史时期的特点。只有用辩证唯物主义和历史唯物主义的立场、观点和方法，对它研究，对它探讨，才有可能得出一个比较接近正确的结论。

我从来主张阅读中医古典著作，不能停留在文字表面上，一定要透过文字读到医学实际里面去。否则，是会害人的。读古书，我们是要讲“校勘学”的，古人讲，“书不校勘，不如不读”。因为古书在长期流传过程中，脱误错简，是不可避免的。这就需要校勘，把文字校正，如《金匮要略·五藏风寒积聚病篇》，此条“邪哭使魂魄不安者”的“邪哭”二字，不易理解，根据《素问·宣明五气》之“邪入于阳则狂”和《灵枢·九针论》之“邪入于阳则为狂”之文，校定此文“邪哭”为“邪入”之误。虽然尚不知道“入”误为“哭”是因为其声近而误？抑或是“叠韻字”？但“入”误为“哭”则是无疑问的。

《说文解字》和《金匮要略》两书，都是东汉年间作品，字形一样，都作“衰”，是一个“象形字”，读“稣禾切”，义训“艸雨衣”，古作“[illegible]”。是《说文》“衰”字读“稣禾切”，为“蓑”音，故为“艸雨衣”，有重叠义。因而我将《难经·二十难》“重阳者狂，重阴者癫”等文一起理解了，《难经》亦是东汉年间作品。

《金匮要略》此文“邪入，使魂魄不安者，血气少也，血气少者属于心，心气虚者其人则畏，合目欲眠，梦远行而精神离散，魂魄妄行。阴气衰者为癫，阳气衰者为狂”一段，皆由“邪入”引起，如果没有外邪侵入蕴积演变，下面一系列的证候病机都是不会出现的。朱祥麟同志在写《辨析》一文时，就删除了“邪哭使魂魄不安者”的“邪哭”这一主词，又把“邪哭”改为人哭。接着即说：“通观本条证候，悲伤哭泣，精神不安，恐惧畏吓，神疲闭目欲眠，但眠则梦境纷纭，身觉飘忽，神如离体，有类百合病及藏躁病，即今之所谓癔病，精神分裂症之属。此病为血气虚衰所致，但有阴阳之别，故仲景认为“阴气衰者为癫，阳气衰者为狂’。”这不符合正常的学术讨论：学术讨论，应该是实事求是的。而阁下您首先删除了这一“邪入”主词，继而在其余内容上妄加分量。如所谓“悲伤欲哭”，所谓“神疲”，且把“百合病”、“藏躁病”以及“癔病”、“精神分裂症”等也扯到“癫狂病”中来，尤其是把所谓虚证癫狂强加在仲景头上是不可以的。《金匮要略》里“阴气衰者为癫，阳气衰者为狂”的两“衰”字，读“蓑”，不读“瘘”。连字都未认识，还“辨”个什么“析”？（详见拙著《古医书研究》第321～325页）再说，中医的癫狂病名，总还有一个边界吧，连伤寒治误出现的变证“必惊狂”也拿来当做“狂病”，以及“百合病”，“藏躁病”也拿来其方治疗虚狂，未免太不严格了吧！

至于虚证的“狂”，《辨析者》摘有《内经》下列文句，如《灵枢·九鍼十二原》之“夺阳者狂”，《灵枢·小鍼解》之“夺阳者狂，正言也”，《灵枢·癫狂》之“狂，目妄见，耳妄闻，善呼者，少气之所生也”，《灵枢·通天》之“阳重脱者易狂”，《素问·腹中论》之“石之则狂”，又说“石之则阳气虚，虚则狂”等文，我还记得，并修改过一条将“易狂”改为“狂易”。以符合《汉书·王子侯表》之病名。从实际上看，应该读“悦”，《说文·心部》说：

“怳，狂之皃，从心，兄声”。《广雅·释诂》卷四上说：“怳，狂也”，王念孙疏证：“怳之言怳忽也。《说文》：‘怳，狂之皃也’。”《灵枢·小针解》史崧《音释》说：“怳然，上呼往切，狂貌”。《一切经音义》卷二十八说：“怳忽，虚往反，谓虚妄见也，亦无形，不繫之辞也。《说文：‘怳，狂皃也’，字又作慌，呼晃切，《汉书音义》曰：‘慌忽，眼乱也’。”《素问》作“恍惚”。是《内经》所载虚证之狂今应称“怳”，“怳”忽之“怳”也。因为病只怳忽而不狂躁也。

（2015 年 7 月 23 日）

第二部分 经典讲析

《金匮要略》的基本内容及如何学习

一、基本内容

我对《金匮要略》学习的建议比较多，我对它研究了多年了，说有研究谈不上，过去读了一下，也多年没有看它了。现在来和同志们一起共同讨论，我作为一个发言者，先发言，和大家一起讨论，有不合适的地方或者不当的地方，我们在学术上共同讨论共同提高，有不同的地方可以发表出来，可以多加证明。今天主要介绍《金匮要略》的基本内容和学习方法，也不一定很准确，只是提出我个人的看法。这个标题应该是张仲景和他所著《金匮要略》的基本内容和学习方法，"和"字后面加"他所著"三个字，加这三个字，意思比较好一点。

我们首先简单地介绍一下张仲景。张仲景，名机，后汉南阳郡涅阳县人，有的地方是写的南郡涅阳县人，不妥当，南郡，是荆州，湖北的荆州，他不是荆州人，是南阳郡不是南郡。南郡也没有涅阳县。涅阳县据考证，大约是我们现在河南东平县，张仲景是生于汉桓帝建和二年至元嘉二年，就是公元148～152年间，死于汉献帝建安16～24年，就是公元212～219年之间，张仲景的生卒确凿年代不可考，是推论，是根据他有关系的一些人物查出来，确定的一个大致年代。

因为范晔写《后汉书》的时候没有为他立传，因此他的详细情况没有，在延熙9年，就是公元156年，张仲景还是个小孩子的时候，"尝见何颙"，何颙是当时一个有名的人物，张仲景还是个小孩子，头上扎两条辫子，去见何颙，何颙是在平阴比较有名的一个人，何颙说他"君用思精而韵不高，后将为良医，"说他"用思精而用不高"，将来可以当个医生。这个人大概是比较精明，能够思考一些问题，说他其他的活动不行，他不能搞别的事情，就是说政治上他不可能上去的，他不能搞政治，当然他原话不是说他不能搞政治，就是说他将来可以当名医，当个比较高明的医生。说他不能搞政治，因为在下面要说他长沙太守的问题。

张仲景他学医是学于同乡张伯祖，张伯祖的技术他全部学到手了，当时的人们称他"识用精微"比他的老师还强一些。他后来到洛阳，就是当时的京都，就是首都，到那里做了名医。他著《伤寒杂病论》一书，张仲景在灵帝的时候举过孝廉，孝廉不是官，就是因为他讲孝道，被举上去，传说他当了长沙太守这个话是不可靠的，我提出来未可确信，以前的很多书，底下就标长沙太守张机一段，实际上他当长沙太守是不可能的，据考证，他当长沙太守是没有的，大约有几条理由，一条理由就是在他生活的这个时代，就是从他生到死的这个时代，长沙太守一个接一个都有人存在，没有张机，因此没有他的机会。

长沙太守都有人，当中没有空，这是第一条理由吧，再一个就是张仲景所著的《金匮要略》也好，《伤寒论》也好，比较早的几个本子，都自题张仲景传，张机传，并没有提长沙太守，没有这个官衔，后来流传的一些本子才有官衔的，打开明代的本子，都没有。

明代的本子不是说明代才没有，后来加上的，比较早一点的版本没有，要按照当时的风气，如果他当了长沙太守，他必定会在他的书上大提长沙太守几个字，王叔和他是个太医令，他在《脉经》上就提出来了，王叔和和张仲景只隔五十年，年代很近的，王叔和他在《脉经》上就提到他的官衔，如果张仲景当了长沙太守他的著作上一定会提官衔，他的著作上没提，所以长沙太守不可靠。这是第二条理由。

再一个就是比较早的书，没有提到张仲景当长沙太守，讲医学史方面的，他的著作在四书经籍上大概提到过，没有提长沙太守，只提了张仲景，提张仲景当长沙太守最早是见于张杲的《医说》这一部书上，因此这是唐宋年间的人需要干这个事情，你比如说《内经》、《难经》明明这部书是扁鹊写的，唐宋年间的人说是扁鹊传，四书经籍最早说八十一难并没有说是扁鹊写的当时在新唐书，旧唐书才开始说是扁鹊写的，这是第三点吧，长沙在当时，在后汉时代，是一个军事要地，张仲景这样一个人不可能担任这样一个重要的任务，何颙就说他用思精而韵不高嘛，说他以后只能当个名医，再一个如果他当了长沙太守，那范晔写后汉书一定要为张仲景立传，因为长沙太守很大呀，而且长沙是一个重要的军事要地，如果张仲景当了长沙太守，那范晔写后汉书必定要为他立传。

当时张仲景的社会地位没有华佗高，华佗比张仲景大不了许多，华佗是老年人时张仲景是年轻人，只错这么个三四十年，或者叫做三五十年，社会风气没有多大变化，范晔为华佗立了传而没有为张仲景立传，就说明张仲景的社会地位比较低，如果他当了长沙太守，一定要给他写上一个传，所以根据这么些理由，张仲景当长沙太守不可靠。

说他当长沙太守有几种说法，一种是说他可能当了，没到差，所以长沙的历史上就没有他当长沙太守，这是个瞎话，另外一种说法就说长沙有个张姓太守，可能是张仲景，因为张仲景叫张仲景嘛，那个叫张羡嘛，羡跟景的意思差不多嘛，羡，景仰是一个意思，因为古人叫名字他是有这种意思的，这样就推测张羡可能是张仲景，这是推测的，没有根据。所以长沙太守不可靠。张仲景的伟大也不在于他当长沙太守，当了长沙太守，是个大官，也不能抹杀他在医学上的成就。总起来，从历史来讲，尊重历史事实的话，他的长沙太守应该打个问号。当长沙太守可能是唐宋人为了推崇他给他加的官衔。

后汉时代，疫病多次流行，张仲景呢，根据他在《伤寒杂病论》序言里面所说的，余宗族素多，向余二百，在建安纪年以后，不到十年，他的宗族就死了2/3，其中死于伤寒病的就占了7/10，张仲景伤感不已，就发奋读书，所谓“勤求古训，博采众方”，他就刻苦钻研古代医学理论，采用收集当时的经验，当时的国家医疗方法和治病经验，在他自己的医疗实践的基础上，参考了《素问》、《九卷》、《八十一难》、《阴阳大论》、《胎胪》《药录》并平脉辨证，写出了《伤寒杂病论》十六卷，这里《素问》、《九卷》我们作了两部书，这里的《九卷》是另外一部书，就是现在的《灵枢经》。

王冰注《素问》引用了《九卷》这部书，校《针灸甲乙经》也引用了《九卷》这部书，因此《九卷》是一部书，《九卷》从当时他所引用的内容来看，就是现在《灵枢经》的内容，看来在唐代的时候，名字比较多，《九卷》、《灵枢》、《针经》、《九书》都是这个内容。是不是另外各是各的书，从内容来说，看不出区别，内容来讲，似乎都是现在《灵枢》的内容。《八十一难》、《阴阳大论》、《阴阳大论》没有了，据考证就是现在的素问七篇大论，当然也有人不同意这个观点，《胎胪》就是妇产科书，《药录》也失传了。

张仲景写的伤寒杂病论是十六卷，他写出《伤寒杂病论》以后，就把古代的医经和医方两家在张仲景前，根据汉书记载医经家是医经家，经方家是经方家，是两大派，所以医经家里面不载多的方子，全部《内经》只有十二个方子，现在载是十三方，有一个小金丹是宋代人补上去的，内经十二方，他没有几个方子。《难经》没有方子，一个方子都没有，只是在甘肃武威出土的那个书只有方子没有理论，张仲景把医经和经方两家结合了，既有理论又有方药，他就创立了中国医学理法方药的辨证体系，这并不是说在他以前的《内经》就不讲辨证施治，而是说到张仲景写出伤寒杂病论之后，这个辨证施治的辨证体系就完全形成了，促进了我国古代医学的一大发展。

张仲景写的《伤寒杂病论》现在并没有存下来，现在我们都说《伤寒杂病论》包括《伤寒论》和《金匮要略》两个部分《伤寒论》是他里面的伤寒部分，《金匮要略》是他里面的杂病部分，这分开，有人说是王叔和分开的，有人说是宋代分开的，这里我的看法稍微有点差别。

《伤寒杂病论》这本书问世后，到了晋代，刚才讲了，张仲景和王叔和隔的年代不太远，到了晋代以后，他的伤寒部分，由王叔和整理写出了伤寒论一书他的《伤寒杂病论》还存在啊，所以当时王叔和订立出《伤寒论》之后，当时就出现了张仲景写的《伤寒杂病论》和王叔和整理的《伤寒杂病论》的伤寒部分也就是《伤寒论》这两部书并传于世，同时流传，直到唐代。我凭什么说他们同时流传呢？王叔和整理的伤寒论在流传这没有疑问，张仲景的伤寒杂病论也同时在流传，凭什么根据呢？根据就是第一，王叔和整理了这部书并没有烧他的原书，那就可能存在。第二条就是到了唐代，《外台秘要》以《金匮要略》的内容引用，都题名是《伤寒论》，他引的是《金匮要略》的内容，但他题的是《伤寒论》，《千金要方》这个书，他引的哪个书上的他没有注明，《外台秘要》他的价值很大，就在于他在文献上也有很大的价值，就是不仅仅对医学有很大贡献，在文献学上也有很宝贵的价值。

因为他记载了他以前书的内容，以前很多书的内容借他保存下来了，他保存下来的哪个内容是哪个书上的他写得很清楚，你可以复原，可以从他的书上考证过去一些书的内容，《外台秘要》引得现在的金匮要略的内容，署名是《伤寒论》，这就说明了《伤寒杂病论》还存在，他《伤寒杂病论》随便一写，省去两个字，写了《伤寒论》，《金匮要略》的杂病部分的内容他题了《伤寒论》，就说明《伤寒杂病论》当时还存在，王冰以后，不知道在什么时候，《伤寒杂病》论一书就失传了，之所以说失传了，在宋代林亿校书来说，林亿说“今世单传伤寒论十卷，杂病未见其书，或于诸家方中载其一二矣”在宋仁宗时代，林亿校正医书的时候，就是校正《金匮要略》的时候，他提到了现在只存《伤寒论》十卷，没有见到杂病这本书，杂病的内容只是在诸家的书中载了点罢，你比如说，《诸病源候论》也有几条，《千金要方》也载了点，《外台秘要》也载了一些，但是他的原书看不到，我们根据林亿他们写的《金匮要略方论序》，他校订金匮要略这本书的时候写的序里面载了这么一段话：

“翰林学士王洙在馆阁日，于蠹简中得仲景《金匮玉函要略方》三卷：上则辨伤寒，中则论杂病，下则载其方，并疗妇人，乃录而传之士流，才数家耳。尝以对方证对者，施之于人，其效若神。然而或有证而无方，或有方而无证，救疾治病其有未备。国家诏儒臣校正医书，臣奇先校定《伤寒论》，次校定《金匮玉函经》，今又校成此书，仍以逐方次于证候之下，使仓促之际，便于检用也。又采散在诸家之方，附于逐篇之末，以广其法。以其伤寒文多节略，故断自杂病以下，终于饮食禁忌，凡二十五篇，除重复合363方，勒成上、中、下三卷，依旧名曰：《金匮方论》。”

从他这一段文字就可以看到，《伤寒杂病论》是没有了，这个东西是翰林学士王洙在馆阁的时候，在蠹简中发现了《金匮玉函要略方》这部书，这部书是三卷，上者辨伤寒，中者论杂病，下者载其方，并疗其妇人，这么三卷，看来不是伤寒论，所以他们在校订的时候就把伤寒论删了，林亿他们删的，他们因为看到这个书比较简略，伤寒论有一个单行本在流传，就是王叔和整理的本在流传，比他系统的多，所以既然有一个更系统的书在流传，这个东西又很简略，所以他干脆把他删掉了，另外他上者论杂病下者载其方，方子和杂病不在一起，方子是另外的篇章，他古代写书大概就这样，你看《难经》，没有方子，内经有方子，但具体的药物没有，可能是在另外的一卷上，没有了，也不知道是因为当时他觉得方子大家都知道不想写，我们现在写个文章，有时候不也不写方子吗？写个逍遥散，谁不知道逍遥散啊？因此就不写了，也可能当时是这种情况，他们把方子摆在后面，这个三卷本，方子本来是在后面，在后面，他翻的时候就有困难，你要翻他的病，还要查它的方，所以仓促之间就不便于查阅，所以林亿他们就把方子附在各篇的下面，这样，把伤寒删了，依旧写成三卷，名字还叫《金匮方论》，林亿他们这样做了之后，序里那段话一个是表明了宋翰林学士王洙在蠹简中发现的《金匮玉函要略方》三卷并不是张仲景所写的十六卷本的《伤寒杂病论》的原本，虽然他讲伤寒，讲杂病，也有方，也讲妇科，但是他只有三卷，张仲景的《伤寒杂病论》是十六卷，这就说明他发现的这个本子虽然有伤寒有杂病，但并不是张仲景的《伤寒杂病论》的十六卷本。

是唐宋这个时间的人，是对张仲景《伤寒杂病论》的删减本，就是那个人觉得伤寒杂病论太多了，张仲景有些现在的《伤寒论》、《金匮要略》没有包进去的流传下来在别的书上有他的异文的，据我知道的已经有十几条，张仲景的著作的异文，就是在《伤寒论》、《金匮要略》里现在已经可以找到的，大约有十几天，那就是说这个三卷本是唐宋年间的人读张仲景的《伤寒杂病论》觉得内容多，他就要搞个简本，他觉得好的，他就把他摘下来，编成一个本子，就编成了三卷而这个本子并不是伤寒杂病论的原本，他是简略的，因此他叫做《金匮玉函要略》，所谓要略就是有要有略的，要就是略就是说比较简略，重要的东西，张仲景叫伤寒杂病论他叫要略那么显然是唐宋年间对张仲景伤寒杂病论的删减本，我们知道孙思邈写的千金要方，现在一个流传本《千金备要方》就是删减了的，因为内容太多，他抄不了那么多，他就删减一些，抄些主要的他去流传去，所以林亿这个本子从林亿写的这个序来讲，是王洙发现的这个版本，是唐宋年间的人对伤寒杂病论的删减本，不是张仲景的伤寒杂病论的十六卷本的原本，所以林亿他们把上卷删了，把下卷的方子逐个注于症候之下，仍然叫他金匮方论，一直流传到今。

这就是我们现在流传的《金匮要略方论》，新编《金匮要略方论》，《新编金匮玉函要略方》，以及简称的《金匮要略》这些本子的来源，这些本子的名字不同，内容完全是一样，都是林亿他们校正以后的方子，林亿在序里说他校了一个《金匮玉函经》，现在流传的有，新中国成立后人民卫生出版社影印出版了的，这个《金匮玉函经》不是《金匮要略》，现在流传的《金匮玉函经》是《伤寒论》的别本，当中打开只有一条是《金匮要略》的原文，其余的内容是伤寒的文字，所以他是《伤寒论》的别本，不是《金匮要略》，这是第一个，另外还有一个《金匮玉函经》，内容比较杂，和这里面的内容根本不一样，也是谈医学的，是唐朝一个道人写的，他既不是金匮，又不是伤寒论别本的《金匮玉函经》，这个本子流传较少，但是也有，因为他价值不大，流传较少。

这是简单的提一下，不要把《金匮玉函经》混成了《金匮要略》，两种不同内容的金匮玉函经也不能混淆，现在流传的《金匮要略》一书，除了赵开美影印版叫做《金匮要略方论》，《新编金匮要略方论》，金匮上用玉函的就很少，我们现在一般都叫做“金匮要略”甚至简单地称为“金匮”，现在流传的《金匮要略》一书是现在流传的《伤寒论》一书的姐妹篇，尽管不是王叔和分开的也不是宋代某一个人有意识的分开的，而是我刚才介绍的这么个历史背景造成的，但是不管《金匮要略》是不是张仲景《伤寒论》所有的杂病部分，但毕竟是《伤寒杂病论》的杂病部分，因此他还是张仲景的著作，也是祖国医学的经典著作之一。他荟萃整理了后汉及其以前的医学知识，医疗经验，博采众方，一个是方药，一个是治疗方法，他的《金匮要略》就按摩，导引都提到了，他以阴阳五行，藏府经络，营卫气血，六淫以及七情学说为基础，以病名为纲，创造性地发展了具有整体观念的辨证施治的祖国医学理论。

《伤寒论》是以六经为纲，《金匮要略》是以病名为纲，他们的理论贯穿了祖国医学的基本理论。曾经有个人写文章说张仲景突破了五行学说，我就不赞成，他并没有否定阴阳五行，但是他没有被阴阳五行束缚，六经辨证就不是用五行，但是六经辨证也不是一点都没用五行学说，《金匮要略》的第一条“见肝之病，知肝传脾，当先实脾”就是五行，实际上张仲景就是以祖国医学的各个基本理论作为基础的，在《金匮要略》来讲，就是以阴阳五行，藏府经络，营卫气血以及六淫七情为基础的，以病名为纲，发展的医学理论。《金匮要略》是一部理论结合实际的医学专著，他和《内经》不一样，《内经》也结合实际，他还有十几个方子嘛，但《内经》毕竟讲理论多一点。

张仲景就联系实际更多一些，所以《伤寒论》和《金匮要略》这两部书现在一就争论不休，有人说是基础科，有人说是临床科，在北京中医学院就放在基础科里面，在湖北就放在临床教研室里面，说实在话我都不赞成，我认为伤寒金匮是临床基础，应该成立临床基础教研室，把他完全作为临床和内科同样看待是不对的，他是理论结合实际的医学专著，他第一篇讲总论，没有方子，只有第一篇的第十七条“如小便不利，与猪苓汤”是个举例，没有方子，方子在后面治疗篇，所以第一篇只有治疗原则没有具体治疗方药，第一篇是总则，第二篇到第十七篇是讲内科疾病的，第十八篇是外科疾病，第十九篇乱七八糟的，暂称为琐碎篇，第二十到二十二篇是妇产科病，第二十三篇是为杂疗方，第二十四到第二十五两篇为饮食禁忌，他包括几十个疾病，其中包括痉病湿病、中暑、疟疾、中风、痢疾、虚劳、肺痿、肺痈、肺胀、胸痹、心痛、短气、奔豚气、腹满、五藏风寒、癫狂、痰饮、咳嗽、消渴、小便利、淋病等。小便利有些人把它当做小便不利，其实不是，小便不利就和淋病重复了，在《千金翼方》上就有专门一行药治小便利等四五十种疾病及其辨证治疗方法，他在辨证施治的祖国医学中具有分类鲜明，辨证切要，文字质朴，经验可靠的优点。

他分类分得比较简明，辨证也非常切中要害，文字简练，抓住一个病的主要矛盾来进行叙述，经验可靠。所以他1700多年来一直在指导中医临床工作的实践，他是中医治疗内妇科疾病的一部中医典籍。我没有提外科，但并不说明他没作用，大黄牡丹皮汤就很有用。他的条文少，没有提到具体治法，因此我没有提。他是我们每个学习中医和研究祖国医学的一部必读之书。我们有必要进行彻底的学习。

二、学习方法

《金匮要略》成书于后汉年代，文字古奥，内容有很多错误，如果不用一定的学习方法就不容易学好它，当然我们就要掌握它的特点运用适当的方法，再利用一些工具书，来全部掌握它。现在来概述一下金匮要略的学法，作为大家学习金匮要略的参考。

第一点，学习主要精神，不要死记硬背。由于《金匮要略》这部书是王洙在简中发现，其中错误很多，也有很多条文脱落。所以要理解其精神，不能钻牛角尖。

第二点，要参阅汉代及其相距不远时代的医学著作，如《黄帝内经》、《八十一难》、《神农本草经》、《伤寒论》、《金匮要略》、《甲乙经》、《难经》、《肘后方》、《诸病源候论》、《千金要方》、《千金翼方》以及《外台秘要》这些书来帮助学习。我们说参阅这些书不是他在理论上做了很多参考，有的在张仲景书前，有的在以后，主要的有两个作用，第一个作用就是他们隔得时代不太远，他的语言文字和学术思想都比较相近可以相互贯通，就有利于我们比较正确的理解金匮的内容，第二个，因为他记载了《金匮要略》的某些内容，可以校正《金匮要略》文字、方子的错误，便于学习。这些错有些是在书写的过程中错的，另外有些内容还要运用训诂学的知识才能把它搞明白。

第三点，读于无字处，古人说过，读伤寒金匮要从他的正面反面尽量细读。在没字的地方要读出字来。第一个，是从下面的文字找出上面的内容。金匮的内容中往往有省略文字的地方，或者是古人就写的简单。所以我们就要从下面的文字中发现上面的内容，即读书要全面看。第二个，是以方测证，就是从方药里寻求症状，《金匮要略》这个书叙述症状不详细，就是症从方略，如麻黄加术汤就要有麻黄汤的症状。第三个，以症测方，有些病症里边没有方子，这就必须从病症里面找出方子来。将方子包括在症状里，就叫做寓方于症。

第四点，前后条文连贯读，虽然分了一条条的，但不能完全分开，因为文字有错简，或当时有些文字不能放在一起。如小青龙汤的加减五汤。

第五点，前后疾病比较读。《金匮要略》一书和其他书一样，每个疾病及其发展过程都有自己的特点，尽管中医的病多数是以主要症状为病，每个病都有自己的特点。每个疾病和每个疾病的发展过程，又都有相互联系，相类似的症状。必须根据各自的特点才能区别于其他疾病。

第六点，必须与伤寒论的某些内容一起读。

第七点，有许多倒装法或加注文法要注意。

第八点，金匮年代久远，流传了一千多年，应从其写作文理来断定内容的是非。

第九点，金匮的参考书问题。第一个是《金匮方论衍义》，这是第一个注金匮的。第二个，尤在泾的《金匮要略心典》，第三个，《金匮要略论注》。其他如南京中医学院的金匮注释也是很全面的。陆渊雷的《伤寒论今释》，是用西医的东西解释金匮，可以看他后面附的经验医案。

总的来讲，《金匮要略》是一部理论联系实际的中医理论巨著，以它为基础，可以比较容易的学习中医的内科等知识，为学习后代书籍铺平道路。当然，《金匮要略》的经验还是1700年前的经验，所以他不能代替后来所发展出来的东西，但你学了他，有利于你学习后来的东西，他的经验还是可靠的。

藏府经络先后病篇

概述

本篇论述了人在大自然中，“因风气而生长”，与自然气候息息相关。虽“客气邪风，中人多死”，但“五藏元真通畅，人即安和”。提出了“内养真气，外慎邪风”，“不遗形体有衰”的未病先防和“见肝之病，知肝传脾，当先实脾”的既病防变的治未病思想；提示了人体疾病有外感，有内伤，而外邪中人，总是阳邪亲上，阴邪亲下，热邪归阳，寒邪归阴，遵循“物从其类”的规律；简明扼要地指出各种疾病都可以用望色、闻声、切脉和询问疾苦等“四诊”进行审察和认识，其疾病都是变动不居，其病从内走外者易治，从外入内者难治，并根据人体疾病的新久、表里、虚实和五藏常性以及五藏所合，确立了“分缓急施治”、“分先后施治”、“随五藏常性施治”和“随病藏所合施治”等治疗原则。本篇具有全书纲领性的意义。

第一条

“上工治未病，何也……经曰：“虚虚实实，补不足、损有余，是其义也。”

问曰：“上工治未病(1)，何也？师曰：夫治未病者。见肝之病，知肝传脾，当先实脾，四季脾旺不受邪，即勿补之，中工不晓相传，见肝之病，不解实脾，唯治肝也(2)。

夫肝之病，补用酸，助用焦苦，益用甘味之药调之。（酸入肝，焦苦入心，甘入脾。脾能伤肾，肾气微弱，则水不行；水不行，则心火气盛，则伤肺；肺被伤，则金气不行；金气不行，则肝气盛，则肝自愈。此治肝补脾之要妙也。）肝虚则用此法，实则不在用之。(3)

经曰：“虚虚实实，补不足，损有余，”是其义也。余藏准此(4)。

【讲析】

本条从人体内部藏府相关的整体观念出发，以五脏配五行的克制规律，论述五脏病变的传变和防止疾病传变的治疗原则。

（1）上工治未病：上工，是古时指医道比较高明的医生，治疗疾病的效果能愈十分之九的；治未病，即治疗未病的藏府。由于五藏配五行，根据五行生克制化的理论，五藏之间是相互联系和制约的，这是在生理上的关系；在病理上，如果某藏有病则可以影响他藏，使他藏也发生疾病。肝配木，脾配土，肝木有病，则往往容易传于脾土，所谓肝木克脾土，所以治疗当先实脾。

（2）夫治未病者，……唯治肝也：实脾：就是调补脾藏的意思。脾气得补，则旺盛而不受邪，这就是治其未病之意。如果四季脾气旺盛，则可以不受肝邪的侵犯，治疗可以不用调补它。这是上工治未病的情况。如果见肝病而唯治肝，不了解其传变的规律，缺乏整体观念，这是中工的水平，所谓中工，是医疗水平较低的医生，临床只能愈病十分之七。

（3）夫肝之病，……用之；是治疗肝虚的方法。由于酸味入肝，为肝藏之本味，故补用酸。焦苦入心，心为肝之子，子能令母实。甘味性缓，用以缓解肝之急迫，故曰“益用甘味之药调之”。这是肝虚所用的治疗方法。如果肝实，则不可以用此法。条文中的“酸入肝，焦苦入心……此治肝补脾之要妙也。”等十五句，据考（疏证从略），不是本段的原文。

（4）虚虚实实……准此：“虚虚实实”，当作“无虚虚，无实实”。“无虚虚，无实实，补不足，损有余”，是引经文以明上文之意，并作出对于病证虚实治疗的结论：虚证当补，实证当泻，补其不足，损其有余，是正确治疗虚实病证的原则。如果实证用补法，虚证用泻法，则实证更实，虚证更虚，病不但不能痊愈，反而病情加重。肝病是这样，心、肺、脾、肾等藏也同样是这样，所以说“余藏准此”。

【临证意义】

（1）人体是一个以五脏为中心的有机整体，这个有机整体，其内部的脏腑，它们之间是相互关联的：在生理上互相联系，在病理上互相影响。

（2）本条，就是举肝病为例，以五藏配五行的克制规律，说明了人体内部藏府之间的联系，以及它们之间的相互影响，这对我们初学者，很有启发意义：必须具有整体观念，才能掌握辨证施治的原则。

（3）本条提出了“治未病”的原则。所谓“治未病”有两个含义：其一，是指未病之前的预防性治疗，即未病先防；其二，是阐明已病之后，要争取早期诊断，积极治疗，可以防止疾病的发展与传变。“见肝之病，知肝传脾，当先实脾”是已病防变的一个实例。对于其他病证，也都要根据其疾病传变的规律，治其已病之藏府，安其未病而又可能受病之藏府。

（4）虚证、实证，是辨别疾病的两大门类，治疗中不能虚其虚，实其实，只能补其不足，损其有余，这是治疗疾病的两大原则，要正确运用这个原则，临床中要特别注意“大实有羸状，至虚有盛候”之象，认真辨别病情，掌握病机，治疗时正确运用补泻原则。

第二条

夫人禀五常，因风气而生长……理者，是皮肤藏府之文理也。

夫人禀五常，因风气而生长，风气虽能生万物，亦能害万物，如水能浮舟，亦能覆舟(1)。若五脏元真通畅，人即安和，客气邪风，中人多死，千般疢难，不越三条：一者，经络受邪，入藏府，为内所因也；二者，四肢九窍，血脉相传，壅塞不通，为外皮肤所中也；三者，房室、金刃、虫兽所伤。以此详之，病由都尽(2)。

若人能养慎，不令邪风干忤经络；适中经络，未流传藏府，即医治之。四肢才觉重滞，即导引、吐纳、针灸、膏摩，勿令九窍闭塞；更能无犯王法禽兽灾伤，房室勿令竭乏，服食节其冷热苦酸辛甘，不遗形体有衰，病则无由入其腠理(3)。腠者，是三焦通会元真之处，为血气所注；理者，是皮肤藏府之文理也(4)。

【讲析】

本条论述人与自然的密切关系，以及疾病发生的原因，强调预防疾病和对疾病应早期治疗的重要性。

（1）夫人禀五常，……覆舟：人生活于自然之中，与自然息息相关，是禀着木火土金水五行，因循着自然界的各种气候而生长着，自然界中的气候能使万物生长，如果在异常情况下，气候反常，则会损害万物，犹如水能使舟浮起，也能够使舟覆没一样。气候对万物这样，对人体也同样是这样。

（2）若五藏元真通畅……都尽：如果心藏脾肺肾五藏的元真之气通畅，机能活动正常，能够适应于自然气候的各种变化，则人体安和无病。客气，即外来的六淫邪气；邪风，即虚邪贼风。如果外在的六淫虚邪乘虚侵犯人体，则会多致人体发病甚至死亡，这是一般的道理。疾病的发生，归纳起来，原因不外乎三：①经络受邪，传之于藏府，为内所因；②皮肤受邪，传注于四肢、九窍、血脉之中，使之互相搏结，壅塞不通，为外所中；③房室、金刃、虫兽所伤，既非内伤，又非外中，为不内外因。以此三条之因，详审其疾病，则各种病因包括殆尽。千般疢难，即各种疾病。疢，音“趁”。九窍，即眼、耳、鼻、口、前阴、后阴等九个孔窍。

（3）若人能养慎，……腠理：疾病侵犯人体，是乘虚而入的。如果人体能保养谨慎，在内养其正气，在外慎其邪风，不使虚邪贼风干忤其人体经络，则人体健康无病，一旦邪气刚刚中入人体的经络，还未流传于藏府的时候，即应给予早期的治疗，以免邪气由外入里、病情由浅到深，不断发展。四肢才觉重滞，为初感邪气，可以运用导引、吐纳、针灸、膏摩等方法治疗，不使九窍闭塞不通；导引，即自摩自捏，伸缩手足，除烦去劳的一种强身健体方法；吐纳，是吐出体内的浊气，纳入体外的清气，即所谓的吐故纳新，是古代调整呼吸的一种养生却病方法。膏摩，是以药膏摩擦体表一定部位的外治方法。另外，对于虫兽灾伤、房室、饮食、起居等各方面注意调节，不使精气竭乏，那么形体强健，邪气即无由入其腠理而发病。

（4）腠者，……文理也：所谓腠理，腠，是三焦交通融会元真的地方，又是血气所灌注的处所；理，是皮肤肌肉的纹理。总之，腠理是营卫气血交会出入的门户，又是抗御外邪的屏障。

【临证意义】

（1）本条强调“防重于治”、“未病先防”、“已病早治”的思想用调节饮食、起居、房事等养生法以内养正气，用导引，吐纳、针灸、膏摩等法以祛邪，这对当代正在开展的预防医学、临床医学和非药物疗法的研究均具有指导意义和实用价值。

（2）本条把疾病病因进行归纳而分为三：①是内所因，是经络受邪之后，又传之于藏府；②为外所中，是皮肤受邪以后，又传注于四肢、九窍、血脉之中；③为房室、金刃、虫兽所引起，这对后世的病因学说有很大的启发作用。后世陈无择的三因学说就是在本篇第二条文的基础上，根据自己的见识，提出了外感六淫邪气为外因；内伤五藏情志为内因；饮食房室跌扑金刃所伤为不内外因，虽然不同于本篇的病因归纳分类，但实为在本篇的基础上发展起来的。

第三条

“问曰：病人有气色见于面部……色鲜明者有留饮。

问曰：病人有气色见于面部，愿闻其说。师曰：鼻头色青，腹中痛，苦冷者死[1]；一云腹中冷，苦痛者死。鼻头色微黑者，有水气[2]；色黄者，胸上有寒[3]；色白者，亡血也，设微赤非时者死；其目正圆者，痉，不治[4]。又色青为痛，色黑为劳，色赤为风，色黄者便难，色鲜明者有留饮[5]。

【讲析】

本条是以气色判断疾病和推测其预后的望诊方法。或者说是面部和鼻部的望诊在临床上的应用。

（1）鼻头色青，……冷者死：鼻头为脾之部位，也就是居于面中，内应于脾，其正色为黄，即黄而润泽，隐然含蓄，主平人无病，如果鼻部之色不见黄而反见青，证又见腹中疼痛，由于青为肝之颜色，鼻为脾之部位，是为肝木乘脾土，故腹中痛；如再见有极度的怕冷，则是脾阳衰败，阴寒内盛的表现，为有阴无阳，所以其证主死。

（2）鼻头色微黑者，有水气：黑为肾之色，说明脾土溃败，不能制水，肾水反侮脾土，故主有水气。

（3）色黄者，胸上有寒：是说面部色黄，黄为脾之色，脾病则产生湿气，湿气停于胸膈，成为寒饮之邪气，所以色黄者，胸中有寒。

（4）色白者，……不治：是说面部色白，则为亡血之征。由于血为阴，血亡则阴虚，阴虚则阳气不可更浮，假设亡血之人的面部现出微赤之色，而不是在火气当令之时，为虚阳浮越于上，阳浮于上而与阴气相离，所以主死。其目正圆，是指两眼直视而目珠不能转动，为风邪强盛，精气亡绝，其病为痉，甚难治疗。

（5）又色青为痛，……留饮；青为血脉凝滞之色，不通则痛，所以主痛；色黑为劳，黑为肾色，劳则伤肾，其色外露，所以主劳；色赤为风，赤色主火，风从火发，所以主风；色黄者便难，黄为脾色，脾病不运，所以大便困难；色鲜明者有留饮，色鲜明，即明亮光润，为水饮留聚，泛溢于面部，所以主有留饮。

【临证意义】

（1）气色是五藏六府的气血精华，藏于内者为气，现于外者为色，所以临床望色可以测知内在藏府的盛衰，血气有余不足。望色是望诊中的一个重要内容，在中医四诊中列于首位。

（2）异常的气色反映于面部，由于气色不同，其主病不同：白色，多主虚寒病证和失血病症；黄色，多主脾虚病证和湿邪病证；青色，多主寒凝病证、疼痛病证、瘀血病证和惊风病证；赤色，多主实热病证和虚热病证；黑色，多主肾虚病证、水饮病证和瘀血病证。

第四条

师曰："病人语声寂然喜惊呼者，骨节间病[1]；语声喑喑然不彻者，心膈间病[2]；语声啾啾然细而长者，头中病[3]。一作痛。

【讲析】

本条是以语音的不同测知疾病，也就是举例说明闻诊在临床上的意义。

（1）语声寂然喜惊呼者，骨节间病：是指安静无语之状；骨节间病，是指关节疼痛一类病证。由于病在关节，关节疼痛，屈伸转动不利，所以病人常喜安静而恶动，若不慎而动，则疼痛加剧，故而发出惊呼之声。

（2）语声喑喑然不彻者，心膈间病：由于膈胸为心肺之居，肺主气而司声音，肺气不清，则气道塞而不畅，声音不能彰明，故喑喑然而不彻。

（3）语声啾啾然细而长者，头中病：由于病在头中，则声不敢扬，扬声则头部震动而痛剧，所以声音细小，又由于膈间无病，气道通利，所以声音虽细小但清沏而长。

【临证意义】

以上以三种语音的不同测知了骨节间病、心膈间病和头中病三种疾患，这在临床上很有指导意义，说明了闻诊同望诊一样，在临床诊断上具有很重要的地位，在临床诊断疾病中是不可缺少的一个重要内容。

第五条

师曰：息摇肩者，心中坚[1]；息引胸中上气者，咳[2]；息张口短气者，肺痿唾沫[3]。

【讲析】

本条以患者的呼吸形态等情况诊察疾病，也就是综合闻诊和望诊在临床上进行具体运用。

（1）息摇肩者，心中坚：息，一呼一吸谓之息。息摇肩者，是说呼吸时摇引着肩动；心中坚，即胸中坚实，为邪气壅滞于胸中所致，由于邪气壅滞，格阻其气机的升降，所以息而摇肩。

（2）息引胸中上气者，咳：气道不利，气相逆乱，肺气升而不降，故息而引咳。

（3）息张口短气者，肺痿唾沫：肺中燥热，肺叶焦枯，气弱不振，故张口短气。津液化为涎沫，上溢出于口中，故浊唾涎沫，这就是肺痿病证。

【临证意义】

（1）"息摇肩"虽有虚实之别，但一般多为实邪之证。肺肾二脏关系呼吸，肺肾发生异常，则出现"息摇肩"。如病在肺，为邪阻胸中，肺气不利，为实证。除有"息摇肩"外，还伴有胸闷、短气、喘咳、脉实等证。如病为肾气不足，不能纳气归根，致使元气耗散于上，为虚证。除有"息摇肩"外，还伴有短气喘促，动则尤甚，声低气怯，肢冷汗出面青，脉虚浮无根等证。

（2）"张口短气"也并非只见于肺痿之病，它可以见于多种病证：有肾气不足，不能纳气归根的“张口短气”；也有胸痞、痰饮等病证之邪气阻滞的“张口短气”。

第六条

师曰：吸而微数，其病在中焦，实也，当下之则愈；虚者不治(1)。在上焦者(2)，其吸促(3)，在下焦者(4)，其吸远(5)，此皆难治(6)。呼吸动摇振振者，不治(7)。

【讲析】

本条以呼吸的不同，辨别病位的所在，判断疾病的吉凶。

（1）吸而微数，……虚者不治：是指吸气轻微而又急促，中焦为气机升降的道路，如果邪实阻于中，碍于气机之升降，气不能下降，所以吸而微数，病为实证，实证当下，下之则气机通利，气机通利，则呼吸恢复常态；虚者，是指正气亏虚，如果邪实而又兼以正虚，是为不治，因为攻邪则碍正，扶正则留邪。

（2）在上焦者：是指病在横膈膜以上的部位，此处主要是指病在肺。

（3）吸促：是指吸气短浅。由于肺气大虚，不能正常行驶呼吸之功能，故“在上焦者，其吸促”。

（4）在下焦者：是指病在肚脐以下的部位，此处主要是指病在肾。

（5）吸远：是指吸气深长。下焦之肾异常，元阳衰竭，不能纳气助肺，所以“在下焦者，其吸远”。

（6）此皆难治：无论病在上，还是病在下，吸气浅短，还是吸气深长，均为正气大虚之候，所以皆为难治。

（7）呼吸动摇振振者，不治：是指呼吸时，全身动摇不宁，不能自持，这是由于正气虚弱至极，不能使形气得以相保，病属危候，所以不可治疗。

【临证意义】

一般情况下，呼吸关系到肺肾二藏，所以呼吸异常可以测知病之所在，或在肺，或在肾。至于实证还是虚证，须结合全身证脉进行判断。另外，如果虚证而见呼吸病变的，不论病变在何处，均属难治证候。

第七条

师曰：寸口脉动者，因其旺时而动，假令肝旺色青，四时各随其色(1)。肝色青而反色白，非其时色脉，皆当病(2)。

【讲析】

本条是论述脉色四时相应的诊法。

（1）寸口脉动者，……其色：人与自然环境相关，与天时气候相应，与四时五色相合，所以人体寸口脉象的变动，是随着气候旺盛之时而发生变动，并且颜色也随之而变化，即色、脉、四时相应一致。例如：四时之春，肝气旺盛，则色当青，脉当弦，是为合于常规而无病。寸口，是指两手的桡动脉腕后的表浅部分，即寸、关、尺三部之脉；四时各随其色，是指春青、夏赤、秋白、冬黑。

（2）肝色青而反色白，……当病：假令肝气旺于春时，色不现青而反见白，脉不现弦而反见毛，即为非其时而有其色脉，异于常规而当发病。

【临证意义】

本条所论的色脉四时，是说明它们之间的密切关系，以示医者在临证时，必须结合起来，以认识疾病。

第八条

问曰：有未至而至，有至而不至，有至而不去，有至而太过，何谓也？师曰：冬至之后，甲子夜半少阳起，少阳之时，阳始生，天得温和[(1)]，以未得甲子，天因温和，此为未至而至也[(2)]；以得甲子，而天未温和，为至而不至也[(3)]；以得甲子，而天大寒不解，此为至而不去也[(4)]；以得甲子，而天温如盛夏五六月时，此为至而太过也[(5)]。

【讲析】

本条论述时令气候的太过、不及而易导致人体发生异常情况。

（1）冬至之后，……温和：自然界的时令和气候，一般来说是相应的。四季的春温、夏热、秋凉、冬寒的正常交替转移，是万物人类赖以生存活动的基本条件。如果时令、气候异常而不相适应，或发生太过，或发生不及，都可影响到万物和人类，从而发生异常情况。具体说来，有未至而至，有至而不去，有至而太过。“至”，前一“至”是指时令至，后一“至”是指那个时令的气候至。时令、气候之始，是以冬至之后的甲子夜半算起，也就是古农历十一月间冬至节以后六十日到雨水节，此时少阳当令，阳气始生未盛，天气逐渐转为温和，这是正常的气候，合于四时之令。

（2）以未得甲子，……而至也：如果未得其甲子，也就是未到雨水节，天气已转温和，是为时令未至而气候已至，即所谓的“未至而至也”。

（3）以得甲子，……不至也：如果已得其甲子，交于雨水节时，天气未转温和，是为时令已至而气候不至，即所谓的“至而不至也”。

（4）以得甲子，……不去也：如果已得甲子，至雨水节时，而天气大寒不解，是时令已至，而气候当去不去，即所谓的“至而不去也”。

（5）以得甲子，……过也：如果已得甲子，雨水节已到，而气候过温如盛夏之五六月时，是为时令已至，而气候至而太过，即所谓的“至而太过也”。凡此，先至、不至、不去、太过，皆为异常，往往会引起万物和人类的异常变化，而失去正常状态，人类往往发生疾病。

【临证意义】

四时正常现象是春温、夏热、秋凉、冬寒，它们的转移是四季正常交替的结果。如果异常，时令气候不相一致，或非其时而有其气，或非其气而有其时，均为反常。春夏秋冬、风寒暑湿燥火六气均可影响人体发生疾病。因此，掌握这一点，就可以使人体在气交之中，注意调摄，避免邪气，适应自然的变化，以免发生疾病。医者治病用药时，也必须注意到这一点，因时制宜。药物的寒热温凉和时令，气候变化相适应，疗效必然显著。

第九条

师曰：病人脉浮者在前，其病在表；浮者在后，其病在里[(1)]，腰痛背强不能行，必短气而极也[(2)]。

【讲析】

本条论同一脉象，由于出现的部位不同，则主病亦不相同。

（1）病人脉浮者在前，……在里：前、后，是以关脉而分的，指寸、关、尺三部脉中之寸脉、尺脉。前，即关前的寸脉，寸属阳主表，浮在前，是邪在表，即六淫侵袭之外感；后，即关后之尺脉，尺脉属阴主里，浮在后，是病在里，即内伤精血之疾病。

（2）腰痛背强不能行，必短气而极也：两尺主肾，肾脏主骨，其外府为腰，其经脉贯脊，由于肾虚，精血内伤，虚阳浮越而不潜，故尺部之脉见浮；精虚血少，不能充养腰府脊骨，故腰痛背强不能行走；肾虚不能纳气归源，故呼吸气短而疲极。

【临证意义】

本条的脉浮在前主表证和脉浮在后主里证，是明示不同的部位出现的同一浮脉，并非主同一病证，而是主外感内伤之表里病证。所以临床上不可一见浮脉就视为表征，而忽视了里证的存在。然外感表证之脉浮，必为有力，精虚里证之脉浮，必为无力。

第十条

问曰：经云："厥阳独行"(1)，何谓也？师曰：此为有阳无阴，故称厥阳(2)。

【讲析】

本条论"厥阳独行"的病理。

(1) 厥阳独行：在人体正常的生理情况下，阴和阳是维持着相对协调平衡状态的，任何一方失常，都会打乱这一协调平衡状态，从而出现一系列的病理变化，所谓"厥阳独行"，也即有阳无阴，正是这一病理变化的反映。

(2) 此为有阳无阴，故称厥阳：厥，极也，尽也。也就是指阴气虚竭、阳气偏盛，有阳无阴，阳气盛极而厥。由于阳盛阴绝，孤阳上逆，有升无降，故厥阳独行于上。

【临证意义】

厥阳独行在临床上有许多证候表现，如肝阳上亢的面赤眩晕、僵仆；中风之卒厥暴死；虚火炎上的目赤咽痛；产后阴虚阳越的汗出昏闷等，都是属于这一病理变化。

第十一条

问曰：寸脉沉大而滑，沉则为实，滑则为气，实气相搏(1)，血气入藏即死，入府即愈(2)，此为卒厥(3)，何谓也？师曰：唇口青，身冷，为入藏即死；如身和，汗自出，为入府即愈(4)。

【讲析】

本条借脉象论述卒厥病证的机理和预后。

(1) 寸脉沉大而滑，……相搏：寸脉，是指两手的寸口脉。沉则为实，滑则为气，实气相搏是对寸脉沉大而滑及卒厥的病理阐述。实，指血实；气，指气实。左寸候心主血，右寸候肺主气，本证血气相并，故脉应于寸部。寸脉沉大而滑，是气血相并而逆乱于上，发生卒然昏倒而为卒厥之病。

(2) 血气入藏即死，入腑即愈：血气相并成实，已为病邪而非正常的血气，故云入藏即死，入府则愈。因为五藏属阴，藏而不泻，邪气并入以后，不能自行外出，以致藏闭神去，气机灭息，所以入藏即死；六府属阳，泻而不藏，邪气并入以后，可以自行化而外泻，血气得以流行，气机恢复，所以入府即愈。

(3) 卒厥：就是突然昏倒的一种病证。卒，同"猝"，猝然，突然的意思。

(4) 唇口青，……即愈：入藏以后，所出现的唇口青，身冷，是为血液凝滞，阳气涣散，正是为死证之候；入府以后，所出现的身和，汗自出，为血气运行正常的现象，所以"入府即愈"，这就是卒厥病证的预后。

【临证意义】

《素问·调经论》说："血之与气，并走于上，则为大厥，厥则暴死，气复反则生，不反则死。"这就是本条理论之所本。然本条从证候表现对《素问》的理论进行了阐发，更有助于指导临床的实践。

第十二条

问曰：脉脱(1)入藏即死(2)，入府即愈(3)，何谓也？师曰：非为一病，百病皆然。譬如浸淫疮，从口起流向四肢者可治。从四肢流来入口者不可治；病在外者可治，入里者即死[(4)]。

【讲析】

本条承上一条，并举例而进一步论述：病入藏即死，入府即愈；病在外者可治，病在里者不可治。

（1）脉脱：是指脉象乍伏不见，为正气被邪气所阻碍，经隧之道不通，血脉不能流行所致，主卒厥之病。

（2）入藏即死：厥病进入藏中，邪气入深而难出，所以“入藏即死”。

（3）入府即愈：若厥病只入府中，邪气入浅而又出，所以“入府即愈”。

（4）非为一病，……即死：卒厥病是这样，其他百病也同样是这样。譬如，皮肤病中之浸淫疮病，其疮从口流向四肢者，为病由内而外出，病情渐轻，故曰“可治”；若疮从四肢流来入口者，为病从外而内入，病清渐重，故曰“不可治”。所以“病在外者可治，入里者即死”，这是一般的规律。

【临证意义】

浸淫疮：是一种皮肤病，风热发于肌肤，初生甚小，先痒后痛而成疮，汁出浸渍肌肉，重则遍及全身。

第十三条

问曰：阳病十八，何谓也？师曰：头痛，项、腰、脊、臂、脚掣痛。阴病十八，何谓也？师曰：咳，上气，喘，哕[(1)]，咽[(2)]，肠鸣，胀满，心痛，拘急。五藏病各有十八，合为九十病，人又有六微[(3)]，微有十八病，合为一百八病，五劳[(4)]七伤[(5)]六极[(6)]，妇人三十六病[(7)]，不在其中[(8)]。

清邪居上，浊邪居下，大邪中表，小邪中里，槃饪之邪，从口入者，宿食也[(9)]。五邪中人，各有法度，风中于前，寒中于暮，湿伤于下，雾伤于上，风令脉浮，寒令脉急，雾伤皮腠，湿流关节，食伤脾胃[(10)]，极寒伤经，极热伤络[(11)]。

【讲析】

本条是论述疾病病症的分类、计数方法以及五邪中人各有一定的法度（规律）。

（1）哕：音“月”，即呃逆。

（2）咽：音“噎”，即哽咽。

（3）六微：是指六府之病。

（4）五劳：是指五藏之劳，包括肺劳、心劳、肝劳、脾劳、肾劳。

（5）七伤：指食伤、忧伤、饮伤、房室伤、饥伤、劳伤、经络营卫气伤。

（6）六极：指气极、血极、筋极、骨极、肌极、精极，极，作“疲”字解，是疲极劳损的意思。

（7）妇人三十六病：指十二瘕、九痛、七害、五伤、三痼。

（8）（问曰：阳病十八），……不在其中：把各种疾病总起来分为两类：阳病和阴病。所谓阳病，是指人体躯壳以外的病证，头、项、腰、脊、臂、脚等六者，病兼上下而在外，故通谓之阳病；所谓阴病，是指人体躯壳以内的病证，咳、上气、喘、哕、咽、肠鸣、胀满、心痛、拘急等九者，病兼藏府而在内，故通谓之阴病。在外的阳病中，有营病、卫病，营卫交病的不同，这是一病而有三，其三六得一十八病。所以说“阳病十八”；在里的阴病中，有虚病、实病的区别，这是一病而有二，其二九得一十八病，所以说“阴病十八”。另外，除阳病和阴病以外，还有五藏之病和六微之病，也就是邪气中于藏府，气血失调所引起的藏府病证。五藏之病和六微之病都各具有十八，其皆为风、寒、暑、湿、燥、火等六淫之邪所中。然藏府之受邪，又各有气分、血分、气血并受之三端，其六而三之，则为十八病，以十八之数推算，则五藏合得九十病，六微合得一百八病。至于五劳七伤六极，是起居饮食情志所生，妇科三十六病，是月经产乳带下之疾，均非六淫外感所致，所以说不在其中。

（9）清邪居上，……食也：根据病邪的性质定立不同名目。清邪：谓雾露之邪，是本之于无，故居于上部。浊邪：为水湿之邪，是本之于地，故居于下部。大邪：即指漫风之邪，漫风虽大而力散，故中于表分。小邪：即是户牖隙风，隙风虽小而力锐，故中于里分，檠饪之邪：檠读“馨”（xīn），即为饮食之邪，饮食从口而入，进入中焦，故伤于脾胃。

（10）五邪中人，……脾胃：已知其邪气有清浊大小之不同，人身有上下表里之区别，同时邪气袭人所中部位，也有一定规律可循，这就是所谓“各有法度”。如风为阳邪而中于午前；寒为阴邪而中于午后；湿气重浊而伤于下部；雾气轻清而中于上部；胃主纳食，脾主运化，故饮食不节，则伤脾胃。

（11）极寒伤经，极热伤络：经脉为里为阴，络脉在外为阳，寒气归阴，所以寒极则伤经；热气归阳，所以热极则伤络。

【临证意义】

五邪中人的规律，主要是阳邪亲上，阴邪亲下，热邪归阳，寒邪归阴。在临床上很有指导意义。临床上，我们可以用来分析疾病病位的上下表里、病邪的阴阳属性，从而正确诊断疾病和治疗疾病。

第十四条

问曰：病有急当救里救表者，何谓也？师曰：病，医下之，续得下利清穀不止，身体疼痛者，急当救里，后身体疼痛，清便自调者，急当救表也。

【讲析】

本条论述表里同病的缓急治疗原则。

在一般情况下，病在表分的，治疗法当解表，使邪从外而解，如果医者不慎，误用攻下之法，则在表之病不但不解，且因下法，徒伤其肠胃，从而在原有疾病的基础上，又增完谷不化之泄泻一证。

身体疼痛为表证，下利清谷为里证，在表里病证同时存在的情况下，如何治疗？首先，分清证情的先后缓急，权衡病情的表里轻重。里证急治，表证缓治。由于攻下以后，下利清谷不止，正气严重损伤，即将亡阳虚脱，往往会导致其他危笃之证的发生，所以救里扶正，是治疗的当务之急。只有在里证解除，正气恢复以后，再着手于治疗身体疼痛之表证，如此先里后表，里和表解，疾病痊愈。救，即救治的意思。

【临证意义】

本条为论述误下以后的表里先后的治疗原则。身体疼痛为寒邪在表，下利清谷为里气虚寒，根据条文提出的治则，是先治下利清谷证，而后治疗身体疼痛证。但如何具体治疗？《伤寒论·太阳病篇》中指出了具体的治疗方剂，即治疗下利清谷的，用四逆汤；治疗身体疼痛的，用桂枝汤。四逆汤有回阳救逆的作用；桂枝汤有解表祛寒的作用。

第十五条

夫病痼疾[(1)]加以卒病[(2)]，当先治其卒病，后乃治其痼疾也[(3)]。

【讲析】

本条为论新久同病的先后治疗原则。

（1）痼疾：是痼久难治的旧病，痼，音“固”。

（2）卒病：卒然而得的新病。

（3）当先治其卒病，后乃治其痼疾也：旧病加新病，如何治疗？同样，也是要首先分析疾病的先后缓急，然后才施以相应的治疗措施。由于旧病病势较缓，病根深固而难以速愈，新病病势较急，病情轻浅而易以祛除，不治则病势发展加重。所以在旧病新病同时存在的情况下，先治其新病，后治其旧病，新病除，旧病解，则疾病痊愈。

【临证意义】

先治新病，后治旧病，这是治疗的一般原则。但是，临床上，新病和旧病往往是相互影响的，所以在先治新病的同时，某些情况下要兼顾旧病，而不可偏颇。如一味治其新病，则会产生变证。例如，久患淋病之人，又感受了外感邪气，如果只先治外感而发汗，忘记了“淋家不可发汗”的禁戒，就会引起便血的变证。

第十六条

师曰：五藏病(1)各有所得(2)者愈，五藏病各有所恶(3)，各随其所不喜(4)者为病。病者素不应食，而反暴思之，必发热也(5)。

【讲析】

本条论述五藏病各有所得、各有所恶、各有所不喜，以及藏气为邪气所易的病证。

（1）五藏病：是指心肝脾肺肾各藏中之某一藏患病而言，并非是指五藏齐病。

（2）各有所得：即各有所合。得，合也，相合的意思。

“五藏病各有所得者愈”：是说：五藏病，肝苦急者，得甘缓之剂即愈；肝病欲散者，得辛散之剂即愈。心病苦缓者，得酸收之剂即愈；心病欲软者，得咸软之剂即愈。脾病苦湿者，得苦燥之剂即愈；脾病欲缓者，得甘缓之剂即愈。肺病苦气上逆者，得苦降之剂即愈；肺病欲收者，得酸收之剂即愈。肾病苦燥者，得辛润之剂即愈；肾病欲坚者，得苦坚之剂即愈。

（3）各有所恶：即各有所憎恶的东西。恶，憎也。

（4）各随其所不喜：即各有所不相合的东西。不喜，谓凡与其不相合者，皆为不喜。

“五藏病各有所恶，各随其所不喜者为病”，是说：五藏病，心肺肝脾肾如果随其恶热、恶寒、恶风、恶温、恶燥，随其不喜咸、不喜苦、不喜辛、不喜酸、不喜甘等，则会发生病疾。以上，五藏之病，因其所得而愈，因其所恶、所不喜为病，这是由于五藏的生理特性所决定的。

（5）病者素不应食，……热也；是说患病之人，平素不喜饮食的食物，而忽然却暴饮食之。究其原因，是因为藏府之气被病邪之气所改变而导致的。由于食物助热，脾主肌肉，所以暴食以后，邪热助长，充斥于机体肌肉，故身体发热。

【临证意义】

人体五藏的生理各有不同的特性，病理上各有不同特点。因此，治疗五藏疾病，应根据其生理特性、病理特点，随其所得，所喜而治，远其所恶、所不喜。例如，临床上治疗肝病，当食辛而禁当风；治疗心病，当食咸而禁温食热衣；治疗脾病，当食甘而禁饱食湿地湿衣；治疗肺病，当食酸而禁寒饮食寒衣；治疗肾病，当食苦而禁焠㶸热食温炙衣等。

第十七条

夫诸病在藏(1)，欲攻之，当随其所得(2)而攻之(3)，如渴者，与猪苓汤(4)。余皆仿此(5)。

【讲析】

本条论述在临床上治疗疾病应随其所得而施治。

（1）诸病在藏：这里泛指在里的疾病。

（2）所得：相结合之意。

（3）（夫诸病在藏），……而攻之：人身之各种在里的疾病，如果病邪日久不解，则往往与体内的有害物质结合，譬如：与痰水结合，与瘀血结合，与宿食结合等等，所以医者欲想治疗，则必须随其所得而施以适合疾病的病因病理、证候特点的治疗方法。

（4）如渴者，与猪苓汤：就是因为体内的邪热之病不解，热邪伤阴，与有害的水气结合，形成水热互结之阴伤证。猪苓汤具有育阴清热利水的作用，正适合于本证，所以根据“随其所得而攻之”的原则，以猪苓汤应用于阴伤之渴证，使水去，热除，阴复而渴证自解。

（5）余皆仿此：其他的病证都可以仿此而类推。如热与食结用大、小承气汤，热与水结用大陷胸汤，热与血结用桃仁承气汤。

小结

本篇冠于《金匮》篇首，共有17节。篇中首先扼要地承用了《内经》、《难经》等古典医经的医学理论，内容相当广泛，包括有疾病的预防、预后、病因、病理、诊断，以及疾病治疗的一些基本原则，指导着临床工作的具体实践，实具有全书纲领的意义。

本篇根据人体与天地相参、阴阳平秘，五行生克的整体观念，认为四时气候对于人体的影响很大，人体内藏与内藏之间更有不可分割的联系。因此，首先昭示了气候的变化有助于万物的生长，但在另一情况下，又是引起人体发病的重要因素，“夫人禀五常，因风气而生长，风气虽能生万物，亦能害万物”。并且以肝病传脾举例，说明内藏相互影响的必然性和规律性。

本篇在整体观的思想指导下，认为邪气之所以能害人，首先是由于正气的失调，若五藏元真通畅，则人即安和无病，与《内经》里“邪之所凑，其气必虚”、“正气存内”，“邪不可干”的理论完全一致，说明正邪之间，正气的强弱是极为关键的，因而教人内养正气，外慎邪风，使病邪无由入其腠理。这种预防医学思想，在中医学中有其重要意义。

本篇基于宇宙间皆“物从其类”的精神，说明邪气中人，是各有其一定的法度，即各有其一定的规律，总是阳邪亲上，阴邪亲下，热邪归阳，寒邪归阴。且又本于经络藏府的内外表里，说明病邪的进展，一般都是从外而内，从表而里，从经络而藏府的。

人类疾病的来源和发展，本来是千头万绪和变化多端的。本篇根据内外虚实及其他，把许多疾病的起因，归纳而分为三条，并且论及治疗疾病应当防微杜渐、治此应当顾彼、如知肝传脾当先实脾，从而构成了本篇在治疗学上的“治未病”的防治医学思想。

本篇对于望、闻、问、切，即所谓“四诊”的诊断方法，扼要地作了讨论。在望诊方面，主要以面部的色泽配以其他形证，来诊断疾病的原因、病情和预测疾病的后果；在闻诊方面，根据声音、呼吸以测知疾病情况和病势所在；在问诊方面，注意到病人的疾病历史，治疗经过和饮食习惯，以诊断其疾病的起因，从而决定其治疗步骤和方法；在切诊方面，重点地提出了“脉浮在前，其病在表；脉浮在后，其病在里”，以诊知疾病的在表，在里，外感、内伤，同时又认为色脉时令如不相应，即所谓“非其时色脉”，皆能发病。并以卒厥的脉候结合证状以判断其病为入府、入藏。此外，又提出病邪从内出外者可治，从外入内者不可治；入府的即愈，入藏的即死。可启发学者从表面现象探讨疾病的本质，作出客观的诊断，以知病情吉凶的预后。

本篇对于疾病的治疗方法，也本着辨证论治的精神进行了讨论。其根据病邪在人体内的传变规律，首先提出了治未病，继而则分疾病的新久、在表在里、属实属虚和五藏常性，以及五藏所合，而提出了：①分缓急施治；②分先后施治；③随五藏常性施治；④随疾病所得施治等治疗原则。

本篇在《金匮》全书中，具有纲领性，富有指导临床实践意义。要想学好《金匮》全书内容，必须首先学好本篇作为基础。

血痹虚劳病篇

这一篇包括血痹和虚劳两个病，血痹病是因虚劳而起的，就是所谓“骨弱肌肤盛，重因疲劳汗出，卧不时动摇，加被微风，遂得之”。虚劳病的原因很多，到最后有出现血痹的，就是“内有干血，肌肤甲错，两目黯黑”这样就说明血痹和虚劳病机有相通的地方，所以合为一篇。

第一节

血痹“骨弱肌肤盛，重因疲劳汗出，卧不时动摇，加被微风，遂得之。但以脉自微涩，在寸口关上小紧，宜针引阳气，令脉和紧去则愈。”这是讲血痹的成因和治疗原则。血痹的病机在《素问》上就提出过“卧处而风吹之，血凝于肤者为痹”，这里比《素问》说的更详细，提出“骨弱肌肤盛”现在讲就是养尊处优的人，他精气虚，虽然看着胖一点，但是实际上体质是虚弱的，即骨弱。他劳少逸多，阳气不能正常运动，所以阳气就不能卫外而为固，容易疲劳汗出，受风邪侵袭，再加上自己不注意避风，就更容易被卫风侵袭，阳气不能畅达，成为血痹。“脉自微涩，在寸口、关上小紧”是外面风寒侵袭，出现小紧现象，所以在治疗上，“针引阳气，令脉和紧去则愈”疏通经络，导引阳气。

“血痹阴阳俱微，寸口关上微，尺中小紧，外证身体不仁，如风痹状，黄芪桂枝五物汤主之”这一条承接上面一条，叙述血痹证的症状，外证是身体不仁，脉象是寸口关上微，尺中小紧，阴阳俱微就是营卫俱微。黄芪桂枝五物汤现在有用于治疗疼痛的，这属于异病同治。这里是用来通阳。这与前面的针法意思是一样的，都是通阳气。

“夫男子平人。脉大为劳，极虚亦为劳。”这一条是叙述虚劳病的主脉，金匮上所讲的虚劳病有轻有重，或者是一系列的衰弱症状，比如说失眠在这里也属虚劳，虚劳病的症状是以身体衰弱疲劳为特征，轻的重的都是。平人指的是已经有了虚劳的脉象，但症状不突出，叫做脉病形不病。脉大指肾精虚损，真水不能退火所以脉大，这个脉大是没有力量的，因为是肾精虚损，所以叫它为劳，肾虚亦为劳，脾气虚损，谷气不能内充，所以脉极虚。就是说这个人的形态上可能没有病，但在脉象上或者脉大，或者极虚，说明已经是虚劳病了。这条说明虚劳病着重在先天之肾和后天之脾。

第六条

“劳之为病，其脉浮大，手足烦，春夏剧，秋冬瘥，阴寒精自出，酸削不能行”这一条是论述肾精虚损，阳耗虚寒而精自出的虚劳病症。主要讲遗精的病，是由于肾精虚损，阳耗阴寒而精自出。其脉浮大，即虚损，阳浮于外，阴固于内，所以手足烦，春夏剧，秋冬瘥是由于人身体和四时相应，春夏时阳气上升，人身的阳气也外浮，就出现外面愈热，里面愈寒，所以春夏剧，秋冬瘥是说症状好转，不是病愈，秋冬时阳气潜藏，阳气下降，人身的阳气也藏于内，这样外热就减轻了，里面的寒气也减少了，所以秋冬瘥，阴寒精自出，酸削不能行，由于水火不能相交，肾气不能蛰藏，肾失去了蛰藏的作用，所以不能藏精，就阴寒精自出。肾气虚少，不能充固，所以酸削不能行。阴寒精自出是说遗精，是由阴寒引起，酸削不能行是讲症状，指酸软无力，酸削只是指下肢酸痛无力，酸削即酸痛，不能行之“能”读“耐”。

第七条

“男子脉浮弱而涩，为无子，精气清冷。”脉浮是指阳虚不能内敛，弱是阴弱不能振作，即阳气虚弱，精气清冷，这样当然就无子了，就不能生育了。《诸病源候论》曾提过“丈夫无子者，其精清如水，冷如冰铁，皆为无子之候”这里讲精气清冷不能生育。有前人用当归生姜羊肉汤加附子治疗。

“夫失精家少腹弦急，阴头寒，目眩，发落，脉极虚芤迟，为清谷，亡血，失精。脉得诸芤动微紧，男子失精，女子梦交，桂枝加龙骨牡蛎汤主之”。这一条从他讲脉象来看，应该分两段来讲，到清谷亡血失精为一段，后面的为一段，因为这里讲了两个脉象，这条本来是讲梦失精的方子，就是梦遗的方子，前一段讲失精，即现代所谓滑精，后一段讲梦遗。失精是阳虚不能外固，阳气虚弱，少腹弦急，即肾阳不足，肝气下陷；阳气不足，清阳不能上升，即目眩，精气虚弱，所以头发脱落，脉极虚芤迟，迟就是阳气不足，芤即血少，所以出现清谷、亡血、失精。后面“脉得诸芤动微紧，男子失精，女子梦交，”因为阳气虚浮，不能为固，所以男子失精，女子梦交。用桂枝龙骨牡蛎汤主之，即桂枝汤加龙骨牡蛎，调和阴阳，偏重阳虚。病在肾，可以影响到肝，肝藏魂，若为病则梦失精、梦交。下一个方子天雄散：天雄三两，白术八两，桂枝六两，龙骨三两，用法是杵为散，酒服半钱匕，日三服，不知，稍增之。放在虚劳一篇，这一条是治阳虚滑精的方子。在无梦时用。

第九条

“男子平人，脉虚弱细微者，善盗汗也。”这是阴阳俱损，卫气不能内交于阴，而外邪为汗，所以出现盗汗。盗汗是睡着了出汗，醒后就停止。这里盗汗并不是阴虚盗汗，而是阴阳俱虚导致的盗汗。由于不断盗汗，津液虚少，引起身体消瘦。

第十条

“人年五六十，其病脉大者，痹夹背行，若肠鸣，马刀侠瘿者，皆为劳得之”老年人，说明精气已衰，其病脉大者，就是前面的脉大为劳，由于精气衰少，不能营养背部，即太阳经脉不能受营养，导致背部麻木不仁，若做或自讲，或肠鸣，或马刀侠瘿，说明这几个症状可能不同时出现，肠鸣，《灵枢》上说中气不足肠为之苦鸣，马刀侠瘿是两个病名，侠瘿就是瘰疬病，侠作夹讲，马刀是生于腋下的瘰疬病，瘰疬病也有虚劳引起的，《灵枢·寒热》寒热瘰疬在于颈腋者，皆何气使生！

第十二节

“脉弦而大，弦则为减，大则为芤，减则为寒，芤则为虚，虚寒相搏，此名为革。妇人则半产漏下，男子则亡血失精”。这里的减声转为紧。

第十三节

“虚劳里急，悸，衄，腹中痛，梦失精，四肢酸疼，手足烦热，咽干口燥，小建中汤主之”。前面讲的都是由于肾的虚损，这一条主要讲虚劳病脾精虚损的证治，但它引起的症状牵扯到五脏，虚劳里急，里急就是腹内拘急，《素问》讲厥阴所至为里急，悸是心跳，衄古代指鼻出血，肺开窍于鼻，因此衄是肺的病。腹中痛，是脾的病，梦失精，肾主藏精，是肾的病，这几个症状是肝心肺脾肾都有症状，由于重点是脾，脾主四肢，所以四肢酸痛，手足烦热，虚损精不足所以咽干口燥，就用小建中汤调阴阳，和营卫，适寒温。小建中汤就是桂枝汤倍芍药，加饴糖为君，这个方子就变成一个甜药。甜者入脾，饴糖就是谷做的，因此可以调饮食，所以桂枝汤和营卫，调阴阳，加饴糖，重加芍药主要是平肝，止痛。这个病是脾精虚损之后影响了五藏，所以治疗从脾以治本，另外就是从五行角度来讲，脾居中央，虚损之后应当治脾，治中央以运四旁，脾转输津液到四旁。小建中汤从方义来说主要是调和阴阳补益脾精，现在临床上治疗十二指肠溃疡，止痛的效果很好。

第十四节

“虚劳里急，诸不足，黄芪建中汤主之”。这个诸不足就包括了更多的症状，这个可以参考《千金方》的内容：“疗男女因积冷气滞，或大病后不复常，苦四肢沉重，骨肉酸痛，吸吸少气，行动喘乏，胸满气急，腰背强痛，心中虚悸，咽干唇燥，面体少色，或饮食无味，胁肋腹胀，头重不举，多卧少起，甚者积年，轻者百日，渐致瘦弱，五藏气竭，则难可复常，六脉俱不足，虚寒乏气，少腹拘急，羸瘠百病，名曰黄芪建中汤。又有人参二两”。《千金方》的这些症状可以看做是诸不足里面的，因为这个诸不足比上面虚劳里急的小建中汤的症状多，所以加黄芪，成为黄芪建中汤。黄芪长于补气，所以小建中汤加黄芪治疗这个诸不足。气短胸闷者，加生姜，虚劳病是脾气虚弱，引起气短胸闷是可以的，腹满者，去枣加茯苓一两半，肚子胀的，加茯苓，这个腹胀是中焦有湿，由于有湿，所以也要去大枣，大枣甘甜生湿，所以要去大枣，茯苓以利湿，“及疗肺虚损不足，补气加半夏三两”它还治疗肺的虚损不足，补气加半夏三两，那么半夏补不补气？不补气，所以这里有错误，结合前面“名日黄芪建中汤。又有人参二两”所以这里应是补气加人参二两，气逆者或者呕者加半夏三两，这里应该是脱了几个字。

第十五节

“虚劳腰痛。少腹拘急，小便不利者，八味肾气丸主之”。这里是虚劳病肾气不足的证治，前面桂枝龙骨牡蛎汤和天雄散是偏于肾精不足的，肾气丸主要是针对肾气不足的，肾居于腰中，故腰痛，肾居于下焦，所以少腹拘急，少腹就是小腹，古代指肚脐以下，同现在所说的少腹不同。肾气不能化，所以小便不利。用肾气丸滋阴助阳以化肾气。这个方子是常用方，消渴篇有个男子消渴，小便反多，也是肾气丸。这里的男子也是房劳过度，以致虚劳，病机都是肾气亏损，因此，都用肾气丸。第一点以六味补阴，以少量桂附温阳，来蒸化阴精，开胸顺气。肾气丸补阴精，光阴不能生长，因此用少量的桂附，温阳化气。这里少量阳药并不能压制住方子的阴性，所以肾气丸不能叫阳八味，也不是补阳的方子，而是补肾气的方子。第二点，地黄，这里是生地，熟地汉代没有。桂，不一定是肉桂，很多人认为是桂枝。因为《金匮》上都把桂枝写作桂。我觉得肉桂也可以，因为这里用作化气，肉桂比桂枝的作用大。所以肾气丸的看法很多，我认为还是滋阴助阳以化肾气，是补肾气的方子。

第十六条

“虚劳诸不足，风气百疾，薯蓣丸主之”。薯蓣是补中气的，也是脾气虚损的方子。是前面的虚劳诸不足兼有风气的方子。风气是什么东西？可以指很多病证，但是风气引起的病证其他原因也可以引起。在《外台》上有一条可以做参考，《外台》杂疗五劳七伤方里面有个大薯蓣丸和这个比较相似。“腰背强痛……补虚益气”里面有 24 味药，有 16 味药相同，可以拿来参考。这个方子主要是补脾精，也含有养阴补气祛风的药，所以症状就参考大薯蓣丸所描述的症状。薯蓣就是山药，因为是虚劳诸不足，承接着上面的小建中汤，所以仍然以薯蓣为主，补脾精，因为兼有风疾所以加了风药。

第十七节

"虚劳虚烦不得眠，酸枣仁汤主之"。症状就是不得眠，断句应该是"虚劳，虚烦不得眠"，虚劳和虚烦，虚是一样的，虚劳是个病名，虚烦是个症状，两个虚本质上没有不同。临床上的表现虚烦不得眠就是翻来覆去睡不着觉，但是心里没有什么烦躁，这一条的烦字，不指心里烦，这个烦可以做躁字讲，这个烦本质上是燥扰，面部发热，后来引申到心里有热，有的人晚上睡不着心里并不烦，有的失眠是心里发烦。这里是心里不烦。《诸病源候论》讲大病以后失眠，藏府尚虚，阴气虚……胆冷也，故不得眠，他解释不得眠是阴气虚，阳气不能入于阴，所以产生不得眠，这是讲大病后不得眠的，用温胆汤。他又说"若心烦不得眠者，心热也"。我主要是用这些论述来证明虚劳虚烦不得眠的症状，虚烦不得眠，就是胆冷，我觉得是肝阴不足，但在症状上虚烦和心烦不一样，心里有热，就心里发烦不得眠，虚烦不得眠那就只有烦扰，而无心烦症状。就是只是燥扰不能睡觉，心里并不发烦。临床上来讲，当然可以灵活运用，也可以用于心烦的失眠。这里安神用的是茯苓，茯苓和茯神在张仲景时代是不分的。从现在的临床经验来讲，茯神安神的作用更强，茯苓利小便的作用更强。但是他们还是有相同的作用。现在也用温胆汤加枣仁治疗失眠，主要针对痰浊引起来的。酸枣仁汤是肝阴不足，临床上的症状可能有肝郁症状，比如说口干，脉细，目昏或者多梦。

第十八节

"五劳虚极羸瘦，腹满不能饮食，食伤、忧伤、饮伤、房室伤、饥伤、劳伤、经络营卫气伤，内有干血，肌肤甲错，两目黯黑。缓中补虚，大黄䗪虫丸主之"。这一条是讲瘀血引起虚劳的症状和方治，五劳，说法很多，在《内经》上有个五劳所伤：久视伤血，久卧伤气，久坐伤肉，久行伤筋，久立伤骨，这个五劳不是内经上的五劳，是心劳，肝劳，脾劳，肺劳，肾劳，还有一种说法是志劳，思劳，心劳，忧劳，这里就是笼统地讲因为五劳所伤引起的虚极羸瘦，由于瘀血的阻塞，使营卫不能流行，营养肌肤，所以虚极羸瘦，腹满，应该是病人自己觉得满胀，但看上去不一定满胀，因为淤血阻滞于阴分，血属阴，阴在深部，因此外面看着不满，但是里面确实是瘀的，气机不行，所以病人自己感觉腹满，所以不欲饮食。内有干血，由于血积于里面，精血不能荣养肌肤，所以出现肌肤甲错，不能荣华于两目，就出现两目黯黑，肌肤甲错，不是说皮肤干燥，它不能荣养于肌肤，肯定皮肤干燥，但不一定甲错，即肌肤甲错一定皮肤干燥，但皮肤干燥不一定肌肤甲错，所谓肌肤甲错，就是皮肤上面如鱼鳞错出，临床上这么严重的并不常见。两目黯黑，在哪里黑这里没有说清楚，我觉得应该是两个方面，一个是眼圈周围都是黑的，一个就是白眼珠是青黑色，就是青色比较重。这两个症状都可以出现。缓中补虚是个治疗原则，由于干血出现了虚极羸瘦，腹满不欲饮食，肌肤甲错，两目黯黑，在治疗上要缓中补虚，用大黄䗪虫丸治疗，这是个攻瘀血的药物，通过攻瘀血治愈这个疾病，达到缓中补虚的作用，因为虚极羸瘦，所以要补虚，又因为有干血，所以要破血而不能用人参黄芪去补，通过破瘀，达到缓中补虚的作用。

大黄䗪虫丸方：

大黄十分（蒸）　黄芩二两　甘草三两　桃仁一升　杏仁一升　芍药四两　干地黄十两　干漆一两　虻虫一升　水蛭百枚　蛴螬一升　䗪虫半升

右十二味，末之，炼蜜和丸小豆大，酒饮服五丸，日三服。

肺痿肺痈咳嗽上气病篇

我们今天讲肺痿肺痈咳嗽上气病篇。

《肺痿肺痈咳嗽上气病脉证治第七》，讨论肺痿、肺痈、咳嗽上气三个病，咳嗽上气以上气为主，凡不属这三个病的范畴，就不是本篇的范围，如痰饮咳嗽病。这里咳嗽上气是肺胀，因为他们的病位都在肺，又都可以出现咳嗽上气的症状，所以三个病合为一篇。为什么痰饮咳嗽不在这篇？因为痰饮咳嗽的病位主要在脾，这个咳嗽上气的主要在肺，尽管痰饮咳嗽也有影响肺的，但就整个痰饮来说，他在脾。

第一条

“问曰……或从便难……此为肺痈。咳唾脓血：……为肺痈”这一条，分四段读。

第一段，从开头到“故得之”是说明肺痿的成因，是由于亡津液的关系，上面说了许多因素，“或从汗出，或从呕吐，或从消渴，小便利数，或从便难，又被快药下利”，这个便难，是津液不足的便难，又用了泻药，本来便难就不是阳明燥结的便难，是由于津液不足的便难，又用了下药通大便，重亡津液，呕吐，消渴，小便多或者大便难被快药下利，这些因素都是引起津液虚少，津液不足，就产生虚热，无以濡养肺，肺没有津液濡养，就成为肺痿。

第二段，从“寸口脉数起，至为肺痿之病”止。说明肺痿的脉证。肺痿的脉数，因为津液不足，产生虚热，故脉数，因为津液不足不能入于肺，肺发生枯萎，发为肺痿病，肺叶枯萎，不能输布津液，津液聚集就成为浊唾涎沫，因此就出现咳浊唾涎沫。浊唾，是指稠痰，涎沫就是稀痰。张仲景为什么没说痰？因为汉代还没有痰这个字，后面有痰饮病篇，这个痰是错的，应该是个淡字，以后会讲。《内经》上也没有痰字，上面都是用涕字代替。因为病变在肺，所以咳嗽。

第三段，从“若口中辟辟燥起，到此为肺痈”止，是说明肺痈的脉证。肺痈病，由于风热蓄积于肺脏，伤在血分，风热的病应该是渴的，但由于它未伤在气分，而在血分所以“口中辟辟燥”，而不渴。口中干燥并不饮水。热邪在血分不饮水，伤寒论有一条“阳明病但欲漱水不欲咽者，此病衄”说的就是这个。由于热邪伤肺，所以使肺气郁结，因此咳即胸中隐隐痛，因为他是风热，所以脉数，因为是风热，所以脉滑数。

第四段，末三句，说明肺痿肺痈都有咳唾脓血，和脉数，但是肺痿病是虚热，所以脉虚数，肺痈病是实邪，所以脉实。就是以脉的虚实为辨。这里把咳唾脓血断在下面，作为肺痿肺痈的共同症状。两条理由，一是文献上它断在下面，王叔和脉经把后三句作为一条，千金方也是把咳唾脓血作为肺痿肺痈的共同症状。二是我曾经遇到一个病人，是肺痿就有咳唾脓血的症状。

第二条

问曰“病咳逆，脉之何以知此为肺痈？……”这一条是说明肺痈病由于风热蓄结不解而成的，讲肺痈的病因病机。“脉之”，就是诊之，因为金匮很多地方以脉论病机，“有脓血，吐之则死”因为肺痈禁用吐法，“寸口脉……吸而不出”寸口脉微而数，是说微则为风，风的脉象本来是浮或缓，这里出现微脉是因为风邪进入血脉之中，因此不见浮缓而见微，所以微则为风，风邪疏泄，所以说微则汗出，数是主热的，热入于内，外反无热，所以说数则恶寒，后面“风中于卫，呼气不入……吸而不出”因为风热的邪气进入肺的血脉之中，影响呼吸，“风伤皮毛，热伤血脉”，风伤于表，热入于里，实际上两个邪气一起进，先进入卫分，然后就进入血脉之中。热过于荣的过字，当个到字讲，风热的邪气伤肺，因为他开始伤在皮毛，皮毛内舍于肺，所以邪气从皮毛而进入肺，进入肺后，就咳嗽，风热壅塞“口干喘满，咽燥不渴”。“多唾涎沫”，因为津液从热化，所以出现浊痰，“时时振寒”就是热邪深入，伤于肺，肺气不能荣养于皮毛而时时振寒。热邪进入血脉中“血为之凝滞，蓄结痈脓，吐如米粥”就是热伤血脉，血脉受伤血液行走不利出现凝滞，凝滞后风热的邪气煎熬，腐败气血，所以他蓄结成痈脓，“吐如米粥”。“始萌可救，脓成则死”是说肺痈病的形成，开始形成可以治疗，脓成则死这句话不可靠，临床上肺痈已经成脓后不一定死亡。《千金方》上是脓已成则难治，这个比较合理。

第四条

上气喘而燥者，属肺胀，欲作风水，发汗则愈”这个肺胀主要是由于外邪激动内饮所引起，里面素有痰饮，外邪把内饮激动，上犯于肺，引起肺气上逆，出现上气，喘息。这里上气做病症的名词用。因为上气躁动不安，由于是外邪。缺这一条是讲肺胀的，第六条“咳而上气，喉中有水鸡声，射于麻黄汤主之”这里讲上气，就是指哮喘病，喉中水鸡声，因为喉中阻塞，呼吸冲动痰涎，引起喉中痰有声音，用射干麻黄汤治疗，外散表邪，内降水饮，这个方里，麻黄散表邪，射干，紫菀，款冬花降肺气，细辛在这里陪五味子用，治咳嗽。张仲景凡用五味子都配细辛或干姜。五味子收敛，和细辛同用才能治咳嗽。生姜半夏降水饮。这是上气病的主方，射于麻黄汤不偏于寒热，临床上凡是咳喘都用射干麻黄汤。因为有“喉中水鸡声”这个症状。

第八、九条

咳而脉浮者，厚朴麻黄汤主之。脉沉者，泽漆汤主之。这两条，《千金要方》第五“咳而大逆上气，胸满，喉中不利如水鸡声，其脉浮者，厚朴麻黄汤”千金卷方十八第五“复上气，其脉沉者，有上气的症状，且寸口脉沉，胸中引胁痛，胸中有水气，宜服泽漆汤”泽漆汤有几点要说明，一是泽漆，是大戟的苗，是攻水比较厉害的，紫参是什么不太确定，有可能是紫菀。厚朴麻黄汤证也是外邪激动内饮，上泛于肺。因此同样用麻黄以散表邪，用半夏以降内饮，脉沉是水饮内停，可能引起身肿，痰饮和水肿都是水邪，停于内腔就是水饮，静止于皮肤就是水肿，厚朴麻黄汤他是外邪激动内邪上泛，当然也可能出现身肿。因此肿不能作为区别两者的地方，主要还是脉沉脉浮区别，另外在症状上，一个是咽喉不利如水鸡声，一个是胸痛引胁痛，脉沉，方子里用了人参，就说明外邪不重，主要是内饮上泛，内饮上泛正气不足，饮邪上泛，又阻遏了阳气，郁而发热。所以这个方子用人参，桂枝，黄芩。泽漆汤以泽漆为君，因为泽漆逐水。

第十条

大逆上气……麦门冬汤主之。这一条一般认为是肺痿病的主方，由于津液大伤，肺卫阴虚，其气大逆，引起上气。因为气逆于上，所以咽喉不利，在治疗上应该止逆下气，以麦门冬汤治疗养阴降逆。从病机来讲是虚热，没有很大的火。咽喉不利，可以是上逆引起喉咙不利，只有是阴虚引起的，有喉咙不利的症状，脉不一定数，麦门冬汤的效果都很好。但如果是饮邪停于胸中，引起咳嗽不利，那就要逐水了。脉虚，口干，咳嗽不利，这样的症状麦门冬汤的效果很好。麦门冬汤的用药，除半夏以外的药都是生津液的，主要是补肺痿，或者说，都是甘药，补脾胃的药。只有半夏是用于降逆。在大量生津药中用温性的半夏没有关系，不会伤津，与麦冬同用，既加强了降逆的作用，用相互配合麦冬合半夏，不至于太滋腻，半夏得到麦冬的配合，不至于太燥。麦冬是用量太大，七升，张仲景从没有这么大的用量，因此怀疑是量错了。可能是三升。

第十二条

咳而胸满……桔梗汤主之。咳而胸满，因为是肺痈病，是风热邪气，壅遏于肺的血脉中，所以胸满。振寒不是表证，是因为肺部化脓，肺气无以荣养于皮毛，皮毛之气不足，发生振寒，振寒作恶寒讲。脉数，因为是风热邪气，风热邪气郁于血脉，所以不渴。用桔梗汤清热排脓。金匮中，肺痈化脓以后，用桔梗汤化脓。外台的附方桔梗白散，所描述的症状和金匮一字不差，但是药只有桔梗一味相同，它用的是贝母和巴豆，他和桔梗汤的区别首先就是病人要体质壮实，因为巴豆是泻药。若体质比较衰弱，只能用桔梗汤慢慢来。这两个方子都有桔梗，说明桔梗是排脓的。

第十三条

咳而上气……越婢加半夏汤主之。这个也是上气症，肺胀，所以出现咳嗽上气。其人喘，目如脱状。是指病人感觉不好受，感觉眼睛好像要往外凸。这里和厚朴麻黄汤以及射干麻黄汤一个大的区别就是脉浮大。前面咳而脉浮者厚朴麻黄汤主之，其脉只见浮不见大，脉浮而大，说明热邪，所以用越婢加半夏汤主之。就以麻黄石膏同用。厚朴麻黄汤也是麻黄石膏同用，但他以干姜细辛为主，说明这个是以上气，喘为主症，咳不太重。他有热的症状，所以用了石膏，没有用干姜细辛五味子。

第十四条就不讲了。

总结一下，咳嗽的病，主要是外邪激动内饮，因此在治疗上，就是外散表邪，内降水饮。所以这个方面的方子就多一些了。射干麻黄汤，厚朴麻黄汤，小青龙加石膏汤，越婢加半夏汤，都是外散表邪内降水饮。前面三个方子如何区别？从金匮原文来看，射干麻黄汤有喉中如水鸡声，别的没有。所以现在一看到喉中如水鸡声就射干麻黄汤，其实并不尽然，因为厚朴麻黄汤也有喉中如水鸡声，小青龙加石膏汤同样也有喉中如水鸡声”，因为他们都咳嗽上气。这三个方子都是外散表邪内降水饮，但他们的药物不尽相同，射干麻黄汤作为治疗咳嗽上气的主要方子。因为上气这个病多数是寒邪，且这个方子既没和石膏配合也没和桂枝配合。临床上，这三个方子都是治疗咳嗽上气，因此都有喉中如水鸡声，厚朴麻黄汤和射干麻黄汤比较起来，厚朴麻黄汤有烦躁，因为里面用了石膏，小麦，小麦除烦。小青龙加石膏汤用了石膏，说明有烦躁，同时具备小青龙汤的证。另外从文字上看，小青龙汤心下有水汽。而且与桂枝配合，说明恶寒重。越婢加半夏汤的脉大，说明有热邪。另外小青龙加石膏汤烦躁而喘，有喘的表现。越婢加半夏汤也有喘的症状，厚朴麻黄汤也应该有喘，而且较重，为什么呢？因为它厚朴、杏仁同用，厚朴、杏仁就是专门治喘的。

千金苇茎汤“治咳有微热，烦满，胸中甲错，是为肺痈”这是临床上常用的有效的方子。胸中甲错，就是胸部皮肤甲错。苇茎汤治疗肺痈应该在正化脓或化脓不久的时候，没有到完全虚弱的时候。已经化脓，或化脓很久，用桔梗汤排脓。这一条应该在第十一条“肺痈喘不得卧，葶苈大枣泻肺汤主之”的下面。千金方就是在这一条的下面。因此这两条要联系起来读，这条除了喘不得卧还出现了一身面目浮肿，鼻塞清涕出，这个肺痈不是蓄结痈脓的肺痈。他也是外有寒邪，内有饮邪，外邪引动内邪而发的肺痈，此痈字当作壅。清涕出说明有寒邪，喘不得卧等说明内有饮邪。葶苈大枣泻肺汤是泻肺，不是解表，他鼻塞清涕出，不合适。

肺痈是肺气壅塞不是肺气痈脓，是饮邪上泛肺，引起了肺气壅塞。另外说一点，葶苈大枣泻肺汤泻肺很有效，但是肺气虚一定不能用。

这一篇的三个病肺痿肺痈咳逆上气，病变部位都在肺，所以作为一篇，肺痿是由于多种原因亡津液，津液不能濡养于肺，引起肺痿；肺痿的症状以脉象虚数，口中有浊唾涎沫，治疗以麦门冬汤为主方。另外还有一种虚寒肺痿没有讲，用甘草干姜汤。肺痈病是由于风热邪气蓄结于肺的血脉之中，蓄结痈脓，临床表现以咳吐脓血腥臭，口中辟辟燥，脉滑数。治疗在刚成脓以千金苇茎汤，已经化脓后，身体较弱以桔梗汤排脓。咳嗽上气是以外邪激动内饮所引起，外邪激动内饮上泛与肺引起咳嗽上气，治疗是外散表邪，内降水饮，以射干麻黄汤，厚朴麻黄汤，小青龙加石膏汤，越婢加半夏汤，如果正气较弱，无表邪，脉沉的，以泽漆汤。后面葶苈大枣泻肺汤也是外有表邪，内有水饮，外寒激动内水，咳逆上气，喘鸣上气，用此方以泄肺气。

痰饮咳嗽病篇

所论述的痰饮病有悬饮、痰饮、溢饮、支饮等，篇题所说的痰饮是广义的，指本篇的各种饮病，篇中各节所说的痰饮是狭义的，是四饮中的一种。咳嗽一证，是由于饮邪而引发的，与因表邪及肺痿肺痈咳嗽上气病篇的咳嗽不同，所以这一篇实际上是讲痰饮，咳嗽只是痰饮病的一个症状，痰饮病不一定都有咳嗽。痰，在汉代没有这个字，这个痰，是淡字的演变。东汉许慎有一部专门释字的书《说文》没有记载这个字。说明东汉这个时候还没有痰这个字。在《内经》、《千金翼方》上，痰饮都作淡饮。这个淡字，是水的流动现象，所以他是饮，是痰饮。

第一节

"夫饮有四……"这一条就是根据东汉时代当时把饮病分为四种。

第二节

"四饮何以为异……谓之支饮。"主要是承接第一节的四饮名目，来详解命名为四饮的原因以及四饮在临床症候上的区别，更详细讨论四饮命名的来源，或四饮在症候上的区别。所以素盛今瘦，是由于津液不能充盈于肌肉，化为饮邪，饮邪走于肠间，沥沥有声，谓之"痰饮"。"痰饮"有人提出可能是个错误，莫思梅（音注）根据《诸病源候论》的留饮候这一条怀疑是留饮，其中有一条说"留饮者，由饮水多，水流走于肠胃间，漉漉有声，谓之留饮"。她认为这个具体的痰饮病，是留饮的错误。这一点，我不以为然，因为证据不足。仅仅因为留饮候这一条断定证据不足，因为《诸病源候论》还有痰饮候，它的条文同《金匮要略》的痰饮候除个别字外几乎完全一样。他说"其人素盛今瘦，水走肠间，漉漉有声，谓之痰饮"，这里只是把沥沥换成了漉漉，这在当时是可以互用的，因为都是拟声词，可以通用。因此，怀疑是留饮，证据不足。"饮后水流在胁下，咳唾引痛，谓之悬饮"，"饮水"，即水邪，本来痰饮病就是水邪分布在各个不同的部位，出现不同的症状，叫不同的名称。水饮流在胁下，阻碍了气机畅通，所以咳唾牵引胁下疼痛，谓之悬饮。悬字和牵字通用，牵引疼痛，就是悬痛，这一条的悬饮根据诸病源候论来讲，是暴饮水引起的，他饮水过度，流于胁下引起的。第三个，饮水流行，归于四肢，当汗出而不汗出，身体疼痛，谓之溢饮。《素问·脉要精微论》中"溢饮者，可暴多饮，而溢于肌体肠胃之外也。"这里溢后面是错字，应该是溢入，《诸病源候论》："溢饮，为于大渴而暴饮水，水汽溢于肠胃之外，在于皮肤之间"。据素问的话来讲，暴渴多饮，因为渴，喝的很多，这一喝到肠胃里面之后就溢到外面去了，溢于肠外，而寄之于肌肤"这里《金匮要略》的文字就是"归于四肢"，流于四肢，在向外溢，如果汗出，就好了，"当汗出而不汗出"，皮肤紧凑，不能出汗，他不出汗，就阻塞了肌肤的阳气畅通，所以身体疼痛，因为他是"渴暴多饮"，水汽外溢，所以叫他溢饮。"咳逆倚息，短气不得卧，其形如肿，谓之支饮"，支饮是饮气支于胸膈，上泛肺藏，阻塞气道，所以咳逆倚息，所谓"倚息"就是要有所依靠，头靠在那里，不能睡下去，气机阻塞，由于阻塞于气道，因此只能倚卧呼吸，不能平卧，所谓"短气不得卧"，饮气支撑于胸膈，引起了肺卫之气不通，所以出现了"其形如肿"，一般临床上见得首先是眼胞有点肿，当然眼胞肿是放在水气病里面的。由于他是饮邪支撑于胸膈所引起，所以叫做支饮。这个第二节就是这一篇所讨论的痰饮病的主证，或者说是纲，它把痰饮病分为四类，取名水饮病。水饮的邪气留在不同的部位，出现不同的症状，做出不同的命名。那就是饮邪走于肠下，叫痰饮，饮邪流于胁下叫悬饮，饮邪归于四肢皮肤。叫溢饮，支撑于胸膈，叫支饮。

第八节

夫心下有留饮，其人背寒冷如手大，手大有的本子做“掌大”，这一条只说一下讲留饮，留饮是指饮邪留于身体内，有些书上把他和四饮并列成为五饮，这不对，留饮可以引起四饮里面某种饮病，留饮留在心下，心的阳气通于背，由于饮邪的阻塞，阳气不能行于背，故“背寒冷如掌大”，第九条“留饮者，胁下痛引缺盆，咳嗽则辄已”这是留饮引起的悬饮，“胁下痛引缺盆”，不仅仅在胁下痛，而且引到肩部的缺盆，胳膊部也疼痛了，这里“已”作“转盛”讲。

第十一条

“膈上病痰，满喘咳吐，发则寒热，背痛腰疼，目泣自出，其人振振身瞤剧，必有伏饮。”这一条讲的是伏饮，留饮是留在身上不去，伏饮是潜伏在体内不去，也是造成四饮的原因，并不是跟四饮并列的另外的饮病。“膈上病痰”这句是错的，应该是膈上之病。“满喘咳吐”，为什么咳嗽会吐呢，因为肺之气是下降的，胃之气也是下降的，肺胃之气，经常连在一起，因为肺，手太阴之脉，起于中焦，中焦，亦并胃中，“发则寒热，背痛腰疼”营卫不和，就发生寒热，但是他的背痛腰疼显然是有外邪影响到太阳经脉。太阳经脉起于目内眦，通过腰背部，所以“目泣自出”。在《脉经》上有个注语，说是“一作目眩”从一般症状来讲，目眩是对的，因为饮邪阻遏，清阳之气不能上注，所以出现目眩。但是从临床来讲，他咳满咳吐；也引得眼泪出来。“其人振振身瞤剧”由于阳气郁而不升，所以“振振”，全身振动。这有点像伤寒论的真武汤症，但没有它重。瞤做肌肉跳动讲。他满喘咳吐，发作的时候发热恶寒，背疼腰疼，目泣自出，振振瞤剧，必定是有伏饮存在。就是伏饮伏留在膈上，这一条，总的来讲是论述膈上伏饮发作的病证，这里讲了伏饮，留饮，就是四饮发作的基础。

第十二条

“夫病人饮水多，必暴喘满，凡食少饮多，水停心下，甚着则悸，微者短气。”人突然饮水很多，来不及消化，就停到胃里，发生喘满，因为饮邪上泛于心肺，引起喘满。这是饮病暴得的原因。“凡食少饮多，水停心下”这是说饮病渐渐积累而成的，凡是饮食少，说明脾气虚，饮食不消化，但是饮水较多，由于脾气不足，不利于运化，饮水又多，所以脾气就不能运化水饮，水不运化津液，所以就慢慢发生饮病，这是渐集而成的饮病，不是突然来的、饮邪为病，“甚着则悸，微者短气”严重的水气凌心，引起心跳，轻微的阻碍气机，使气不畅通，而发生短气。“脉双弦者，寒也，皆大下后善虚。脉偏弦者，饮也”两个手都是弦脉，是寒，是因为大下以后，引起了阳气虚弱，出现的虚寒。内里阳气虚，所以脉象双弦，脉偏弦者，饮也，饮邪在人身体上的流注，往往是偏着一边，所以脉象只在一边见弦象。这个弦脉以双弦，偏弦来区别寒和饮。

第十五节

“病痰饮者，当以温药和之，心下有痰饮，胸胁支满，目眩，苓桂术甘汤主之。”这里叙述了痰饮病的治疗原则，是说明苓桂术甘汤的主治病症，痰饮病是阳气不运，水饮聚而为饮病，所以当以温药和之，以温阳化饮的方法治疗。温阳化饮的药物治疗，下一条就说明这个问题。“心下有痰饮，胸胁支满。”

饮邪在心下，阻遏气机，支撑于胸胁，因此，胸胁支满，饮邪阻遏清阳不能上升于孔窍，所以目眩，用苓桂术甘汤温阳化饮，这一条是痰饮病的主证，主方，“病痰饮者，当以温药和之”有些书把他当做包括四饮在内的痰饮来看待，但古代是当做狭义的痰饮来讲的，在汉唐时代，都是把这一条作为狭义的痰饮的治疗原则的，“夫短气有微饮，当从小便去之，苓桂术甘汤主之，肾气丸亦主之。”前面讲“食少饮多，水停心下，甚着则悸，微者短气”说轻微者与短气的症状，这里讲“短气有微饮”是一回事，因为他有短气的症状，表明了他有微饮，有微饮者从小便去之，这也表明这个短气的症状还与小便不利的症状并见，如果没有小便不利，就不能“当从小便去之”，微饮如果是支饮，就不一定了，所以这个微饮是从小便去的，一定有小便不利。“苓桂术甘汤主之，肾气丸亦主之”，苓桂术甘汤是温脾化饮，肾气丸是温肾化饮，肾气丸也有小便不利，虚劳篇提到小便不利，少腹悬急，肾气丸主之，这里短气既有苓桂术甘汤又有肾气丸，是不是说短气既可以用苓桂术甘汤又可以用肾气丸？当然不是，那就还有症状，用方测证。苓桂术甘汤主之，一定要有心下悸，肾气丸是温肾化气的，说明至少要有腰痛一证。

病者脉伏，其人欲自利，利反快，虽利，心下续坚满，此为留饮欲去故也，甘遂半夏汤主之。病者脉伏的下面应该有心下坚满一句，“此为留饮欲去故也”应该在利反快下面，病者因为饮邪存于内，所以脉伏，心下坚满，由于某种原因，阳气通，所以其人欲自利，他自己大便要拉稀，而且拉完以后要舒服一些，这就说明是留饮要去，但是正气不足，阳气不足以化饮气，所以“心下续坚满”，在这种情况下，用甘遂半夏汤来驱逐饮邪。甘遂半夏汤里甘遂半夏多于甘草，甘遂是反甘草的，这里二者同用，十八反并不是要完全遵守的，二者很多地方都一起用。但并不是说十八反就完全没有用，曾经有报道说甘草能增强药物的毒性。我们说二者可以同用，但还是要谨慎点好。半夏降饮，甘草和甘遂相反，利用他的相反来达到相成，里面用点芍药利小便。毒药发挥作用之后，毒性从小便排出去，甘遂单独作为汤剂用两钱、三钱都没有多大的利水作用，没有那么厉害。做散剂作用更厉害。

“脉浮而细滑，伤饮。脉弦数，有寒饮，冬夏难治。脉沉而弦者，悬饮内痛。病悬饮者，十枣汤主之。”脉见沉弦，前面讲过，脉偏弦者，饮也，所谓悬饮内痛就是前面所说的咳嗽引胁痛，用十枣汤攻逐水邪。本条主要是说悬饮的证治。前面“脉弦数，有寒饮，冬夏难治。”这条可能是错的，因为“冬夏难治”解释不通。

第二十三条

“病溢饮者，当发其汗，大青龙汤主之，小青龙汤亦主之”，是溢饮的证治。前面讲到，饮水流行，归于四肢，当汗出而不汗出，身体沉重谓之溢饮，这个溢饮很像水肿。这里的溢饮是暴饮水，水溢于肠胃之外，移于皮肤之中，应该出汗而不出汗所以身体沉重，不出汗就阻遏身体阳气，出现身体沉重。所以治疗上当发其汗，大小青龙汤主之，并不是说一样的症状大小青龙汤都可以治，大青龙汤的主要症状是烦躁，因为里面有石膏，因此溢饮证加烦躁是大青龙汤证，里面郁而微热所以要加石膏清热，小青龙汤与他的一个重要区别是心下有水气。

这里一条病症有两个方子，这个有可能是编《伤寒杂病论》删减本的人弄的，他觉得两个方子的主症差不多，就把它们放到一起了。大青龙汤方子后面，有“汗多者，温粉粉之”大青龙汤吃完后，应该是取微似汗，汗多就出现变证，就要亡阳，所以汗多者要温粉粉之，就是身上打粉，温粉是米粉，炒热的米粉，其他地方提到用粉的也是米粉，温粉是米粉在千金方治小儿出汗里面几个方子都用了粉，粉在古代药用大概从战国时代就有了，也做装饰，做化妆品。

“膈间支饮，其人喘满，心下痞坚，面色黧黑，其脉沉紧，得之数十日，医吐下之不愈，木防己汤主之。虚者即愈，实者三日复发，复与不愈者，宜木防己汤去石膏加茯苓芒硝汤主之。”这一条讲支饮的症状和治疗，隔间有支饮，饮邪支撑于胸膈，所以喘满，心下痞坚，面色黧黑是因为饮邪阻遏，阳气不胜，所以面色灰暗，黧黑，其脉沉紧，是因为寒饮内结，因为饮邪弥漫于三焦，所以用吐下的办法不能解决，吐，只能吐出上焦的，泻只能泻出下焦的，木防己汤利大便，木防己是通利大小便的，桂枝化饮，人参以助正气，所谓虚者即愈，主要是指心下痞坚这一个症状，如果痞坚觉得不重，这样就治好了，即虚者即愈，如果是痞坚得很厉害，“实者三日复发”是由于饮邪在里面坚结，因此木防己汤不能立刻解决，所以当时症状轻微一下，马上又复发了，因此，用木防己去石膏加茯苓芒硝汤主之，木防己汤去掉了石膏，加茯苓芒硝来治疗，茯苓健脾利水，芒硝攻坚，把饮邪攻下来，这里面有几个问题，就是木防己汤用石膏的原因，和桂枝同用，应该有烦躁，第二点石膏十二枚鸡子大不恰当，量太大，一枚差不多。

“支饮胸满者，厚朴大黄汤主之”这一条文字应该有脱落。

“呕家本渴，渴者为欲解，今反不渴，心下有支饮故也，小半夏汤主之”。这一条是支饮的证治方法，或者说是支饮的主方。“呕家本渴”这个呕字，跟吐时一样的，我们后来把呕字和吐字分开了，有人说是“有物无声谓之吐，有声无物谓之呕，”我觉得在古代来讲呕和吐根本是一类事情。吐是物从身体出来，叫做吐，呕是形容在吐的时候人的形态，呕吐的病人本来会因为丢失津液而口渴，“渴者为欲解”他口渴说明病要好，因为里面的痰饮吐出来了，这个时候要“稍稍与饮之”喝多了会产生水饮或水肿。要是反而不渴，就说明是心中有支饮，导致呕吐。此时应该用小半夏汤来化心中支饮，散结散水。半夏辛可以散饮邪，他同时可以降逆止吐，生姜在这，一方面是可以控制半夏的躁，一方面也可以降逆止吐。《千金方》上用的是小半夏加茯苓汤，也可以，茯苓可以健脾利水。这里的半夏不是现在用的法半夏，是生半夏洗后的。现在的美尼尔综合征（梅尼埃病）就类似于是饮邪。

“咳家，其脉弦，为有水，十枣汤主之”。这里开始讲咳嗽，痰饮病不一定都咳嗽，这里咳嗽是痰饮病的一个症状，不断咳嗽，出现弦脉，能用十枣汤么？当然不行，仅仅有这个症状不行，必须是饮致咳，肺痈肺痿肺胀的咳嗽不能用十枣汤，这里讲的咳家，一定是饮气咳，怎么知道是饮气咳？“停滞在胸。水气上冲，肺得此气，便成咳嗽。经久不已，渐成水病。其状不限四时昼夜。遇诸动嗽物即剧，乃至双眼突出，气如欲断。汗出，大小便不利，吐痰饮涎沫无限。上气喘急，肩息，每旦眼肿，不得平眠。此即咳家有水之证也。”这才说明是咳家有水的证据，十枣汤逐水饮从大小便出，这样肺气才能安宁，咳嗽自己就好了。

“夫有支饮家，咳烦，胸中痛，不卒死，至一百日，或一岁，十枣汤主之”。老病支饮的人，饮邪使胸中的阳气受阻，心神不安出现咳嗽，心烦，胸中疼痛。“这样很快就会死亡。因为已经神气不安，胸中阳气严重受阻，很快可能发生猝死。如果不猝死，至一百日，就是说体质还可以时，还是应该十枣汤，不管他是一百日或一年。因为饮邪不去，人就不能安宁，所以还是要用十枣汤。按照金匮的原意说，只要支饮家达到了这么个症状，造成了心神不安，阳气严重受阻，出现咳烦胸中痛，他至一百或一岁，发病时间虽然长了，还是要用十枣汤，不用十枣汤他就有死亡的危险。必须用十枣汤攻逐饮邪，但是必定要注意一下身体是否能够承受。第三十五条“咳逆倚息不得卧，小青龙汤主之”。这是支饮的主方，也是内饮外寒的一个主方。因为他前面的症状“咳逆倚息不得卧，其形如肿，谓之支饮”，这里用小青龙汤，把“气短”这个症状省略了，“微者短气，甚者心悸”，就是短气是必然会有的，因为饮邪阻塞影响到呼吸，这条用小青龙汤主之，就说明了是内有饮邪，外又受了寒邪，“青龙汤下已，多唾口燥，寸脉沉，尺脉微，手足厥逆，气从小腹上冲胸咽，手足痹，其面翕热如醉状，因复下流阴股，小便难，时复冒者，与茯苓桂枝五味子甘草汤，治其气冲。”小青龙汤喝下去之后，出现多唾口燥，多唾，就是吐稠痰，口中干燥，这个有两方面，一方面是好转现象，出现了稠痰，饮邪得之阳化，是好转现象，另一方面，由于这个病的津血不足，这个人服小青龙汤发汗，复伤津血，因此，这个多唾口燥又是肺阴受伤的一个表现。在临床上，就是不吃小青龙汤，病人出现了多唾口燥，肯定这一次痰饮病的发作要停止，要好转，很多咳嗽哮喘的病人，他到最后吐稠痰，他就是好转了，因为他得到了阳热之化，这个多唾口燥本来一方面是好转现象，由于他是津血不足，所以又是肺阴受伤的现象，寸脉沉，尺脉微，手足厥逆，气从小腹上冲胸咽，他就是因为素来津血不足，又发了汗，咳逆倚息不得卧用小青龙汤本来是对症的，由于这个病人素来体质津血虚弱，又吃了小青龙汤发汗以后，引起亡阳，肾气上冲，就出现“手足厥逆，气从小腹上冲胸咽”，“其面翕热如醉状”是肾气上冲的一种表现，肾气上冲，冲上以后又下降，所以“复下流阴股”，这个是肾气上冲于面，冲到一定的程度，又下降到阴股，不回到肾中，所以小便难，他是下流于阴股，没有到肾中，因此不能够中和肾气，因此出现小便难，由于它是饮邪，胸中的支饮阻遏了升降，阳气不能归根，所以时时昏冒，所谓“时复冒者”用茯苓桂枝五味子甘草汤来治疗气冲。治疗气冲，因为它是痰饮病，用了茯苓，去饮邪，桂枝是降冲逆的，伤寒论上肾气要冲用的是桂枝加桂汤，茯苓桂枝甘草大枣汤，在全部伤寒中，五味子单独用只有这一个方子，其他的方子，五味子都是和干姜或者细辛或者三者一起用，因为这里是用五味子敛肾纳气，治疗冲气，不在于止咳。

第三十五、第三十六节

“腹满，口舌干燥，此肠间有水气，己椒苈黄丸主之。假令瘦人脐下有悸，吐涎沫而颠眩，此水也，五苓散主之”。按此二条，非指定支饮而立说，大约统言水饮家之条目。

咳满即止，而更复渴，冲气复发者，以细辛、干姜为热药也。服之当遂渴，而渴反止者，为支饮也。支饮者，法当冒，冒者必呕，呕者复内半夏，以去其水。桂苓五味甘草去归加干姜细辛半夏汤，这是止咳的方子，“冲气复发者”，这是因为细辛干姜为热药，复耗津液，因此饮气重新复发，因为津液受伤，出现口渴，如果是这样的现象，上头的方子“服之当遂渴”，只要渴重新复发，就说明是干姜细辛这些热药伤害了津液，如果他服了上面这个方子之后不再渴，这就说明里面有支饮，因为支饮一般是不口渴的，要是支饮，按规律来说，阳气不升，头要眩冒，冒就是头里像东西捆着一样，昏，重，由于昏是饮邪上走引起的，所以冒者必呕，必定引起呕吐，这就要在方子里用上半夏，以去其水。用半夏以去水降饮。

总结这一篇主要是讨论广义的痰饮病，咳嗽可以看做痰饮病的一个症状。本篇主要讲的是痰饮病引起的咳嗽，其他原因引起的咳嗽不包括在本篇中。痰饮病的发生原因一般来讲，都是由于脾胃的阳气失常，不能够运化，使饮邪停聚而发生。主要从脾论治。渴暴多饮，食少饮多都是因于脾胃。痰饮病在发病过程中，有些症状如咳嗽，喘满，心悸，短气，吐涎，胁痛，肠间有声并不是全部都出现。这些症状因痰饮所在的部位不同，它所反映的症状就有所差别，正因为它所存在的部位不同，临床上出现的症状有所差别，所以本身就把他分为悬饮，痰饮，溢饮，支饮，就是说饮邪都是中焦所发生。温化是主要治疗方法，根据证的不同采用不同的药，比如说兼有表证的或者流于四肢的应该温而发汗，使水饮从外面泻出，用大小青龙汤，没有表证，水饮只停留在里面的，应该用温化或者利小便的方法，使水饮化津四布，或者从小便排出。用苓桂术甘汤、肾气丸、五苓散、泽泻汤、小半夏汤、小半夏加茯苓汤以及木防己汤等，如果是水饮内结，发汗利小便的方法等力量不够，就应该用温而攻逐，用温药以攻逐饮邪，使水饮从大便里面排出，用十枣汤、己椒枥黄丸、甘遂半夏汤，以及木防己去石膏加茯苓芒硝汤等，痰饮病的所在虽然有在上在下在内在外的不同，治法上也有发汗攻下，利小便的区别，但总体来说，痰饮病的发生一般是由于阳气不能运化水饮，水饮停聚成为饮邪，所以治法上多以温阳为主，即使用的是攻下逐水的方法，它的目的也是为了使饮邪去而阳气通行。

消渴小便利淋病篇

本篇论述消渴病、小便利病、淋病等三种疾病。消渴病，以“口渴引饮”为主要证候。渴欲饮水，口干舌燥者，为燥热熏灼肺胃，治用白虎加入参汤方；渴欲引水不止者，为水衰不能制火，治用文蛤散方；男子消渴，小便反多，以饮一斗，小便亦一斗者，为肾气亏损，治用肾气丸方。淋，古与“癃”字同声通用。淋病的主要证候，为“少腹弦急”和小便涩痛，或小便点滴不通，或小便不利。其因肝郁血滞者，治用蒲灰散方；水郁血结者，治用滑石白鱼散方；肾虚脾弱者，治用茯苓戎盐汤方。其消渴和小便不利并见者，则有五苓散证、猪苓汤证、栝蒌瞿麦丸证等。至于小便利，除与消渴并见的肾气丸证外，未见专文论述，似为脱简而然。

第一条

厥阴之为病[1]，消渴，气上冲心，心中疼热，饥而不欲食，食即吐蛔[2]，下之不肯止[3]。

【讲析】

本条论厥阴消渴证状和治禁。

（1）厥阴之为病：厥阴，是手厥阴心包和足厥阴肝。厥阴与少阳为表里，故厥阴为病，多波及少阳而同病。

（2）消渴，……吐蚘：厥阴有病，则肝木之气郁陷而产生风燥，包络之火不降而热邪炽炎，风燥炽热影响于少阳，与少阳相火相煽，逆冲于心胸肺胃，导致心胸之气不利，肺胃之阴被灼，从而出现消渴，心中疼热，饥而不欲食；木郁生虫，虫闻食臭则出，所以食则吐蛔（蛔通蚘）；热盛阴伤，气逆于上，病在厥阴少阳。

（3）下之不肯止：如果误下，则更伤阴而耗气，其证愈甚而不肯止息，故下法为本证所禁。

本条亦见于《伤寒论·厥阴病脉证治》，宜参看。

【临证意义】

本条论述的实为蛔虫消渴证，治以苦楝根皮、射香二药为丸服。

第二条

寸口脉浮而迟，浮即为虚，迟即为劳[1]；虚则卫气不足，劳则营气竭[2]。

【讲析】

本条借脉象论述消渴的病机，说明消渴病的发生是由虚劳引起的。

（1）寸口脉浮而迟，……为劳：寸口主上焦，以候心肺二脏，肺主气属卫，心主血属营，肺卫气虚，则脉现浮；心营血虚，则脉现迟。迟浮相见，是为虚劳。

（2）虚则卫气不足，劳则营气衰竭：营卫俱衰，则气血不能濡润滋养，故可由虚劳产生消渴。

第三条

趺阳脉浮而数[1]，浮即为气，数即消穀而大坚[2]；气盛则溲数，溲数即坚，坚数相搏，即为消渴[3]。

【讲析】

本条亦以脉象论述消渴的病机，说明消渴也可以由胃热气盛引起。

（1）趺阳脉浮而数：趺阳为胃脉，胃中浊气盛而上鼓，所以脉现浮象。胃中热邪盛而不熄，所以脉现数象。

（2）浮即为气，数即消穀而大坚：胃中热气熏蒸上鼓而脉浮，所以说浮则为气。热能杀穀，又能耗津，以致胃中燥坚，所以说数即消谷而大坚。

（3）气盛则脉数，……消渴：热气太盛，胃中燥坚，水入不能浸润，但从旁下转，且又为火气所迫而不留，偏渗于膀胱，致使小便频数。因溲数而津液偏渗，阴气被耗，肠道失濡，燥坚愈甚，所以大便坚硬。大便燥坚，小便频数，津液耗渴，是为消渴。

【临证意义】

此两条所论消渴病之脉象，一见于寸口者为浮而迟，乃营卫俱虚，一见于趺阳者为浮而数，乃胃热炽盛，二者之脉均见浮，但前者为气不足，其脉当浮而无力；后者为气有余，其脉当浮而有力。不仅迟，数为辨。

第四条

男子消渴[(1)]，小便反多，以饮一斗，小便一斗[(2)]，肾气丸主之[(3)]。方见上。

【讲析】

本条论肾虚消渴的证治。

（1）男子消渴：所谓“男子”，乃指房劳伤肾。肾气虚弱，阳浮于上，致口咽干燥，所以消渴不已。

（2）小便反多，……一斗：其下部无阳，无以蒸化水液，而水液溜于下，所以小便反多，从而以饮一斗，小便一斗，形成上热下寒证。

（3）肾气丸主之：本证是肾气亏虚，不能蒸津化气所引起，治以肾气丸，以干地黄、薯蓣、山茱萸、丹皮、茯苓、泽泻等所谓“六味地黄丸”滋补阴精，以附子、桂枝温助肾阳，且引火归元，蒸动肾精以化生肾气。

【临证意义】

（1）本条消渴、小便利多，乃房劳伤肾引起的。其病当还具有“腰部酸软”或“腰部空痛”以及脉象沉细无力而两尺尤甚等证。

（2）本篇论述的小便利多一证较简略，除与消渴并现的肾气丸证外，别无专文论述，这可能是本篇内容有所脱落的缘故。考历代文献记载和临床实践，小便利多这一病证确实存在，而且是不少见的。例如：缩泉圆之丈夫小便频；醉仙圆之劳心，肾经寒，小便多；阿胶汤之肾虚小便多等。缩泉圆是由乌药、川椒、吴茱萸、益智等药组成，但一般是以乌药、益智、山药为治，醉仙圆是白茯苓、黑豆、苡仁、枣汤组成；阿胶汤是由阿胶、人参、干姜、远志、附子、甘草、大麻仁组成。这三方都是针对小便利多一证而设的。

第五条

脉浮，小便不利，微热消渴者[(1)]，宜利小便发汗，五苓散主之[(2)]。方见上。

【讲析】

本条论消渴小便不利的证治。

（1）脉浮，……渴者：膀胱为州都之官，能贮藏津液、气化排尿，又外应皮毛而主一身之表。邪入膀胱水府，水热互结、不能化气行水，则水液停蓄于膀胱，而下为小便不利，上为口渴、脉浮、微热，是水邪停积于膀胱而外应于皮毛，以致营卫不和使然。

（2）宜利小便发汗，五苓散主之：表里双解，发汗利尿，治以五苓散，茯苓、猪苓、泽泻、白术渗利水湿，桂枝通阳化气而行水兼以解肌发汗。

此条亦见于《伤寒论·太阳病脉证并治中》，当参看。

第六条

渴欲饮水(1)，水入则吐者(2)，名曰水逆，五苓散主之(3)。

【讲析】

本条为水逆的证治。

（1）渴欲饮水：水停则不能化气，气不化，则津不能布。此渴欲饮水，正是水邪停，气不化，津不布引起的。

（2）水入则吐：水邪停蓄，其气冲逆，则外水被格拒而不能入，所以水入则吐。

（3）名日水逆，五苓散主之：病由饮邪上逆使然，故名之曰"水逆"。亦以五苓散通阳化气，利水渗湿。

此条亦见于《伤寒论·太阳病脉证并治中》。宜参看。

【临证意义】

五苓散证虽有杂病与伤寒之不同，但事实上在临床上可以通用。

第七条

渴欲饮水不止者(1)，文蛤散主之(2)。

文蛤散方

文蛤五两

上一味，杵为散，以沸汤五合，和服方寸匕。

【讲析】

本条为渴欲饮水不止的方治。

（1）渴欲饮水不止者：肾为主水之脏器，心为主火之脏器，在正常的情况下，心火下交于肾，肾水上济于心，心肾相交，水火既济。其病肾水衰弱，不能制约心火，则心火无制而燥烈，故渴欲饮水。火热之邪坚结，水入不能消除其热，却反为热邪所消，所以渴欲饮水而不止。

（2）文蛤散主之：文蛤散性寒味咸，滋水润燥以导心火下行、交通于肾，而达到心肾相交，水火既济，其渴即已。

【临证意义】

文蛤散方，亦见于《伤寒论·太阳病脉证并治下》，但彼方是"文蛤汤"方之误，文蛤是指有文理的花蛤，不是"蚊合"。蚊合又叫"五倍子"，与此"文蛤"不同。

第八条

淋之为病，小便如粟状(1)，小腹弦急，痛引脐中(2)。

【讲析】

本条论石淋病的证候。

（1）淋之为病，小便如粟状：由于下焦热盛，膀胱之水液为热所灼，日久结成沙粒，形如粟米之状，所以说淋之为病，小便如粟状。

（2）小腹弦急，痛引脐中：膀胱居于小腹之中，肚脐之下，热壅气滞，膀胱不和，所以尿时小腹弦急而痛引脐中。弦急，即牵掣挛急。

【临证意义】

本条所论，后世认为是石淋或沙淋。其临床表现为小便艰涩，尿道痛窘，尿中挟有砂石，少腹拘急等。治疗以清热利湿、通淋排石。

第九条

趺阳脉数，胃中有热，即消穀引食[(1)]，大便必坚，小便即数[(2)]。

【讲析】

本条论胃热气盛的脉证。

(1) 趺阳脉数，……引食：胃脉数，则胃中有热，热能消穀，所以消谷善饥而引食。

(2) 大便必坚，小便即数：由于热邪偏盛，胃气有余，迫使律液偏渗于膀胱，肠道失濡而燥，所以证见小便数而大便坚。可参见前第三条。

【临证意义】

本条论述脉证即后世所谓“中消”。其证当还有形体消瘦，渴喜凉饮，舌红苔黄燥等证，治疗应以通腑泻热，可用承气汤。

第十条

淋家不可发汗，发汗则必便血。

【讲析】

本条为淋家之治禁。

素患淋病之人，膀胱热盛，阴液亏损，不可发汗再伤其津液，津液内夺，必迫血下行而现尿血之证。所以淋家之病忌用发汗之法。

本条亦见于《伤寒论·太阳病脉证并治中》，当参看。

【临证意义】

本条虽云淋家不可发汗，然淋家具有外感表证确非发汗不可为治者，可于发汗药中加入养阴滋液之品以回其阴。

第十一条

小便不利者，有水气[(1)]，其人苦渴，栝蒌瞿麦丸主之[(2)]。

栝蒌瞿麦丸方

栝蒌根二两　茯苓　薯蓣各三两　附子一枚，炮　瞿麦一两

上五味，末之，炼蜜丸梧子大，饮服三丸，日三服；不知，增至七八丸，以小便利、腹中温为知。

【讲析】

本条论水气内阻小便不利的证治。

(1) 小便不利者，有水气：肾主水，水湿内停，肾阳受阻，致三焦失其决渎之用，而水道不通，所以小便不利，其入有水气。

(2) 其人苦渴，栝蒌瞿麦丸主之：水气不化，则津液无以化生而上承，故其人苦渴。以栝蒌瞿麦丸治之。栝蒌根、薯蓣生津润燥而止渴，茯苓、瞿麦渗水利湿而通利小便，炮附子通阳化气，温助肾阳，而复三焦决渎之权以治其根本。

【临证意义】

栝蒌瞿麦丸是肾气丸的变制，治疗肾阳不化、上燥下寒的小便不利证，其证当还有腹鸣，四肢不温，以及脉沉等。

第十二条

小便不利[1]，蒲灰散主之[2]；滑石白鱼散[3]、茯苓戎盐汤并主之[4]。

蒲灰散方

蒲灰七分　滑石三分

上二味，杵为散，饮服方寸匕，日三服。

滑石白鱼散方

滑石二分　乱发二分，烧　白鱼二分

上三味，杵为散，饮服方寸匕，日三服。

茯苓戎盐汤方

茯苓半斤　白术二两　戎盐弹丸大一枚

上三味，先将茯苓、白术煎成，入戎盐再煎，分温三服。

【讲析】

本条承上条小便不利而详论治法。

（1）小便不利：发生小便不利之病，实有多种原因，治疗上也就不能以一方统治，必须根据其致病原因而分别采取治疗措施。

（2）蒲灰散主之：如小便不利是由于肝郁血滞者，用蒲灰散化瘀滞，利窍泄热以为治。

（3）滑石白鱼散主之：如小便不利是由于水郁血结者，用滑石白鱼散散瘀血、利水下气以为治。

（4）茯苓戎盐汤并主之：如小便不利是由于肾虚脾弱者，用茯苓戎盐汤渗水湿，健脾补肾以为治。

【临证意义】

本条小便不利一证的治疗，并列蒲灰散、滑石白鱼散、茯苓戎盐汤三方。然三方药味的组成不同，在临床上用于治疗小便不利证是有所不同的。蒲灰散是由蒲灰、滑石二药组成，具有化瘀凉血、利窍泄热的作用；滑石白鱼散是由滑石、乱发、白鱼三药组成，具有消瘀止血、利尿通淋的作用；茯苓戎盐汤是由茯苓、白术、戎盐三药组成，具有益肾健脾，清热利湿的作用。

第十三条

渴欲饮水，口干舌燥者[1]，白虎加人参汤主之[2]。方见中暍篇中。

【讲析】

本条为消渴的证治。

（1）渴欲饮水，口干舌燥者：是为肺胃热盛、津伤气虚之候。有热，则伤津耗气；津伤，则无以润；气虚，则无以布，所以口干舌燥而渴欲饮水。

（2）白虎加人参汤主之：以白虎加人参汤益气生津、清热解渴。石膏、知母清热滋阴，人参、粳米、甘草益气和中。

本条亦见于《伤寒论·阳明病脉证并治》中，宜参看。

【临证意义】

本条所论证候和方治，后世认为是上消证治。

第十四条

脉浮发热，渴欲饮水，小便不利，猪苓汤主之。

猪苓汤方

猪苓去皮　茯苓　阿胶　滑石　泽泻各一两

上五味，以水四升，先煮四味，取二升，去滓，内胶烊消，温服七合，日三服。

【讲析】

本条承上条而论邪热炽盛的消渴证治。

上条是肺胃受灼而渴欲饮水、口舌干燥，所以用清金益气之白虎加人参汤治疗；本条是膀胱受灼而渴欲饮水、小便不利、脉浮发热，为邪热既深，肾阴受损，津液耗伤而燥，所以用猪苓汤养阴润燥、清热利水。

【临证意义】

本条所述脉证与上第五条所述五苓散脉证相同，均为脉浮、发热，口渴、小便不利等证，但五苓散是化气行水，有发汗作用，见于《伤寒论·太阳病篇》；而猪苓汤是育阴行水，多汗禁用，见于《伤寒论·阳明病篇》及《伤寒论·少阴病脉证并治》，宜参看。

小　结

本篇论述了消渴、小便利、淋病等三种病，这三病的证候常交互并见，消渴常见有小便病变，淋病即小便病变，小便利病又可见消渴证候。

本篇论述消渴一病，以“善消而大渴”为主要证候，乃厥阴风燥伤津和三焦气化失常所引起。本篇具体地提出了胃热、肾虚和肺胃燥热伤津等三个方面。由于肺胃燥热伤胃者，以白虎加人参汤为正治方法，此即后世所谓“上消”，由于肾虚不能化气者，以肾气丸为正治方法，此即后世所谓“下消”；由于肾阴不足，燥火伤液者，以文蛤散为治疗方剂；由于胃热燥结者，本篇未出其方，后世治以承气汤，称为“中消”。

本篇论述小便利一病，只有肾气丸证一条，而且是小便利多与消渴并见。

本篇论述淋病，包括小便不利、小便淋涩疼痛、小便癃闭不通三者在内。由于气化不利、水气内停者，用五苓散；由于郁热伤阴、水湿内留者，用猪苓汤；由于肾虚水停、上有燥热者，用栝蒌瞿麦丸；由于热盛血瘀、湿热为患者，用蒲灰散或滑石白鱼散；由于脾肾不足、湿邪偏盛者，用茯苓戎盐汤。然而，五苓散证、栝蒌瞿麦丸证、猪苓汤证三者，又为淋与消渴并见之方证。

水气病篇

本篇论述水气一病。水气病，就是水肿病，主要证候为“身体面目浮肿”。其发病原因有多种，临床表现不一样，又分水气病为风水、皮水、正水、石水、黄汗五种。根据水肿部位和水肿部位的先后，提出了“诸有水者，腰以下肿，当利小便，腰以上肿，当发汗乃愈”和“病水腹大，小便不利，其脉沉绝者，有水，可下之”的治疗原则。然本篇所载发汗方较多而利小便方为少，其发汗宜温者，有防己茯苓汤、甘草麻黄汤、麻黄附子汤、杏子汤、桂姜草枣麻辛附子汤等方，发汗宜清者，有越婢汤、越婢加术汤等方，还有助卫和表以逐水气的防己黄芪汤方，而利小便以治水肿病者，只有蒲灰散一方，未见攻下逐水方。另有枳术汤则为磨痞之方。

第1条

师曰：病有风水、有皮水、有正水、有石水，有黄汗[(1)]。风水其脉自浮，外证骨节疼痛，恶风[(2)]；皮水其脉亦浮，外证胕肿，按之没指，不恶风，其腹如鼓，不渴，当发其汗[(3)]。正水其脉沉迟，外证自喘[(4)]；石水其脉自沉，外证腹满不喘[(5)]。黄汗其脉沉迟，身发热，胸满，四肢头面肿，久不愈，必致痈脓[(6)]。

【讲析】

本条把水气病分为五种类型，并且论述这五种类型的脉证。

（1）病有风水，……黄汗：水气病，乃水湿之邪浸渍于皮肤肌腠为病，根据其证候不同，分为风水、皮水、正水、石水、黄汗五种。

（2）风水其脉自浮，……恶风：风水，因风邪袭表、伤于肺卫，所以脉浮、骨节疼痛、恶风；皮毛为肺之合，风邪内入，使肺不能宣散，水湿停于肌肤，形成肿胀。

（3）皮水其脉亦浮，……其汗，皮水，因脾阳虚而湿气盛，水溢肌肤所致。腹为脾所居，脾气不运，水气内生，壅滞于腹中，所以腹满如鼓之状；溢于皮肤肌肉之间，所以外证胕肿，按之没指；因水气停于肌肤之中，所以脉亦现浮；病不因风邪，腠理未疏，所以不恶风；不渴，表明无热邪。皮水之病，邪在肌表，所以取发汗之法，使水邪从外而解。

（4）正水其脉沉迟，外证自喘：正水，乃肾阳不用，水寒停留。脉沉主下焦，迟主寒水，水寒停滞于下焦，故其水寒之气循经脉逆而上冲于肺，肺气不利，则发为自喘之证。

（5）石水其脉自沉，外证腹满不喘：石水，乃水寒之邪凝结于下焦，所以其脉亦沉；水寒内凝，结于下焦腹中，气滞不通，所以少腹胀满如石；因阴寒凝结，其气未冲，所以不见喘息之证。

（6）黄汗其脉沉迟，……痈脓：黄汗病乃脾虚生湿，水邪内入，湿水相合而内郁，伤及营血，所以脉象沉迟；由于水湿客于皮毛者盛，郁于营血者深，所以身发热、胸满、四肢头面肿；若果黄汗之病久延不愈，则营血郁热更甚，腐败气血，气血被腐而败，蕴积为脓，从而必然导致痈脓疮肿之病证。所谓黄汗之病，是以汗出色黄而命名的。

第2条

脉浮而洪，浮则为风，洪则为气，风气相搏[(1)]，风强则为隐疹，身体为痒，痒为泄风，久为痂癞[2]；气强则为水，难以俛仰[3]。风气相击，身体洪肿，汗出乃愈[4]。恶风则虚，此为风水；不恶风者，小便通利，上焦有寒，其口多涎，此为黄汗[5]。

【讲析】

本条为论水气病脉证举例。

（1）脉浮而洪，……相搏：脉浮而洪，浮者，为风邪外袭；洪者，为卫气内郁。由于风性疏泄，卫气敛闭，所以外风与内气相互搏结，脉象现出浮洪。然而，又有风邪偏胜和气郁偏胜的不同。

（2）风强则为隐疹，……痂癞：如果风邪强而偏胜，从卫闭而深入营分，营郁热盛，滞于腠理之间，所以发为瘾疹，痒则为泄风；若久延不已，营血郁热不能宣散，而凝结成毒热，腐溃肌肉，又发为痂癞。瘾疹，即发生于皮肤上的痒瘙疹块。痂癞，是指结痂之癞疾，就是疥癣疠癞之类疾病。

（3）气强则为水，难以俛仰：如果气郁强而偏胜，风邪不能外透于汗孔，且卫气敛闭太甚，皮肉腠理亦不能外达，由于气行则水行，气郁则水郁，所以气闭而郁，则水郁而不行，鼓胀于体内，发为喘满难以俛仰之证。俛，同“俯”。

（4）风气相击，……乃愈：若风之与气，相击于皮肉筋骨之间，所以身体又现洪肿之象。“汗出乃愈”，是说通过发汗，可以使营卫之气和谐，使风邪与水邪俱得外泄，如此营卫和调，风水俱去，则风水之病证可以解除。

（5）恶风则虚，……此为黄汗：是以证候的不同，来比较风水病和黄汗病。恶风，是为风邪外侵、卫阳不固之象，这是风水的应见之证，所以说“恶风则虚，则为风水”。不恶风、而小便通利，是说所叙之病证既非风水证，又非阳虚证。上焦有寒，其口多涎，是说由于湿邪旺盛，阳气不能升达，所以其人上焦有寒；由于上焦有寒，肺气不能下降，脾之水湿外溢于口，所以其口多涎。如此，不恶风、小便通利、上焦有寒，其口多涎者，是黄汗之常见证，所以说“此为黄汗”。

第3条

寸口脉沉滑者，中有水气[1]，面目肿大，有热，名曰风水[2]。视人之目窠上微拥，如蚕新卧起状[3]，其颈脉动，时时咳，按其手足上，陷而不起者，风水[4]。

【讲析】

本条进一步论述风水的脉证。

（1）寸口脉沉滑者，中有水气：其病脉沉是水，脉滑是风，风水之邪气犯于表分，寸脉主表，所以寸口之脉出现沉滑之象，而言其中有水气。

（2）面目肿大，……风水：由于中有水气，风阳上冲，所以面目肿大，而身有热象。因病为外风激动内水而引起，所以名之曰“风水”。

（3）视人之目窠上微拥，如蚕新卧起伏：是风水病水肿形象的外证。目窠上微拥，是说两眼胞微肿。

（4）其颈脉动，……风水：颈脉，是足阳明胃脉。水邪上干，所以其颈脉动。水流于皮毛，而内动于肺，肺气不利，所以时时作咳。风水相搏于手足，相居于肌肉，所以肿胀深厚，以手按之于皮、皮肤肌肉陷下而不起。这就是风水之病。

【临证意义】

上第一条论风水方“脉浮”，是以风性论，本条论风水言“脉沉”，是以水性论，正表明风水是以头面四肢肿、恶风、有热等证为特征，其脉则或见浮或见沉。

第4条

太阳病，脉浮而紧，法当骨节疼痛，反不疼，身体反重而痠，其人不渴，汗出则愈，此为风水[(1)]。恶寒者，此为极虚发汗得之[(2)]。

渴而不恶寒者，此为皮水[(3)]。

身肿而冷，状如周痹，胸中窒，不能食，反聚痛，暮躁不得眠，此为黄汗[(4)]。

痛在骨节，咳而喘，不渴者，此为脾胀，其状如肿，发汗则愈[(5)]。

然诸病此者，渴而下利，小便数者，皆不可发汗[(6)]。

【讲析】

本条论述水气病的辨证、治则、禁忌。全文分五段，第一段“太阳病……此为极虚发汗得之”，是论风水与太阳病的辨证；第二段“渴而不恶寒者，此为皮水”，是为皮水的证候；第三段“身肿而冷……此为黄汗”。是论黄汗的证候；第四段“痛在骨节……发汗则愈”，是论肺胀的证候和治则；第五段“然诸病此者……皆不可发汗”，是总论各种水气病的证候和治禁，相当于一个小结。

（1）太阳病，……风水：太阳经之病，因伤寒者则脉紧骨疼；因受湿者则脉濡身重；因中风者则脉浮体痠，这都是常例，可以不辨。本病脉浮紧而骨节不疼，身体反重而痠，这就说明不是伤寒，而是风水在表之病。其风水之邪气在表分，所以其证不渴。风邪应当汗解，水邪在表分者也应当汗解，所以其病汗出即愈。脉浮紧而身体痠重，这是风水之病证。

（2）恶寒者，此为极虚发汗得之：然风水之病证，固然适宜用发汗之方法解除，但必定是正气旺盛者，则汗之可愈。否则，病人之表分益虚，恶寒就会更为增加。《伤寒论》有“发汗，病不解，反恶寒者，虚故也。”“发汗后恶寒者，虚故也。”所以说，风水发汗后发生恶寒证状者，是由于极虚发汗得之。

（3）渴而不恶寒者，此为皮水：其病不因风而单独病水，证见渴而不恶寒者，是因为卫阳未泄，水气外流于皮肤，内薄于肺脏，肺不布津，所以口渴，这是皮水之病证。较风水之病，又深了一层。

（4）身肿而冷，……黄汗：营分之热气为水邪郁闭，必定发生身体浮肿而冷，状如周痹病样，其疼痛随经脉上下。其湿邪偏盛，阳气痹闭，胸中为邪气所壅滞，所以胸中窒塞。水深之邪气停留郁结，胸中窒塞，所以不能下食。营热为水寒郁阻，致使经络不能畅通，其气窒塞不下，而必定聚于膈上以作疼痛，所以说其病“反聚痛”。水寒之阴邪郁结，营分之热气炽盛，所以日暮躁扰不得眠。由于病为水入伤心，水邪郁结营血之中，所以汗出色黄，而为黄汗之病证。

（5）痛在骨节，……则愈：寒伤太阳经之表分者，其病痛在骨节；由于寒邪伤了表分，致使皮毛不开而肺气内闭，水寒伤及肺脏，所以其人喘咳不渴。水寒之邪气上冲，致使肺气胀满，所以其病为肺胀之病。条文中的“脾胀”，是为“肺胀”之误（见赵以德《金匮方衍义》）。水寒之邪气外在于皮毛之中，有如肿病一样，发汗，则可以泄其水寒之气，所以说发汗即愈。

（6）然诸病此者，……发汗：是说各种患有此水气病的人，如果有渴而下利，小便数者，是津液内耗，由于津亏液耗，所以不可再用发汗的方法治疗，以免体内之阴涸竭，而发生其他病变。

【临证意义】

前面条文说风水外证骨节疼痛，这里说骨节反不痛，身体反重而痠；前面条文说皮水不渴，这里说皮水渴，其前后所说不同之原因是：风与水相合而成病，其流注关节者，则骨节疼痛；其浸淫肌肤者，则骨节不痛而身体酸重，这是由于邪气所伤部位不同的关系。前面条文说皮水不渴者，是病方外盛而未进入里分，这里说渴而不恶寒者，是与风水之不渴而恶风相区别，所以临床时须辨别清楚。

第 5 条

里水者，一身面目黄肿，其脉沉，小便不利，故令病水[(1)]。假如小便自利，此亡津液，故令渴也[(2)]。越婢加术汤主之[(3)]。方风中风。

【讲析】

本条论述里水的脉证及方治。

（1）里水者，……病水：阳气不与阴气相和，则阴气结伏，而关闭闭塞，则小便不利。小便不利，则水液停积。其水盛于内者，则必溢于外，水湿之邪气没有泄出之路，则会郁结生热，湿热淫蒸，致使其病俱从土色而发黄，所以里水之病，一身面目黄肿。其病之里留有水邪，水性沉降，所以脉象现沉。土湿之气太重，使木气郁陷不升，失其疏泄之功用，所以小便不利。小便不利，水气没有下出之路，所以发生病水。治疗上应该用越婢加术汤、麻黄、石膏清金泄热之药物，以发散水湿之邪气，白术补脏腑之津液，甘草、生姜、大枣健补中土，和调营卫。

（2）假如小便自利，……渴也：假如风邪内动，大行疏泄之权，而小便自利，致使津液耗伤而发生作渴者，则不可再用越婢加术汤，以免发汗而再伤津液。

（3）越婢加术汤主之：此名，应接在“故令病水”之句下。

第 6 条

趺阳脉当伏[(1)]，今反紧，本自有寒，疝瘕，腹中痛[(2)]，医反下之，下之即胸满短气[(3)]。

【讲析】

本条论水病有寒结疝瘕而误下的变证。

（1）趺阳脉当伏：趺阳为胃脉，亦即足背二骨间之冲阳动脉。凡患水气者多胕肿，所以动脉伏而难以触知。

（2）今反紧，……中痛：然今之趺阳脉现紧，紧主寒，说明患者之体内本自有寒，有寒则生疝瘕而腹中疼痛。其证既然有寒，则治疗当用温散之法。

（3）医反之下，下之即胸满短气：若医者不以温法、而误用攻下，则损伤其阳而阴寒之邪更盛，滞于胸中，从而出现胸满短气之证。

第 7 条

趺阳脉当伏，今反数，本自有热，消谷，小便数[(1)]，今反不利，此欲作水[(2)]。

【讲析】

本条论水与热结无下出之路而病水。

（1）趺阳脉伏，……便数：病水，则趺阳之脉当伏，今反见数象，数主热，说明患者之体内本自有热。有热则当杀穀迫津，而有消穀、小便数之证出现。此是一般规律。

（2）今反不利，此欲作水：然今脉数而反见小便不利，小便不利而内有热象，则可测知水热互结、水无下出之路而蓄于体内，则将发作为水气之病。

【临证意义】

以上两条，是以趺阳脉象的变化，而论体内的有寒有热。有寒则不可误下，误下则生变证；有热则与水结，致水无下出之路，蓄于体内而成水气之病。提示医者在临证时，要掌握疾病之全面情况，分清病证的或寒或热，进行辨证治疗。

第8条

寸口脉浮而迟，浮脉则热，迟脉则潜，热潜相搏，名曰沉[1]。趺阳脉浮而数，浮脉即热，数脉即止，热止相搏，名曰伏[2]。沉伏相搏，名曰水[3]。沉则脉络虚，伏则小便难，虚难相搏，水走皮肤，即为水矣[4]。

【讲析】

本条借脉象以论水气病形成的原因。

(1) 寸口脉浮而迟，……曰沉：寸口之脉浮而迟，浮为阳热之脉，迟为阳气潜伏，浮迟并现，是热邪潜藏于里，内伏而不能宣散，为沉。

(2) 趺阳脉而数，……曰伏：趺阳之脉浮而数，浮数并显，是热邪伏止于内，为伏。

(3) 沉伏相搏，名曰水：沉之与伏交相搏合，则伏止潜藏之邪热为患，影响脏腑阳气之化，水液渗溢从而形成水气之病。故原文说“沉伏相搏，名曰水”。

(4) 沉则络脉虚，……水矣：是具体补充水气病形成之病机。沉者，热邪潜藏于里，气不外行，则络脉空虚；伏者，热邪伏止于内，阳气不化，则小便困难，如此气不行而阳不化，络脉虚而小便难，则水液不行于常规之道，而浸淫于皮腠肌肉之间，即为水气之病证。

【临证意义】

本条前半段谓“寸口脉浮而迟”，谓“趺阳脉浮而数”，此迟、数二脉，虽分别见于“寸口”、“趺阳”两个不同部位，然在一人身上同时见此“迟”、“数”相反脉象，实不可能已有。

第9条

寸口脉弦而紧，弦则卫气不行，即恶寒，水不沾流。走于肠间[1]。

少阴脉紧而沉，紧则为痛，沉则为水，小便即难[2]。

【讲析】

本条以脉象和证候而论水气病的形成。

(1) 寸口脉弦而紧，……肠间；寸口为肺脉，肺主气属卫，弦紧为阴寒之象。“寸口脉弦而紧”，是说其病为阴寒之邪气束其肺卫之阳。由于肺之卫阳被束，不能畅行以卫外固表，所以恶寒。“水不沾流”，是说水液不行正常流道。沾，就是“添”字；流，指水流之常道。由于卫气不能畅行，致使太阳失去正常功能，不能化气行水，水液下泄于水道者多，而乃决渎失职，水不能循行于正常流道、而走于肠间，既滞化机、又益阳寒，所以成其水病。

(2) 少阴脉紧而沉，……即难：少阴脉为肾脉，紧脉为寒为痛，沉脉为阴为水，肾又为寒水之藏器，其寒水病肾，所以少阴脉即现沉紧之象。由于阴寒之邪气结聚凝滞不通，所以其脉紧则为痛。由于寒水之邪气浸渍，阳气郁结，致使三焦闭塞，水道不行，必定发生水邪泛溢，所以其脉沉则为水。肾是阴脏，合膀胱而将三焦，由于肾气寒冷，使膀胱不能化气，三焦不能决渎，所以小便即难。小便难，则水积满以外溢，而成水气病证。

第10条

脉得诸沉，当责有水，身体肿重[1]。水病脉出者，死[2]。

【讲析】

本条以脉象判断水气病之预后。

(1) 脉得诸沉，……肿重：沉潜水蓄，由于阴寒不能化气，所以脉沉而当责之有水。肾阳不足，无以温化水湿，水邪溢于皮肤肌肉之间，所以身体浮肿身重。

（2）水病脉出者，死：是说水病之脉，若见浮、大、弦、滑之脉，暴出无根，是为真气反出于邪水之上，根本脱离，病气独胜，正气将脱，从而主死。

【临证意义】

临床上脉浮与脉出容易混淆，所以亦当鉴别。脉浮是脉象轻取即得，重取稍弱，也就是“举之有余，按之不足”之上盛下弱之象，多是主邪气在表的病证。而脉出却与之不同，脉出是脉象暴出，盛大而无根，轻按有脉，重按却散，多是主阴盛于里，阳浮于外，真气涣散于外的病证。

第11条

夫水病人，目下有卧蚕，面目鲜泽[(1)]，脉伏，其人消渴，病水腹大，小便不利[(2)]。其脉沉绝者，有水，可下之[(3)]。

【讲析】

本条是论水气病的脉证和治则。

（1）夫水病人，……鲜泽：水者为阴，目下亦为阴，腹者至阴之所居，故水气在腹、而目下为之肿。久患水气病之人，腹中为水气所犯，目下为水气所涉，所以目下壅肿有如卧蚕之形状。水体明亮而光润，其水气浸润，致使患者之面目鲜华润泽，故说其人面目鲜泽。这是一种明显的有水现象。

（2）脉伏，……不利：水气为病，水甚则阳弱，因阳气微弱，阴气偏盛，而致脉现沉象，沉甚则为伏。由于水津外溢皮肤肌肉，不能向上溉润喉舌，且阳气被水邪所郁，而发生郁热，故其人消渴，消渴则必定多饮，多饮则必定水积，所积之水溢于肠胃之郭，所以其人病而腹大。水邪蓄结于内，三焦之气不化，所以小便不利。

（3）其脉沉绝者，……下之：水邪郁塞不行，脉道受其阻遏而不出，所以其脉沉绝。有病脉至于沉绝，说明其水势甚为严重，因而可以酌量病情，用攻下逐水以通其脉。

【临证意义】

本条所论之水气病脉证，提出了“可下”之治疗原则，但未指出具体的治疗方剂，根据临床证情，可采用十枣汤、己椒苈黄丸等之类的逐水方剂。当然，若兼有正虚体弱现象的，则这一类方剂又应慎用。

第12条

问曰：病下利后，渴饮水，小便不利，腹满因肿者，何也？答曰：此法当病水[(1)]，若小便自利及汗出者，自当愈[(2)]。

【讲析】

本条论病下利后的两种转机，或病水或自愈。

（1）病下利后，……病水：下利之病为在脾，脾虚则下利，脾弱则津液不升，脾滞则转输障碍，所以出现泄泻痢疾、渴饮水而小便不利。由于渴而饮水，又小便不利，则水饮多而排出少，饮多出少，则水液停积于腹部之中，逐渐浸渍于肌肤，所以腹满因肿、而法当病水，这是一种转归。

（2）若小便自利及汗出者，自当愈：若果其病得到正气恢复，机能健行，则脾藏可以转输，运湿滞以行津液，三焦能够决渎以化水气，而使小便自利，膀胱能够化气以上行外达，而津升汗出，其小便利则水行，汗自出则水散，水既下行而又外散，虽然不服药饵而病亦可自愈。

【临证意义】

（1）本条提示了下利后津液损伤，口渴则只宜少少饮之，如恣意多饮则病水。

（2）病水，如遇小便自利或汗出，水有出路，必自愈，则又提示了治疗水气病发汗、利水便总的原则。

第13条

心水者[(1)]，其身重而少气[(2)]，不得卧，烦而躁[(3)]，其人阴肿[(4)]。

【讲析】

本条论心水之病证。

（1）心水者：心为君火之脏，主持一身阳气，心阳不足，水气凌心而病心水。

（2）其身重而少气：水邪困逼心君，君火不能宣化，阴邪盛而阳气衰，以致通身之阳气无所禀主，所以心水之病其身重。阳气虚弱而被水邪所困，则不能生气，所以少气。

（3）不得卧，烦而躁：水邪逆甚，致使君火愈郁，而阴火愈动，所以其人烦躁而不得卧。

（4）其人阴肿：由于阳火衰微，不能温下，而肝肾之阴寒凝滞于阴器，所以其病前阴肿大。

第14条

肝水者，其腹大[(1)]，不能自转侧，胁下腹痛[(2)]，时时津液微生，小便续通[(3)]。

【讲析】

本条论肝水之病证。

（1）肝水者，其腹大：肝经有病，每每影响于脾。肝水之病，是水邪犯木。木气郁结则贼害脾土，脾不健运，水湿停聚，所以其病腹大。

（2）不能自转侧，胁下腹痛：考肝足厥阴之经脉，过阴器、抵少腹、布胁肋而循身之侧，由于水邪滞碍其经气，经脉不利，所以其人不能自转侧，而胁下少腹时痛。

（3）时时津液微生，小便续通：由于肝木时作疏泄，通达气机，水随气升，所以时时津液微生；水随气降，小便续通。所谓小便续通，是说小便有时通利，而又有时不通利；有时不通利，而又有时通利。

第15条

肺水者，其身肿[(1)]，小便难[(2)]，时时鸭溏[(3)]。

【讲析】

本条论肺水之病证。

（1）肺水者，其身肿：肺主卫而外合皮毛，有通调水道下输膀胱之作用。肺水之病，其水邪病肺，肺失清肃，治节无权，水邪随其所合而充于皮肤，致使卫气不行，水液不化。所以其人身肿。

（2）小便难：气不肃降，不能通调水道，下输膀胱，所以小便困难。

（3）时时鸭溏：肺为太阴，其气从湿土之化，下与大肠相表里，水邪不能从小便出，反走大肠，所以大便时时水粪杂下，而犹如鸭溏之状。

第16条

脾水者，其腹大[(1)]，四肢苦重，津液不生，但苦少气[(2)]，小便难[(3)]。

【讲析】

本条论脾水之病证。

(1) 脾水者，其腹大：脾水之病，是水邪侵凌脾土。脾主腹部而气行于四肢，水气病脾，脾气不运、蓄积在中，所以腹大。

(2) 四肢苦重，……少气：脾被水邪所困，而气不能够行于四肢，所以四肢病苦沉重。人身之津液是源于谷气，而谷气又是赖于脾气之生化，脾为太阴湿土，得湿则化生，但又恶湿而喜燥，由于被水湿之邪困遏，脾阳不能运化，穀精不能转输，所以津液不生而少气。

(3) 小便难：脾土不能制水，三焦不能决渎，以致水液横溢，而不遵循故道，所以小便难而身肿。

第 17 条

肾水者，其腹大[(1)]，脐肿腰痛[(2)]，不得溺[(3)]，阴下湿如牛鼻上汗[(4)]，其足逆冷，面反瘦[(5)]。

【讲析】

本条论肾水之病证。

(1) 肾水者，其腹大：肾水之病，是水脏自病。肾为水脏，水气病肾，则寒水之邪气太盛而泛溢无制，其水邪偏盛，则易凌侮脾土，土湿气滞，所以其腹胀大。

(2) 脐肿腰痛：肚脐居其上下相交之处，是中气之所在，寒水凌土，中气不运，所以肚脐肿胀。肾居于腰中，腰为肾之外候，水寒之邪气盘塞于此，所以腰中疼痛。

(3) 不得溺：寒水偏盛而阳气衰弱，阳衰不能化膀胱之气，所以不得溺。溺字与“尿”同。不得溺，即不得小便。

(4) 阴下湿如牛鼻上汗：由于小便不通，则水气不能外泄，反滞渍于前阴之中，所以前阴潮湿不干，犹如牛鼻上之汗。

(5) 其足逆冷，面反瘦：肾足少阴之脉，起于足之涌泉穴，循内踝而上，下焦阴邪偏盛而阳气不至，阳气不至，则阴寒邪气随其少阴经脉而下注，所以两足逆冷。面反瘦，是由于水气病肾，肾病，则五脏气血不能营养其面部，故此面瘦。

第 18 条

师曰：诸有水者[(1)]，腰以下肿，当利小便[(2)]；腰以上肿，当发汗乃愈[(3)]。

【讲析】

本条提出水气病的两大治疗原则。

(1) 诸有水者：是说各种患有水气病的人。

(2) 腰以下肿，当利小便：如果水邪停于人体腰部以下，而致腰以下肿甚者，则当采用利小便的方法治疗，使水邪从下而出。

(3) 腰以上肿，当发汗乃愈：如果水邪停于人身腰部以上，而致腰以上肿甚者，则当采用发其汗的方法治疗，使水邪从外而散。发汗、利小便，这就是治疗水气病的两大治则。

【临证意义】

发汗和利小便的治疗方法，在临床实践上对于水气病的治疗，很有指导意义，直到今天，仍有很大的实践价值。然这是治疗水气病的一般常法。临床上也有个别水气病患者，腰以上肿用发汗法而不愈，佐以利小便而秦效，腰以下肿用利小便法而不愈，佐以发汗法而秦效者，是在医者根据实际病情而变通之。

第19条

寸口脉沉而迟，沉则为水，迟则为寒，寒水相搏。趺阳脉伏[1]，水穀不化，脾气衰则鹜溏，胃气衰则身肿[2]。少阳脉卑，少阴脉细，男子则小便不利，女子则经水不通[3]；经为血，血不利则为水，名曰血分[4]。

【讲析】

本条以脉象论述水气病血分的病机。

(1) 寸口脉沉而迟，……脉伏：寸口脉沉而迟，脉现沉象是阴气盛而为水，脉现迟象是阳气衰而为寒。其寒水相合而偏盛，影响中土，致使中焦阳气被其所闭而不行，所以其病趺阳脉伏。

(2) 水穀不化，……身肿：由于中焦之阳气不行，使脾胃失其运化功能，所以水穀不化。水穀不化，即表现脾胃俱衰。脾为阴脏而主内，所以脾气衰则寒气内著而为鹜溏。鹜溏，即鸭溏。胃为阳腑而主外，所以胃气衰则水邪外溢而为身肿。

(3) 少阳脉卑，……不通：脉卑，是说脉象按之沉而弱，是荣气虚弱之象。由于少阳主生发之气，今脾胃之气俱衰，致使生气不荣，所以少阳脉卑。由于生气不荣，脾胃之气不足，致使少阴所主之地道不通，并且中虚血少，不能奉养先天之经，所以少阴脉细。唯因营气弱，精血少，阳气不通，阴气凝结，所以在男子则水津不化而发生小便不利，在女子则血化为水而发生经水不通。

(4) 经为血，……血分：经水不通，即是月经不通。由于其病为阴凝血寒所致，所以说其病“名曰血分”。经血属阴，阴血阻塞不利，则必定渐次化为水邪，而成为水气之病。本条论述实为石水本虚之病理过程。

第20条

师曰：寸口脉沉而数，数则为出，沉则为入，出则为阳实，入则为阴结[1]。趺阳脉微而弦，微则无胃气，弦则不得息[2]。少阴脉沉而滑，沉则为在里，滑则为实。沉滑相搏，血结胞门。其瘕不泻，经络不通，名曰血分[3]。

【讲析】

本条承上条，再以脉象论述水气病血分的病机，为石水标实之病理过程。

(1) 寸口脉沉而数，……阴结：沉者为阴气结于里，数者为阳气实于外。其数象是阳脉而主外，荣分郁结发热欲从外泄，然又被水邪抑遏，不能透出而其气壅于阳分，所以说数则为出——出则为阳实；沉象是阴脉而主内，血寒积结留止于胞门之中，胞门在里而为阴，所以说沉则为入——入则为阴结。

(2) 趺阳脉微而弦，……得息：趺阳为胃脉，胃腑居中而属土。由于胃土衰败遂被肝木之气所乘，所以趺阳之脉微而弦。土气衰败，木气过克，胃气几将告竭，所以说微则无胃气。肝气郁结，其血凝滞，致使气息不得调畅，所以说弦则不得息。

(3) 少阴脉沉而滑，……血分：少阳为肾脉，肾主小腹、而其里系胞宫，由于血实郁积凝结在胞门之中，所以少阴之脉现沉而滑。血结于内而致脉沉，所以说沉则为里。瘀血停留而致脉滑，所以说滑则为实。血瘀积结于胞门，使肝肾俱伤，下焦之阳为阴邪所抑，无能通其阴结，以致其瘕不泻不散，则阻于体内，致使经络不通，血化为水，成为水气病。由于其病为血滞所引起，所以名之曰“血分”。

【临证意义】

本条所论血分与上条所论血分不同，上条之结是血气虚少而行之不利，本条之结是阴阳壅郁而欲行不能。前者其病为虚，后者其病为实，不可混淆误认。

第 21 条

问曰：病有血分水分，何也？师曰：经水前断，后病水，名曰血分，此病难治[(1)]；先病水，后经水断，名曰水分，此病易治[(2)]。何以故？去水，其经自下[(3)]。

【讲析】

本条论血分水分之不同概念及其治之难易。

（1）经水前断，……难治：是为经水先断，而后病水，由经血而变为水病，所以名之曰血分，难治。

（2）先病水，……易治：是为先病水，而后经水又断，由水病而累及经血，所以名之曰水分，易治。

（3）去水，其经自下：血分者，血病深而难通，经血不通，则水亦不行，病属深疴，所以不易治疗；水分者，水病浅而易行，水气行，则经血自下，病属浅疾，所以治疗较容易。

【临证意义】

本条提示诊察疾病，当询问病史，以便全面分析其病形成的原因和机理，从而确定其正确的治疗方法。

第 22 条

"问曰：病者苦水，面目身体四肢皆肿……先治新病，病当在后。"问曰：病者苦水，面目身体四肢皆肿，小便不利，脉之，不言水，反言胸中痛，气上冲咽，状如炙肉，当微咳喘，审如师言，其脉何类[(1)]？

师曰：寸口脉沉而紧，沉为水，紧为寒，沉紧相搏，结在关元[(2)]，始时尚微，年盛不觉，阳衰之后，营卫相干，阳损阴盛，结寒微动，肾气上冲，喉咽塞噎，胁下急痛[(3)]。医以为留饮而大下之，气击不去，其病不除[(4)]。复重吐之，胃家虚烦，咽燥欲饮水，小便不利，水榖不化，面目手足浮肿[(5)]。又与葶苈丸下水，当时如小差，食饮过度，肿复如前，胸胁苦痛，象若奔豚，其水扬溢，则浮咳喘逆[(6)]。当先攻击冲气，令止，乃治咳；咳止，其喘自差。先治新病，病当在后[(7)]。

【讲析】

本条是举一具体病案来讨论水气病形成过程和误治情况，以及冲气与水气并发的先后治疗，以之来启发后人对水气病应具体分清缓急先后而辨证施治。

（1）问曰：……何类：就病者苦水，面目身体四肢皆肿等一系列证候设问，其脉象、机理如何。

（2）寸口脉沉而紧，……关元：寸口脉沉而紧，沉主有水，紧主为寒，沉紧并现，是为寒水结于下焦之关元部位。

（3）始时尚微，……急痛：由于病之初起，水寒凝结轻微，且正当壮年体盛之时，所以感觉不到病苦。但到中年以后，阳气渐衰，营卫流行不畅，且原来之水寒凝结加甚，若乘阳虚而挟肾气上冲，则有咽喉塞噎、胁下急痛等证出现，既为阳虚有寒，则此时之治疗宜以温阳祛寒之法进行治疗，寒去阳复，则病即可愈。

（4）医以为留饮，……不除：若医者不以祛寒壮阳法为治，却误认留饮之邪不去，而大下其水，是诛伐无过，冲击之气不去，其病不除。

（5）复重吐之，……浮肿：后又认为胸中有寒饮而复用吐法，则不仅冲气不减，反使胃之气阴受伤，以致虚烦、咽燥欲饮水之证继现。更由于胃阳虚弱，气化无权，因而小便不利。胃虚及脾，则水谷不化，于是水气日盛，致面目手足浮肿。

（6）又与葶苈丸下水，……喘逆：医者见其浮肿之象，又以葶苈丸下其水邪，虽一时水去，浮肿消退，然脾胃之虚损未复，继因饮食过度，复肿如前，且上冲之气更为严重，所以“胸胁苦痛，象如奔豚”。此时水气扬溢射肺，则必然发生咳嗽喘逆之证状。

（7）当先攻击冲气，……在后：总的说来，此病先有积水，继则冲逆，复因误吐误下而浮肿喘咳。在整个治疗上，先治其肿，冲气得平以后，后治其喘咳，咳止喘停以后，再治其水肿，以除其病之本。这是由于冲气与喘咳为新病，新病势急，且易去，故当先治。而新病又以冲气为急，故尤为其治之先。水气病为旧病，旧病势缓，故可后治。

【临证意义】

本条以一案例论述了水病之证候，形成之过程，误治之情况，施治之方法等，其文甚精辟。然其治疗冲气者，可选用苓桂味甘汤类，治疗喘咳者，可选用小青龙汤、射干麻黄汤类，治疗水肿本病者，可选用真武汤类。

第 23 条

风水，脉浮身重，汗出恶风者(1)，防己黄芪汤主之(2)。腹痛者加芍药(3)。

防己黄芪汤方

方见湿病中。

【讲析】

本条论风水表虚的证治。

（1）风水，……风者：风水，风邪外侵，卫阳失固，所以脉浮、汗出恶风。水邪浸渍，经络不通，所以身体沉重。

（2）防己黄芪汤主之：以防己黄芪汤，振卫外之阳气而发散体表之邪，补中焦之土气而泄出湿滞之邪。

（3）腹痛者加芍药：若其病再兼腹痛者，是为肝木乘于脾土所致，所以加芍药以舒肝和胃，逐痹止痛。

本条亦见于前《痉湿暍病脉证第二》，只是风湿易为风水。

【临证意义】

既言“风水”，则当有头面、四肢、眼胞肿胀证。本方是治疗风水、风湿之证而属于表虚之常用方剂，证见汗出恶风、身重、小便不利、舌淡苔白、脉浮虚。若湿盛腰腿重者，加茯苓、薏苡仁利水渗湿；若胸腹胀满者，加陈皮、枳壳行气宽中。

第 24 条

风水恶风(1)，一身悉肿(2)，脉浮而渴(3)，续自汗出(4)，无大热(5)，越婢汤主之(6)。

越婢汤方

麻黄六两　石膏半斤　生姜三两　甘草二两　大枣十五枚

上五味，以水六升，先煮麻黄，去上沫，内诸药，煮取三升，分温三服。恶风者加附子一枚炮。风水加术四两。《古今录验》

【讲析】

本条论述风水郁热的证治。

（1）风水恶风：风水之病，因风邪伤于肌腠，卫阳不固，所以恶风。

（2）一身悉肿：其水邪停滞于经络肌腠，所以一身悉肿。

（3）脉浮而渴：脉浮，乃风邪在表。而，乃“不”字之误。不渴，说明胃府无热。

（4）续自汗出：邪气郁滞作热，内蒸于机体，外疏于体表，故续自汗出。

（5）无大热：由于郁滞之热泄之未透，所以外无大热。

（6）越婢汤主之：越婢汤，麻黄辛温通郁滞之表阳，石膏甘寒清风化之热邪，麻黄、石膏合用，成辛凉疏风化热利水消肿之功，甘草、生姜、大枣补中益气、和调营卫。若阳虚内弱而恶风者，即加附子以助阳固表而止恶风；若湿气偏盛、水邪泛滥者，即加白术扶土祛湿以制水气。

【临证意义】

1）与麻杏石甘汤方的比较：麻杏石甘汤方的组成是，麻黄、杏仁、石膏、甘草；本汤方的组成是，麻杏石甘汤方去杏仁，加生姜、大枣。由于两汤方之药味组成不尽相同，所以它们的主治证候和功用也不相同，麻杏石甘汤方的主治证候是表邪化热、内遏于肺证，以发热、喘急、口渴、苔黄、脉数为主，其功用具有辛凉宣泄、清肺平喘；而本汤方的主治证候是风水表证，以发热、汗出、恶风、一般悉肿、脉浮为主，其功用具有宣肺泄热、利水消肿。

2）本方与防己黄芪汤证的比较：本方证与防己黄芪汤证，其共同点都具有脉浮、恶风、汗出证。但是，防己黄芪汤证是以身重、腰以下肿为特点，而本方证是以一身悉肿为特点；防己黄芪汤证之汗出，是由于表虚不固引起的，而本方证之汗出，是由于内热熏蒸引起的；防己黄芪汤意在益气扶表利水，而本方意在发汗利水清热。

第25条

皮水为病(1)，四肢肿，水气在皮肤中，四肢聂聂动者(2)，防己茯苓汤主之(3)。

防己茯苓汤方

防己三两　黄芪三两　桂枝三两　茯苓六两　甘草二两

上五味，以水六升，煮取二升，分温三服。

【讲析】

本条论皮水表虚的证治。

（1）皮水为病：水湿之邪气溢于皮肤之间而发病者，叫做皮水病。前第一条说“皮水其脉亦浮，外证胕肿，按之没指，不恶风，其腹如鼓，不渴“，这里所谓皮水为病，即是概括其证而说。

（2）四肢肿，……动者：太阳寒水之气不能作汗以外泄，只停于皮间而化水，且渐渐浸渍于肌肉，阻于四肢，所以四肢浮肿。肢体肿则阳气被郁，郁则气水相逐，所以四肢聂聂而动。所谓四肢聂聂动者，是说四肢轻微筋脉跳动，肌肉瞤颤。

（3）防己茯苓汤主之：防己获苓汤温阳行水，茯苓、防己、桂枝利水除湿通阳，黄芪、甘草益气调中和脾。防己，桂枝且使皮水从外而解。

【临证意义】

本方与防己黄芪汤的比较：本方是防己黄芪汤去白术加桂枝、茯苓而成，可见本方专主肌表有水气，而防己黄芪汤则主表里均有水气。两者同是治疗水肿病证的常用方剂，防己黄芪汤用于风水表虚证，见有汗出恶风、脉浮身重者；防己茯苓汤用于皮水之病证，见有四肢皮肤肿盛、而不恶风者。

第26条

里水(1)，越婢加术汤主之，甘草麻黄汤亦主之(2)。

越婢加术汤方

方见上，于内加白术四两，又见中风中。

甘草麻黄汤方

甘草二两　麻黄四两

上二味，以水五升，先煮麻黄，去上沫，内甘草，煮取三升，温服一升，重覆汗出，不汗，再服。慎风寒。

【讲析】

本条提出里水的不同治疗方药。

（1）里水：即皮里肌腠之水。

（2）越婢加术汤主之，甘草麻黄汤亦主之：前面第五条说里水者，一身面目黄肿，其脉沉，小便不利，故令病水……越婢加术汤主之”。里水之病，用越婢加术汤治疗，其意义已在前面讲解过。唯本条提出甘草麻黄汤亦主之者，是其病由于寒邪凝滞于里，阳气郁阻，用甘草和调中气，重用麻黄宣发卫阳、散表祛邪。使风邪水气从外而解，又可使在里之水从小便而利，两药和合，辛甘发散利水，补脾之虚以制水湿。

【临证意义】

两方证的比较：越婢加术汤治里水有热的汗出、口渴证；甘草麻黄汤治里水无热的无汗、不渴证。

第27条

水之为病，其脉沉小，属少阴(1)。浮者为风(2)。无水虚胀者，为气(3)。水，发其汗即已(4)。脉沉者宜麻黄附子汤(5)，浮者宜杏子汤(6)。

麻黄附子汤方

麻黄三两　甘草二两　附子一枚，炮

上三味，以水七升，先煮麻黄，去上沫，内诸药，煮取二升半，温服八分，日三服。

杏子汤方

方未见。

【讲析】

本条以不同脉象提出正水与风水的不同治方。并提出气胀与水肿的鉴别。

（1）水之为病，……少阴：水邪为病，若脉现沉小。则与下焦之肾有关，肾阳不足，水邪偏胜。肾为少阴，所以病属少阴。

（2）浮者为风：若水邪上犯，为风邪所激，则脉现浮象。根据前文精神，脉浮是为风水之病，而脉象沉小是为正水之病。

（3）无水虚胀者，为气：是一句插笔，目的是以气胀与水气作一鉴别，因水肿与气胀都有肿胀之现象。气胀是为虚胀，是气机滞涩引起的；而水肿是为实肿，是水邪停蓄引起的，故二者不同。

（4）水，发其汗即已：水邪为患，当发其汗则愈。

（5）脉沉者，麻黄附子汤：正阳不用而脉见沉者，用麻黄附子汤以发汗。麻黄附子汤温经助阳、发汗散邪。阳壮邪散，则水气之病可愈。

（6）浮者宜杏子汤：风邪激水而脉见浮者，用杏子汤以发汗，杏子汤方虽未见，但可以认为，其方有宣肺利气的作用，肺气宣畅通利，则风水之邪可去，其病可愈。

【临证意义】

1）杏子汤治疗风水之病而其方未见，临床上可用麻黄杏仁甘草汤以代替。

2）水肿与气胀的鉴别，临床上水肿，肿而光亮，按之凹陷不起，小便不利；而气胀，胀而无泽，按之陷下即起，小便通利。

第 28 条

厥而皮水者[1]，蒲灰散主之[2]。方见消渴中。

【讲析】

本条为皮水四肢厥冷的治疗。

(1) 厥而皮水者：厥，是指手足厥冷。皮水而见手足厥冷，这是由于水气留于皮肤之间，阻隔了机体之阳气，阳气被阻而不能达于手足，则四肢失其温煦而发生厥冷。

(2) 蒲灰散主之：治疗去其水邪，则阳气自可外达。用蒲灰、蒲灰、滑石清泄开窍而利小便，小便利则水可泄，水泄则阳可伸，阳伸则四肢可温。

【临证意义】

1) 本条叙证简略，除证见四肢厥冷外，蒲灰散亦见前《消渴小便利淋病脉证并治第十三》以治“小便不利”，是其尚有身体浮肿、小便不利和血气瘀滞等证。

2) 水阻阳郁的手足厥冷，应与阳虚气寒的手足厥冷区别，一为实证，一为虚证；一治以通利，一治以温补。

第 29 条

问曰：黄汗之为病，身体肿一作重。发热汗出而渴，状如风水，汗沾衣，色正黄如柏汁，脉自沉[1]，何从得之？师曰：以汗出入水中浴，水从汗孔入得之[2]，宜芪芍桂酒汤主之[3]。

黄芪芍药桂枝苦酒汤方

黄芪五两　芍药三两　桂枝三两

上三味，以苦酒一升，水七升，相和，煮取三升，温服一升，当心烦，服至六七日乃解。若心烦不止者，以苦酒阻故也[4]。

【讲析】

本条论述黄汗病的证候、成因和治疗。

(1) 黄汗之为病，……自沉：以设问形式，介绍黄汗病，其证有身体肿、发热而渴、汗出沾衣、色正黄如柏汁、脉象自沉等。

(2) 以汗出入水中浴，……得之：其发病的原因是由于人体汗出以后，又入于水中洗浴，水邪从汗孔浸而入里，淫于经络肌肉之中，障碍其营卫之气，使卫气郁结而作发热，营气郁蒸而作汗。“状如风水”一句，是说黄汗之病证与风水之病证相似，也有类似于风水发热汗出、身肿口渴等证。但二者之病证不同，风水之病证，脉象现浮、恶风汗出而汗色不黄；黄汗之病证，脉象现沉、汗出沾衣、色正黄如柏汁、不恶风，这就是两者的不同。肌肉滋湿，水湿搏结，邪热郁遏，汗液从土湿之色而为黄，所以其病汗出沾衣，色正黄如黄柏之汁液。由于热郁津伤，津不上润，所以口干作渴。脉沉是为水滞经络，营气郁遏下陷所致。

(3) 宜芪芍桂酒汤主之：治疗以芪芍桂酒汤益气固表，和营利湿，黄芪、桂枝振作阳气，益气理血，行营卫之郁阻兼以温阳化水，芍药、苦酒调和营卫、收阴散滞、以泄经络之瘀热。苦酒，即今时食醋。

(4) 温服一升，当心烦，……故也：此句见本方后煎服法中。由于邪气偏盛，初服本方，邪气暂无出路，故郁而作烦。须臾，待药力发散，湿邪得以温化外渗，其烦自解。此即初服心烦，服至七八剂乃解，“以苦酒阻故也”之理。

第 30 条

黄汗之病，两胫自冷。假令发热，此属历节[1]。食已汗出，又身常暮卧盗汗出者，此劳气也[2]。若汗出已反发热者，久久其身必甲错；发热不止者，必生恶疮[3]。

若身重，汗出已辄轻者，久久必身瞤，瞤即胸中痛[4]，又从腰以上必汗出，下无汗。腰髋弛痛，如有物在皮中状[5]，剧者不能食，身疼重，烦躁，小便不利，此为黄汗[6]，桂枝加黄芪汤主之[7]。

桂枝加黄芪汤方

桂枝　芍药各三两　甘草二两　生姜三两　大枣十二枚　黄芪二两

上六味，以水八升，煮取三升，温服一升，须臾饮热稀粥一升余，以助药力，温服取微汗；若不汗，更服。

【讲析】

本条论述黄汗与历节、劳气的鉴别及黄汗病的证治。

本条分两段读。第一段“黄汗之病……必生恶疮”，是论述黄汗病与历节病、荣气病的鉴别，以及荣气病日久不解的转归。

（1）黄汗之病，……历节：黄汗之病，本是由于汗出以后入水中洗浴，水邪从肌腠汗孔浸入，其汗为水邪所阻，水汗相搏，聚而成湿，阳气被湿邪所郁而不能下通，唯有湿气就下而流于关节，所以其病身发热而两胫自冷，这是黄汗病之证。假令其病两胫不冷而反发热，这就不是黄汗病而是历节病。黄汗病、历节病相似，唯历节一身尽热，黄汗身热胫冷以为异。这里特列之以相辨别。

（2）食已汗出，……气也：是由于胃气外泄。其病暮卧盗汗者，是由于营分之热因气之动而外浮，乘阳之间而潜出，所以说荣气也。原文中的“劳气”，应作“荣气”（见《脉经》等）。

（3）若汗出已反发热者，……恶疮：若果盗汗既出以后而热退者，是热气随汗外泄，而营血尚能暂时安静，不入暮就不发热。设汗出已，其热不为汗衰，而反更发热者，久久营血发生凝濇，被卫气熏灼而成为干血，以致营血无以外华于皮腠，肌肤枯燥，其身必生甲错。血为气蒸则化脓，血肉腐溃，所以发热不止者必生恶疮，这病出汗是荣气，发热是干血成恶疮，而不是黄汗病之发热汗出现象。

第二段“若身重……桂枝加黄芪汤主之”，是再论黄汗病的证候和治疗。

（4）若身重，汗出已辄轻者，……中痛：黄汗病是为水湿之病证，湿性重滞，湿邪偏盛，所以身体沉重。汗出以后，水湿之邪略从汗液泄出，所以其身辄轻。汗后正损，久久阳气受伤，被其水邪所郁，欲通而不得通，所以必发身瞤之证。瞤，音“瞬”，是颤动、掣动的意思。胸为阳位，因久汗阳耗，阳气郁结不通，所以身动即胸中疼痛。

（5）又从腰以上必汗出，……中状：阳气耗伤而虚于体上，所以从腰以上汗出。阳气阻遏不能下达，所以腰髋弛痛。腰髋弛痛，是说腰髋部位疼痛似要脱掉一样。如有物在皮中状，亦即《伤寒论》中的如虫行皮中状一样。

（6）剧者不能食，……黄汗：前第四条文说：“胸中窒，不能食，反聚痛，暮躁不得眠，此为黄汗”，黄汗之病，由于水湿之邪气郁滞，气滞于胸中而致不能下食，所以其病剧者必不能食。湿邪壅于经络肌腠，所以身体疼重。阳气为湿邪所郁而不能伸展，所以烦躁。三焦失其决渎之职，所以小便不利。其病水热交蒸，汗出色黄，这就是黄汗之病证。

（7）桂枝加黄芪汤主之：以桂枝加黄芪汤治疗，桂枝汤通调经脉、调和营卫阴阳，黄芪益气助卫、逐湿达表于外，使之汗不伤正，补不留邪，此正为寓补于散，扶正祛邪之妙用。热粥资胃气，助药力取微汗，以泄郁遏之热。

【临证意义】

黄汗病证的治疗，后世有发展，在药物方面，除选用上述两方之黄芪、芍药、甘草以外，常根据病情，适当配伍茵陈、山栀、黄柏、白鲜皮、防己、赤苓、木通、淡竹叶等品，以增强除湿清热的作用，临床上可以参考。

第 31 条

师曰：寸口脉迟而涩，迟则为寒，涩为血不足(1)。趺阳脉微而迟，微则为气，迟则为寒(2)。寒气不足，则手足逆冷。手足逆冷，则营卫不利。营卫不利，则腹满肠鸣相逐(3)。气转膀胱，营卫俱劳(4)。阳气不通即身冷，阴气不通即骨疼。阳前通则恶寒，阴前通则痹不仁(5)。阴阳相得，其气乃行，大气一转，其气乃散，实则失气，虚则遗溺，名曰气分(6)。

【讲析】

本条以寸口、趺阳脉合诊而论气分形成机理和证候。人身之气血荣卫、皆为穀气所生。胃为水穀之海，水穀入于胃中，化为精微以温养内外之气。

（1）寸口脉迟而涩，……血不足：寸口为肺脉，由于气寒血少，所以寸口脉迟而涩。气寒则脉往来迟慢，所以迟则为寒。血少则脉往来不利，所以涩为血不足。

（2）趺阳脉微而迟，……为寒：趺阳为胃脉，由于气少阳虚，所以趺阳脉微而迟。气少则脉往来不显，所以微则为气，为正气虚，阳虚则脉往来不振，所以迟则为寒，为寒邪盛。寸口、趺阳合之，就为阳衰阴盛、气虚血少。

（3）寒气不足，……相逐：寒气不足，是指“迟则为寒”之寒，寒邪盛也：“微则为气”之微，正气虚也。由于正阳不足，而阴寒之邪偏盛，则不能荣养四肢，所以手足逆冷。手足逆冷则荣卫凝涩不利，荣卫不利则经络壅塞，以致升降之机能失其正常功用，脏腑郁遏而腹满、两胁滞气雷鸣相逐。

（4）气转膀胱，营卫俱营；其气下转膀胱，使太阳不能化气卫外，荣卫俱病疲劳而郁结不荣，难以相互维系。

（5）阳气不通则身冷，……不仁：荣卫郁结不行，则太阳为病而阳气不通，即发生身冷；少阴为病而阴气不通，即发生骨痛。这是因为太阳、少阴互为表里，太阳为诸阳主气而少阴主骨之关系。其病阳欲前通而未能遽通，则寒慄而不舒；阴欲前通而未能遽通，则麻痹而不仁。

（6）阴阳相得，……气分：必须阴阳调和而相得，其气乃能畅行，行则大气一转，膀胱之滞气乃散，散则滞气泄于二阴之窍，邪实则失气于后阴，正虚则遗尿于前阴，滞气开泄，则水道即通而病愈。然其病之所以成、所以散，都是一气主之，所以名之曰“气分”。肠鸣相逐，是说肠鸣不已。

第 32 条

气分(1)，心下坚(2)，大如盘，边如旋杯(3)，水饮所作(4)，桂枝去芍药加麻辛附子汤主之(5)。

桂枝去芍药加麻黄细辛附子汤方

桂枝三两　生姜三两　甘草二两　大枣十二枚　麻黄　细辛各二两　附子一枚，炮

上七味，以水七升，煮麻黄，去上沫，内诸药，煮取二升，分温三服，当汗出，如虫行皮中，即愈。

【讲析】

本条承上条继论气分病的证治。

（1）气分：当包括上条所述手足逆冷、腹满、胁鸣，或身冷，或骨痛，或恶寒，或麻痹不仁等证候。

（2）心下坚：由于下焦阴寒之邪气上逆填于心下，浊气痞塞、饮邪凝结，成为坚满痞实，所以其病心下坚实。

（3）大如盘，边如旋杯：邪气坚结，气机不得通利，故心下坚大如盘，边如旋杯一样。心

下，即胃的上脘部。旋杯，即覆杯，也就是状为中高边低，外坚而中空无物。

(4) 水饮所作：水饮搏于气，结聚而成气分，这就是“水饮所作”之气分病证。

(5) 桂枝去芍加麻辛附子汤主之：究其原因，此病是由于真火不足，致使上不能降，下不能升，其日积月累，有如铁石之难破，所以治疗上宜用桂枝去芍药加麻辛附子汤方。以麻黄、桂枝、生姜攻其上以祛其邪，附子、细辛温其下以助其阳，甘草、大枣补其中以运其气，上下之气交通，中焦之气运转，则病可愈，这就是所谓“大气一转，其气乃散”之意。

第 33 条

心下坚，大如盘，边如旋盘(1)，水饮所作(2)，枳术汤主之(3)。

枳术汤方

枳实七枚　白术二两

上二味，以水五升，煮取三升，分温三服，腹中软即当散也。

【讲析】

本条为水饮所作心下坚满而非“气分”的方治。

(1) 心下坚，……旋盘：由于胃气衰弱，其所饮入之水不能消化，而痞结于心下之部，成为坚满硬实之象，所以“心下坚，大如盘，边如旋盘”。旋盘，就是外坚中空无物之覆杯。

(2) 水饮所作：此病为气结不散，然气结就为水，气结不散就是水饮所由起，所以说“水饮所作”。

(3) 枳术汤主之：用枳术汤燥湿散结，补中健脾，重用枳实泄水而磨痞结，白术燥土而补中气。

【临证意义】

1) 本条未冠以“气分”二字，是本方所治心下坚大如盘之证，无手足逆冷、腹满肠鸣，或身冷，或骨疼，或恶寒，或痹不仁等证象。不同于上条的桂枝去芍药加麻辛附子汤之气分病证。

2) 本方枳实用量倍于白术，意在以消磨下气为主；后世张洁古仿本方制枳术丸，白术倍于枳实，意在以健脾补中为主。二方药物虽同，但用量、剂型有别，其功效也有消补急缓之异。

《外台》防己黄芪汤

治风水，脉浮为在表，其人或头汗出，表无他病，病者但下重，从腰以上为和，腰以下当肿及阴，难以屈伸。方见风湿中。

【讲析】

此乃湿从下受，湿多风少，所以用黄芪实表，使水不得上溢，以防己驱除风湿，白术、甘草健脾，生姜、大枣以和营卫，如此则湿邪自除。

小　　结

本篇所载之水气病，就是后世所说之水肿病，其主要证候为身体面目浮肿。

本篇根据其不同发病原因和不同病情表现，把水气病分为五种，即风水、皮水、正水、石水、黄汗。然五水又各有其自己的特征：风水其脉自浮，外证骨节疼痛，恶风；皮水其脉亦浮，外证胕肿，按之没指，不恶风，其腹如鼓不渴；正水其脉沉迟，外证自喘；石水其脉自沉，外证腹满不喘；黄汗其脉沉迟，身发热，胸满，四肢头面肿，久不愈必致痈脓。

本篇所载水气病，其风水、皮水病在表，正水、石水病在里，黄汗则病在表里。但因水气病在各种不同情况下所影响之内脏不同，所以又根据各个内脏之经络部分与脏气之受病，而分别讨论了心水、肝水、肺水、脾水、肾水等五脏水之证候不同。水气病尽管有脏腑表里之区别，名称不一，证候不同，但总起来只不过气分、血分二者而已。然其病之起于气分者，只较起于血分者为多。

关于水气病的治疗，本篇提出了“利小便”、“发汗”和“下之”三法作为治疗水气病证的准则。

至于本篇方剂在临床运用上，仍是根据辨证施治的原则，对于不同病证，采用不同方剂。如风水脉浮、汗出身重、恶风者，用防己黄芪汤；风水恶风、一身悉肿、脉浮不渴、续自汗出、无大热者，用越婢汤；脉浮风水者，用杏子汤。皮水四肢肿，水气在皮肤中，四肢聂聂动者，用防己茯苓汤；厥而皮水者，用蒲灰散；里水一身面目黄肿、其脉沉、小便不利者，用越婢加术汤、或用甘草麻黄汤。黄汗身体肿、发热汗出而渴、状如风水、汗沾衣，色正黄如柏汁、脉自沉者，用芪芍桂酒汤；黄汗胫冷，身重汗出已辄轻、久久身瞤、瞤即胸中痛，腰以上汗出，下无汗，腰髋弛痛，如有物在皮中状，剧者不能食，身疼重、烦躁、小便不利者，用桂枝加黄芪汤。气分心下坚、大如盘，边如旋杯，且具有手足逆冷、腹满胁鸣，或身冷、或骨疼、或恶寒、或麻痹不仁等证象者，用桂枝去芍药加麻辛附子汤；心下坚、大如盘，边如旋盘者，用枳术汤等。

惊悸吐衄下血胸满瘀血病篇

这一节是论述惊悸、吐血、衄血、下血、胸满瘀血等多种病症，它的病机多数是肝木欲动，心营失调，或者阴血失调，所以合为一篇，心主血肝藏血，所以这一篇与心和肝有关系。这里首先解释一下营和血的关系。血液在经脉里运行叫做营气，血是营气的物质基础，但血不等于营气，只有血在运行的过程中又滋养人体，才叫营气，如果血不运行，就叫瘀血。所以难经上说心主血肺主卫……营卫相随，循环上下，营和环在古代同声通用，所谓营气，就是它不断在人身上循环运行。

第一条

寸口脉动而弱，动即为惊，弱则为悸。动脉是说脉见于关上，上下无头尾，蹶蹶然动摇，这里是指动脉见于寸关尺的某一部，其他地方见弱脉，不是说弱和动同见一个部位，惊则气乱，所以动则为惊，因为只有惊引起气混乱，气混乱脉搏就出现动摇的现象。悸是属于里虚，里气虚弱，才引起心悸。他是因惊引起脉动，惊是外来的，因为里气虚弱才出现悸的现象，说明悸是从内来的，悸就是后面说的怔忡。这两个经常连在一起。这两个相互影响，因惊可以致悸，有心悸的人容易受惊，凡受惊，几乎没有不心悸的，凡是有心悸，往往易受惊，就是里气虚弱，不能够适应外界环境，容易受惊。这一条以惊悸的脉象说明了惊悸产生的原因，是脉象出现了既动而弱，就是里气已虚，而又受到外界的干扰，所以出现惊悸。

第二条

尺脉浮，目睛晕黄，衄未止。晕黄去，目睛慧了，知衄今止。这一条是说衄血的舌脉证法，就是舌脉配合诊断衄血的依据，其脉浮，说明肝肾之气上冲，肝气郁热，风火上逆，所以出现目睛晕黄，所谓诸脉者，皆属于目，所以肝肾郁热就引起目睛晕黄，这个晕是指眼睛白眼珠上有黄色，但这个黄是风黄的黄，不是黄疸的黄，是热邪引起的，这个晕是月晕的晕，不是眩晕的晕，风火上冲表明肺气清肃下降失调，就表现在脉浮，目睛晕黄，因此知道风火还没退，如果目睛的晕黄去掉了，就表明风热已退，说明肺的清肃下降之职要恢复，因此知道衄血快要停止了。

从春至夏衄者，太阳；从秋至冬衄者，阳明，主要是指外邪，太阳，是指这个邪从背部太阳经到鼻部成为衄血，阳明是说邪从胸部沿着阳明经脉上行到鼻部成为衄血。这两个都是由于外感邪气伤人引起的衄血，所以《伤寒论》里面只有太阳经和阳明经有衄血。

第四条

衄家不可汗，汗出必额上陷，脉紧急，直视不能眴，不得眠。衄家伤血，若发汗血更虚，不能养经脉，就引起只是不能眴，不得眠，汗出必额上陷，脉紧急，我觉得应该断成额上陷脉紧急，额上陷脉，在额角鬓际“头维穴”动脉应手处，这里也是诊脉的部位，跳动也看得到。

第六条

夫吐血，咳逆上气，其脉数而有热，不得卧者，死。这条是吐血的病人，出现了咳逆上气，因为吐血以后，心血虚少，心主火，心阴不足，不能配阳，心火亢盛，引起虚火刑金，咳逆上气，兼有其脉数而有热的，表明火盛，阴精将竭，阳气无根，因此，不得卧者死。当然现在来说并不是完全不能治，陈修园用二加龙骨汤加阿胶治好了几个病人，二加龙骨汤就是桂枝加龙骨牡蛎汤去掉桂枝加附子、白薇，叫做二加龙骨汤。

夫酒客咳者，必致吐血，此因极饮过度所致也。寸口脉弦而大，弦则为减，大则为芤，减则为寒，芤则为虚，寒虚相搏，此名曰革，妇人则半产漏下，男子则亡血。亡血不可发其表，汗出则寒慄而振。

第十条

病人胸满，唇痿舌青，口燥，但欲漱水，不欲咽，无寒热，脉微大来迟，腹不满，其人言我满，为有瘀血。这一条是讲瘀血的脉证。由于瘀血久滞，血为气之府，气为血之帅，气血相辅而行，由于血瘀滞，气也不能畅通，所以病人胸闷，血瘀不能荣养于口唇，出现唇痿，由于气血瘀滞，出现舌青，舌青包括舌质青和舌质上有青斑或紫斑，后者更常见。瘀血可以出现青紫舌斑，但不是所有的瘀血都会出现青紫舌斑。血瘀则津液不能输布，因此出现口燥，但是血瘀于内，气分没有热，所以虽然口燥但欲漱水，并不想吞下去，所以这个症状在问诊时要区别清楚。在讲肺痈时，讲到口中燥，没有讲到他要喝水，肺痈是风热的邪气郁结于肺的血脉之中，因为他在血分，所以口中燥，但并不想喝水。因为没有表征，所以无寒热，因为血脉瘀滞而脉行迟涩，脉的运行发生了迟涩，所以脉象出现微大来迟，血属阴，瘀血又郁积于阴部，所以腹不满，其人言我满即病人在外表看来并没有胀满现象，病人自己感觉满胀，这是因为瘀血瘀积于内，在深部，因此外面看不到，但是确实里面有瘀积，气血不流通，因此病人感到胀满，所以其人言我满。这一条就基本提出了瘀血的特点，口燥但欲漱水不欲咽，腹不满，其人言我满等，其他的症状都是配合辨别，比如舌青。胸闷也比较常见，临床上很多跌打损伤的病人也会有胸满，很多病人的损伤并不在胸部，但也出现胸满，就是血瘀，肺主全身之气，影响胸部，出现胸满，当然这个胸满要结合一些其他的症状才算瘀血，因为许多其他的病也有胸满，所以这一条主要讲瘀血的脉证，主要突出了瘀血病证的临床特点。

第十一条

病者如热状，烦满，口干燥而渴，其脉反无热，此为阴伏，是瘀血也，当下之。这条承接上面一条，论述瘀血脉证补充治疗原则，症状基本上就是上面的，这里只是补充了攻下的治疗方法，如热状就是烦满口干燥，像有热的症状，但实际上没有热。这里讲口干燥而渴，为什么会渴？前面讲的是如热状，并没有说有热，因此这个而渴是错误的，而字应该是不字。应该是口干燥不渴，这种错误在古代文字上很常见，因为这两个字在篆文上很像。其脉反无热，就是说脉没有数的现象，而是出现上一条说的微大来迟的现象，这说明是瘀血阻滞，所以“此为阴伏”，当下之，不是现在用承气汤下，应该是攻下破瘀，应该是下瘀血汤一类，当然临床应用可以很灵活，像血府逐瘀汤，少腹逐瘀汤。但是桃仁承气汤在这里用的话就力量不足，应该说它对瘀血初瘀的效果比较好，因为桃仁破瘀血只对新瘀的效果比较好，对于久瘀的效果就差点。

第十二条

火邪者，桂枝去芍药加蜀漆牡蛎龙骨救逆汤主之。这里的火邪，《伤寒论》说“太阳病以火熏之，不得汗，其人必躁，到经不解，必圊血，名曰火邪”。

桂枝救逆汤方：

桂枝三两　甘草二两（炙）　生姜三两　牡蛎五两（熬）　龙骨四两　大枣十二枚　蜀漆

三两（洗去腥）

右为末，以水一斗二升，先煮蜀漆，减二升，内诸药，煮取三升，去滓，温服一升。

第十三条

心下悸者，半夏麻黄丸主之。这一条很多人是有疑义的，在道理上，主要是中焦的阳气失去运化，津液聚集起来成为水湿，水气凌心，所以心悸，那为什么不用苓桂术甘汤呢？因为这个病水气凌心太久，水气逆久，就化为湿痰，跟暴得的水气不一样，暴得的可以发汗利小便治疗，这种因为逆的太久，化为湿痰，因此就只能用半夏麻黄丸，用半夏逐水饮，用麻黄发阳气，开经络，另外作为丸药；加用蜂蜜，就可以和养中气，化痰涎生阳气。

半夏麻黄丸方：

半夏　麻黄等分

右二味，末之，炼蜜和丸小豆大，饮服三丸，日三服。

第十四条

吐血不止者，柏叶汤主之。这是吐血利用温法的一个方治。吐血不止说明吐血时间长，量多一些，因为是虚寒所以用柏叶汤温，柏叶是一个苦涩的药物，它微寒祛邪，干姜可以温中，用艾叶可以逐寒调经，也是温药，所以这个方子只有柏叶是微寒的，总体是温。主治是因为脾胃寒湿引起吐血，所以用柏叶汤。马通汁是马的大便用水浇汁所得，马通汁可以导邪下行，所以在温中止泻，调理气血基础上，用马通汁导邪下行。马通汁现在很少用，清代开始主张用童便代替，这一条既然吐血不止，时间也长，那么可能还有别的症状，既然用温法，他的症状至少会出现面色白，另外是中焦虚寒，那应该是色淡，苔白，大便可能稀溏，脉象或缓或迟，这样就区别于下面第十七条。

柏叶汤方：

柏叶　干姜各三两　艾三把

右三味，以水五升，取马通汁一升，合煮取一升，分温再服。

第十五条

下血，先便后血，此远血也，黄土汤主之。这一条是远血的方治，实际上还是脾胃的虚寒的方子，按照《金匮要略》的条文，由于脾虚生寒，肝木郁火产生风燥，血冲泻于肠胃之中。

黄土汤就是用灶中黄土，白术，甘草补中燥湿，用地黄阿胶黄芩滋血清热，用附子以温肾摄水，他是因为脾肾的寒湿，重点在脾引起的。之所以叫黄土汤，就是温补脾胃以治下泻，这个方子里面没讲症状，只讲到了先便后血，这个方子的药物，有一个灶中黄土，现在只有偏远的农村才能找到，他一定是要烧柴草得到的灶土，后来也叫灶心土。清代有人主张用赤石脂代替，附子用黑姜碳代替。因为他是脾中寒湿，这两味药可以祛除寒湿。

黄土汤方（亦主吐血衄血）：

甘草　干地黄　白术　附子（炮）　阿胶　黄芩各三两　灶中黄土半斤

右七味，以水八升，煮取三升，分温二服。

第十六条

下血，先血后便，此近血也，赤小豆当归散主之。（方见狐惑中）下血，先出血后小便，说明出血在肛门附近，因此叫近血，用赤小豆当归散主之，就说明是虚热引起的，因为赤小豆可以利湿清热，当归活血润燥，所以现在这个方子用在痔疮下血效果还可以。这是肝脾湿热下陷，瘀腐在肠里，引起下血，因此用赤小豆当归散来利湿清邪热，活血润燥，引血归经以治疗，属清法。这里远血用黄土汤，近血用赤小豆当归散，一个用温法，一个用清法。但是远血和近血的区分并没有这么简单，黄土汤既然是温中的，可能会有四肢不温，苔白脉缓的症状，赤小豆当归散可能出现便结尿黄。

第十七条

心气不足，吐血，衄血，泻心汤主之。这一条是吐血衄血用清法的方子，这里大黄黄连黄芩是清热的，心气不足的临床表现在这里没有说，泻心汤证临床的表现有心烦，大便干、燥，脉浮等。

这里对血证的治疗原则基本上就是一个温法一个清法，上焦的柏叶汤温法，泻心汤清法，下焦的黄土汤温法，赤小豆当归散清法。这里吐血要注意，我们现在一见到血证就要把它止起来，这是不准确的，如果是泻心汤证，如果要止，肯定出问题，吐血是没有止法的，若勉强止之，就会后患无穷，血离开了经络，勉强止之，它不能出来了，它既不能出于之外，也不能回经络，它只能停积在体内为瘀血，瘀血不去后患无穷，有可能会引起再吐血，有可能发为痈脓，长大疮。所以一般不能用止法。

泻心汤方（亦治霍乱）：

大黄二两　黄连一两　黄芩一两

右三味，以水三升，煮取一升，顿服之。

这一篇首先用脉象叙述惊悸的必然，并指出吐血，衄血，下血，胸满，瘀血都是由于木火失调导致，虽然症状不一样，但是它的病机是相同的，都是木火失调引起。惊悸的发生多是由于里气亏虚和外有干扰所致，和血证关系也较密切，因为瘀血，血虚都可能引起心悸，心悸表明里气虚就容易受惊。所以用半夏麻黄丸治疗水气凌心。治疗血证，内温里清，活血行瘀，各有法则，寒的就应该温气阴，邪伤里的应该清邪，泻心汤和赤小豆当归散化瘀利血，清热利湿，不使留血为患，瘀血为病虽然没有方子，但提出破血当下之的治则，即攻下破瘀法。

（此《经典讲析系20世纪70～80年代为北京中医研究院研究生班授课内容》）